Briese

Arzneimittel und Nahrungsergänzungsmittel in Schwangerschaft und Stillzeit

Volker Briese

Arzneimittel und Nahrungsergänzungsmittel in Schwangerschaft und Stillzeit

Handbuch von A bis Z

DE GRUYTER

Prof. Dr. med. Volker Briese
Universitätsfrauenklinik und Poliklinik am
Klinikum Südstadt Rostock
Südring 81
18059 Rostock
volker.briese@med.uni-rostock.de

Das Buch enthält 1 Abbildung und 61 Tabellen.

ISBN 978-3-11-024061-0
e-ISBN 978-3-11-024062-7

Library of Congress Cataloging-in-Publication Data

Briese, Volker, 1966-
   Arzneimittel und Nahrungsergänzungsmittel in Schwangerschaft
   und Stillzeit / by Volker Briese.
      p. cm.
   Includes index.
   ISBN 978-3-11-024061-0
   1. Obstetrical pharmacology- -Handbooks, manuals, etc. I. Title.
   RG528.B75 2011
   618.2061- -dc22
                                                    2010053318

Bibliografische Information der Deutschen Nationalbibliothek

Die Deutsche Nationalbibliothek verzeichnet diese Publikation in der Deutschen
Nationalbibliografie; detaillierte bibliografische Daten sind im Internet
über http://dnb.d-nb.de abrufbar.

Satz: Druckhaus „Thomas Müntzer", Bad Langensalza.
Druck und Bindung: Hubert & Co., Göttingen.

Vorwort

Jede Schwangere nimmt während der gesamten Schwangerschaft ca. 3–8 Medikamente ein. In den meisten Fällen handelt es sich um schmerzstillende und fiebersenkende Mittel.

Vorliegend wird der Versuch unternommen, eine „GRÜNE LISTE" für Arzneimittel in der Schwangerschaft zu erstellen. Entsprechend den bekannten Hauptgruppen (Rote Liste) werden Wirkstoffe und Medikamente nach dem aktuellen Erkenntnisstand zusammengestellt und bewertet.

Die werdende Mutter hat einen hohen Anspruch und möchte alles tun, um kindliche Schäden zu vermeiden. Dabei ist zu bedenken, dass sowohl Erkrankungen als auch Medikamente die fetale Entwicklung ungünstig beeinflussen können. Unterlassene oder unzureichende Therapien sind nicht sinnvoll.

Breiter Raum wird in diesem Buch den Nahrungsergänzungsmitteln eingeräumt. Hier stehen sich oftmals Selbstmedikation und ärztliche Verordnungen kontrovers gegenüber. Die vorhandenen wissenschaftlichen Erkenntnisse sind lediglich als vorübergehende Informationen zu bewerten. Genannt sei ein Beispiel: Eine Vitamin-E-Supplementation kann gegenwärtig nicht befürwortet werden; möglicherweise muss die empfohlene tägliche Vitamin-E-Zufuhr in der Schwangerschaft auf 10–12 mg/Tag (bisher 14–20 mg) beschränkt werden; Cave: erhöhtes Präeklampsie-Risiko. Evidenz basierte Aussagen sind kaum möglich.

Ein zunehmendes mütterliches Alter, sowohl von Erst- als auch von Mehrgebärenden, ist auch mit einer Zunahme von Schwangerschaftsrisiken, z. B. chronischen Erkrankungen, wie Hypertonie der Mütter, verbunden. In der Frühschwangerschaft wird der Arzt in diesen Fällen häufig mit Medikamenten konfrontiert, die bereits vor der Schwangerschaft eingenommen wurden. Die prä- und postkonzeptionelle Betreuung durch Ärzte verschiedener Fachrichtungen führt aufgrund fehlender Abstimmungen zu Problemen bei der Verordnung von Arzneimitteln.

Sartane stellen ein aktuelles Problem dar. Die Arzneimittelkommission der deutschen Ärzteschaft (AkdÄ) meint dazu: „Sartane sind zur Behandlung der arteriellen Hypertonie indiziert. Einige Vertreter dieser Gruppe haben darüber hinaus Zulassungen zur Behandlung der Herzinsuffizienz, der diabetischen Nephropathie oder zur kardiovaskulären Prävention bei Patienten mit manifester atherothrombotischer kardiovaskulärer Erkrankung. [...] Die Verordnungen von Sartanen in Deutschland nehmen seit Jahren kontinuierlich zu und lagen zuletzt bei etwa 900 Millionen DDD für die Monopräparate und weiteren 600 Millionen DDD für die Kombination (in der Regel mit Hydrochlorothiazid). [...] In der Datenbank des deutschen Spontanmeldesystems (gemeinsame Datenbank vom Bundesinstitut für Arzneimittel und Medizinprodukte, BfArM, und der AkdÄ, Stand: August 2010) sind insgesamt 2.618 Verdachtsberichte unerwünschter Arzneimittelwirkungen von Sartanen erfasst. Davon beziehen sich 49 auf Schwangerschaft, Wochenbett und Perinatalzeit. Die in diesen Fällen am häufigsten genannten Reaktionen sind Frühgeburten, Oligohydramnion, fetale Wachstumsverzögerungen, Fehlgeburten sowie Störungen der Nierenfunktion. [...] Der AkdÄ wurden in kurzem Abstand zwei Fälle gemeldet, in denen Sartane trotz bestehender Kontraindikation während der Schwangerschaft eingenommen wurden und es zu fetalen Schäden gekommen ist." (Arzneimittelkommission der deutschen Ärzteschaft „Aus Fehlern lernen": Schwere Fetopathien durch Einnahme von Sartanen im zweiten und dritten Schwangerschaftsdrittel. Deutsches Ärzteblatt 2010; 107: B1742)

Entsprechend des einleitend erwähnten höheren mütterlichen Alters handelt es sich hier um eine 39- und eine 40-jährige Schwangere. Aufgrund zunehmender Untersuchungen des Fettstoffwechsels – bereits im frühen Lebensalter – wird sich die Zahl von Patientinnen mit bekannter familiärer Hypercholesterinämie erhöhen. Humane und tierexperimentelle Studien verweisen auf das besondere Problem Neugeborener, deren Mütter an familiärer Hypercholesterinämie leiden. Bei ihnen besteht eine frühzeitige Tendenz zur Arteriosklerose. Hinsichtlich einer Risikoabschätzung stehen sich mütterliche und neonatale Erkrankung und noch nicht geklärtes fetales Risiko sowie Auswirkungen der Statine gegenüber.

Die Anwendung von Antidepressiva und Neuroleptika nimmt in der Schwangerschaft zu. Erkenntnisse, die auf der Auswertung von mehreren Tausend Schwangerschaftsverläufen basieren, sind die Ausnahme. Serielle Kasuistiken bilden hier die Grundlage für Arzneimittel-Bewertungen in der Schwangerschaft. Die Prävalenz der Depressionen in der Schwangerschaft schwankt zwischen 6,5–12,9 %; Major Depressionen 1,0–5,6 %. Sehr viel häufiger kommen Angststörungen vor.

Auch allergische Erkrankungen nehmen in der Schwangerschaft zu; die Auswahl lokal und systemisch wirksamer Präparate ist schwierig. Es wird der Versuch unternommen, zwischen Präparaten der 1. und 2. Wahl zu differenzieren. Im Vordergrund steht dabei die Schwere der mütterlichen Erkrankung.

Bei der Auswahl pflanzlicher Extrakte und Homöopathika wurde weitestgehend auf Präparate mit alkoholhaltigen Auszugsmitteln verzichtet.

Neben der Hilfe zur richtigen Entscheidung gibt es auch Vorschläge und Anleitungen zur Medikation sowohl in der Schwangerschaft als auch in der Stillperiode.

Aktuelle Kenntnisse, einschließlich der Vermittlung von Studienergebnissen zur Anwendung von Arzneistoffen in der Schwangerschaft, stellen einen wichtigen Beitrag zur Perinatalmedizin dar. Auswirkungen auf die funktionelle Reife der Organsysteme stehen zunehmend im Mittelpunkt klinischer Postnatal-Studien. Bei der Beurteilung zur Anwendung von Arzneimitteln in der Schwangerschaft werden zukünftig nicht nur Teratogenität und Embryotoxizität sondern zunehmend auch postnatale Langzeituntersuchungen (Postnatalfaktor) Berücksichtigung finden.

Rostock, im Juni 2011   *Volker Briese*

Inhalt

Abkürzungen

aPPT	aktivierte partielle Thromboplastinzeit
BV	bakterielle Vaginose
ED	Effektivdosis
Gr.	Gruppe
h	Stunde
Hb	Hämoglobin
HWZ	Halbwertzeit
i. v.	intravenös
I. E.	internationale Einheit
i. m.	intramuskulär
I. U.	engl. international unit
i. g.	intragluteal
IVF	in-vitro-Fertilisation
kg	Kilogramm
KIE	Kallikrein-Inhibitor-Einheit
M. f. spec.	Misce fiat species
MD	Maximaldosis
mg	Milligramm
µg	Mikrogramm
min	Minute
ml	Milliliter
NSAID	engl. non steroidal anti inflammatory drugs
NTD	engl. neural tube defect
OR	Odds Ratio
p. o.	per oral
PCOS	polyzystisches Ovarialsyndrom
PGE2	Prostaglandin E_2
RL	Rote Liste
s. c.	sub cutis
s. l.	sub lingual
TMD	tägliche Maximaldosis
Vol.	Volumen

Einleitung

Die Ermittlung des teratogenen und embryotoxischen Potenzials von Arzneimitteln und Wirkstoffen ist ein sehr bedeutsames Thema in der Perinatalforschung. Einbezogen werden auch peri- und postnatale Ereignisse. Es ist davon auszugehen, dass ca. 80–90 % der Schwangeren während ihrer Schwangerschaft mindestens ein Medikament einnehmen. Etwa 50 % der Frauen nehmen während der Schwangerschaft zwei oder mehr Medikamente ein. Antibiotika werden bei ca. 20 % der Schwangeren verordnet. Besonders in der Gruppe der Analgetika ist der Anteil an Selbstmedikation nicht zu unterschätzen. Sowohl die Erkrankung als auch das Medikament können potenziell teratogen wirken. Somit lautet häufig die Entscheidung: Fortführung der medikamentösen Therapie bei chronischer Erkrankung der Mutter in der Schwangerschaft; nach Möglichkeit mit Medikamenten, die in Beobachtungsstudien keine oder nur geringe teratogene Wirkung haben. Andererseits gilt der Grundsatz, bereits präkonzeptionell eine optimale Auswahl von Medikamenten zu treffen.

Hinsichtlich Teratogenität und Embryotoxizität sind nicht nur die Wirkstoffe, sondern auch die Phasen der intrauterinen Kindsentwicklung während der Applikation entscheidend (siehe Abb. 1):

- 1. Phase: Zeitraum bis zur Implantation (0–2 Wochen post conzeptionem); „Alles-oder-Nichts-Prinzip";
- 2. Phase: Embryonalperiode oder Organogenese (3–6 Wochen post conzeptionem); Fehlbildungen;
- 3. Phase: Fetalperiode (nach 7 SSW); Differenzierungs-, Entwicklungs- und Funktionsstörungen.

Anerkannt ist nach wie vor das Konzept der multifaktoriellen Entstehung der Fehlbildungen. Dadurch wird verständlich, dass bei gleicher Exposition nur ein geringer bzw. sehr geringer Prozentsatz betroffen ist.

Fehlbildungen: Die WHO bezeichnet Fehlbildungen „[...] als strukturelle (anatomische, morphologische) und funktionelle Entwicklungsstörungen, die im Fetus als Unvollkommenheit vorhanden sind, unter Umständen erst spät entdeckt werden und die Lebensfähigkeit und das Wohlbefinden des Kindes beeinträchtigen." (WHO, 1985)

- Einteilung von Fehlbildungen nach der Pathogenese in vier Kategorien:
  - Primäre Fehlbildungen oder Malformationen: Primäre Fehlbildungen sind morphologische Defekte, die durch eine endogene Entwicklungsstörung bedingt werden und genetische Ursachen haben, wie beispielsweise chromosomale Defekte.
  - Sekundäre Fehlbildungen oder Disruptionen: Exogen bedingte morphologische Defekte. Demzufolge besteht ein Wiederholungsrisiko nur bei erneuter Exposition gegenüber der exogenen Noxe (z. B. mütterliche Infektions- und Stoffwechselerkrankungen, Alkohol, Medikamente).
  - Deformation: Mechanisch bedingte Verformung oder Lageanomalie von Körperteilen.

– Dysplasie: Dysplasien sind Störungen, die durch abnorme zelluläre Organisation bedingt sind (z. B. Pigmentnävi, Fibrome oder Exostosen).
- Einteilung der Fehlbildungen nach einem isolierten und einem multiplen Auftreten:
  – Multiple Fehlbildungen werden nach Sequenzen, Assoziationen und Syndromen unterschieden. Sequenzen bezeichnen das Zusammentreffen von Fehlbildungen, die sich embryologisch von einem Primärdefekt ableiten lassen, wobei die Ätiologie uneinheitlich sein kann. Assoziationen bezeichnen ein wahrscheinlich nicht zufälliges Zusammentreffen von unabhängigen Fehlbildungen unklarer Ätiologie.
- Ein Syndrom beschreibt ein klinisches Erscheinungsbild, dessen Ätiologie oder Pathogenese weitestgehend unbekannt ist:
  – Syndrom 1. Ordnung beschreibt eine bekannte Ursache bei uneinheitlicher oder unbekannter Pathogenese.
  – Syndrom 2. Ordnung beschreibt eine bekannte Pathogenese bei unbekannter Ätiologie.
  – Syndrom 3. Ordnung ist ein Symptomenkomplex, bei der Pathogenese und Ätiologie unbekannt und uneinheitlich sind.

40–60 % aller Fehlbildungen können keiner definitiven Ätiologie zugeordnet werden. In 20–25 % aller Fälle werden multifaktorielle Ursachen in Betracht gezogen. 6–8 % aller Fehlbildungen werden durch die Mutation eines einzelnen Gens verursacht. Sie werden autosomal dominant, autosomal rezessiv oder X-chromosomal vererbt. 6–8 % der Fehlbildungen resultieren aus chromosomalen Anomalien. Es kommt vermehrt zum sogenannten Non-Disjunction in der Meiose und damit zu einem zusätzlichen Chromosom oder zum Verlust eines Chromosoms. Ein Beispiel ist hierfür das Down-Syndrom mit seinem zusätzlichen Chromosom 21. Weitere 6–8 % der Fehlbildungen werden durch Umwelt- oder Milieufaktoren hervorgerufen; z. B. Folsäuremangel, chronische mütterliche Erkrankungen, Infektionskrankheiten, Medikamente, Drogenabusus (z. B. Alkohol, Marihuana, Ecstasy), ionisierende Strahlen, chemische Noxen.

Sichere embryotoxische Substanzen:
- Alkohol
- Aminopterin
- Androgene
- Thalidomid
- Diethylstilbestrol
- Heroin, Methadon, Ecstasy
- Vitamin A >33.000 I. E. Retinoide

„Die Gruppe der Pharmaka, für die ein deutlich erhöhtes teratogenes Potential für den menschlichen Embryo gegeben ist (Missbildungsrate bei Exponierten 30–40 %) ist klein: Thalidomid, Folsäure-Antagonisten, Androgene, Diethylstilbestrol und Retinoide. Andere Medikamente müssen als wahrscheinlich teratogen bei einem geringeren Risiko (5–10 %) bezeichnet werden, Antikonvulsiva, Cumarine, Zytostatika, Lithium, Tetrazykline und Streptomycin." (Schneider, 1986)

Klinische Pharmakologie: Änderungen von Enzymaktivitäten durch Pharmaka:
- Enzyminduktion:
  – Aktivitätszunahme eines Enzymsystems, z. B. Phenytoin und Carbamazepin. Phenytoin beschleunigt den Abbau von Cortisol und Vitamin D. Carbamazepin beschleunigt ebenso den Abbau von Kortikosteroiden.

- Enzyminhibition:
  - Enzymhemmende Pharmaka sind z. B. Valproinsäure, Erythromycin und Cimetidin. Gehemmt werden meist die Oxidasen des Cytochrom-P450-Systems u. a. in Leberzellen.
- Elimination von Pharmaka → Renale Ausscheidung: Glomeruläre Filtration und tubuläre Sekretion; Beispiele für Pharmaka, die renal eleminiert werden und einer Dosisanpassung bedürfen:
  - ACE-Hemmer (Enalapril, Ramipril, Fosinopril);
  - Aminoglycoside (Gentamycin, Amicacin);
  - Antimykotika (Flucytosin, Fluconazol);
  - Betablocker (Atenolol, Nadolol, Sotalol);
  - Biguanide (Metformin);
  - Cephalosporine (Ceftibuten, Cefotaxim);
  - H_2-Antagonisten (Ranitidin, Pharmotidin);
  - Penicilline (Benzylpenicillin, Amoxicillin);
  - Virustatika (Famciclovir, Ganciclovir, Valaciclovir).
- Im Weiteren unterscheidet man eine renale und eine hepatische Clearance. Somit sind Kenntnisse über die Nieren- und Leberfunktion Voraussetzung für die Arzneimitteltherapie. Weitere Ausscheidungsmechanismen ergeben sich durch fäkale, biliäre und exhalative Ausscheidungsvorgänge.

Allergische Arzneimittelreaktionen: Die meisten allergischen Arzneimittelreaktionen sind durch Hautveränderungen sichtbar, z. B. anhand eines Arzneimittelexanthems. Aber auch anaphylaktische, bullöse und photoallergische Reaktionsformen sind bedeutsam, z. B. liegt die Häufigkeit von allergischen Arzneimittelreaktionen bei β-Lactam-Antibiotika zwischen 0,7–8%. Die Prävalenz entsprechend der Anaphylaxien beziffert sich auf 1 : 50.000.

- Sofortreaktion (Typ 1): Die wichtigsten Symptome sind Asthma, Schleimhaut- und Angioödeme, Rhinitis, Urtikaria und Schock. Sofortreaktionen werden u. a. hervorgerufen durch β-Lactamantibiotika, Sulfonamide, ASS, Diclofenac, Pyrazolone, Plasmaexpander, Muskelrelaxantien, Kontrastmittel, Opiate.
- Verzögerte allergische Reaktionen vom späten Typ (Typ 2 und 3): Im Vordergrund stehen makulopapulöse Arzneimittelexantheme, Purpura, Vaskulitis, Erythema nodosum, bullöse sowie exsudative Hautreaktionen, toxische epidermale Nekrolyse.

Chronopharmakologie: Bei einigen Medikamenten sind dem Menschen eigene endogene Rhythmen zu beachten, z. B.:

- Ranitidin: nächtliche erhöhte Säuresekretion → Einnahmezeit abends;
- Analgetika: nächtliche Endorphinausschüttung vermindert → abends kann erhöhte Dosierung möglich sein;
- Antiallergika: Cortisolkonzentrationen nachts niedrig → Einnahmezeit abends;
- Glukokortikoide: Cortisolkonzentrationen morgens hoch → Einnahmezeit morgens zur Wirkungsverstärkung;
- NSAID: bessere Verträglichkeit (Ursache unklar) der Präparate zwischen 20–22 Uhr; z. B. bei rheumatischer Arthritis;
- Opiate: nächtliche Endorphinausschüttung vermindert → ggf. nachts höhere Dosierung erforderlich;

- Theophyllin: Sympathikusaktivität nachts gering → Einnahmezeit 20–22 Uhr (Asthmaanfälle häufiger zwischen 3–4 Uhr morgens);
- Betablocker: morgens ansteigende Sympathikusaktivität (Blutdruckerhöhung) → Einnahmezeit morgens;
- Nifedipin: höhere Plasmaspiegel morgens: Einnahmezeit morgens.

Arzneibewertung in der Schwangerschaft: Neuzulassungen von Medikamenten für die Schwangerschaft werden kaum noch ausgesprochen. Nicht nur der Nutzen, sondern auch die Unbedenklichkeit eines Medikaments müssen nachgewiesen werden. Bereits außerhalb der Schwangerschaft gibt es mehr Streit als Übereinstimmung um die Nutzenbewertung von Arzneimitteln. Aus gesundheitspolitischer Sicht sollen Vorgehensweisen der Nutzenbewertung grundlegend geändert werden: „Bisher müssen Arzneimittel ihre Wirksamkeit und in der Nutzenbewertung ihre Überlegenheit oder zumindest Gleichwertigkeit nachweisen." (Ärztezeitung, 27. 09. 2010)
Es wird auch zukünftig nur selten möglich sein, Nutzen und Unbedenklichkeit von Medikamenten in wissenschaftlichen Studien während der Schwangerschaft nachzuweisen. Die einzige Alternative stellt die Zusammenführung serieller Kasuistiken dar. Nicht außer Acht zu lassen sind tierexperimentelle und *in vitro*-Studien.
Für die Praxis heißt das gegenwärtig:
- Medikationen im 1. Trimester nach Möglichkeit vermeiden;
- Strenge Indikationsstellungen beachten;
- Empfehlungen, Literaturdaten, Konsultationen mit Perinatalzentren und dem Pharmakovigilanz- und Beratungszentrum für Embryonaltoxikologie (E-Mail: schaefer@embryotox.de) nutzen.

Tab. 1: Indikationsstellungen während der Schwangerschaft (nach Spielmann und Steinhoff, 1989).

Abschnitt Schwangerschaft	Therapien	Beispiele
1. Trimester	Dauertherapie mütterlicher Erkrankungen	Antiepileptika, Antihypertonika, Antidiabetika, Antirheumatika, Antikoagulantia, Corticoide, Kardiaka, Schilddrüsentherapeutika, Lipidsenker, Psychopharmaka, Zytostatika u. a.
	Therapie kurzfristiger mütterlicher Erkrankungen	Antibiotika, Analgetika, Antiphlogistika, Antiemetika, Narkotika, Spasmolytika, Corticoide, Anthelminthika, Dermatika u. a.
	Substitutionen	Nahrungsergänzungsmittel
2. und 3. Trimester	Therapien wie im 1. Trimester plus Therapie schwangerschaftsspezifischer Erkrankungen	drohende Frühgeburt: Tokolytika, Präeklampsie: Antihypertonika
Perinatalperiode		Uterotonika, Analgetika, Narkotika, Antihämorrhagika
Stillperiode	Therapien wie im 1. Trimester plus Uterotonika, Laktationshemmer	Bromocriptin

Tab. 2: Medikamente, die in den letzten Wochen ante partum den Feten bzw. das Neugeborene schädigen können (Lauritzen, 1986).

Arzneimittel	fetales/neonatales Gefahrenpotenzial
Aminoglykoside	ototoxisch
Chloramphenicol	Grey-Syndrom
Tetracycline	Verfärbung der 2. Zähne
Sulfonamide	Kernikterus
Prostaglandin-Antagonisten: Salicylate, Indometacin, Antiphlogistika	Magen-Darm-Blutungen, Verschluss des Ductus Botalli, Verzögerung des Geburtsbeginns, Kumulation
Opiate, Narkotika	Atemdepression
Diazepame	Kumulation, Lethargie

Andererseits ist zu beachten, dass eine mütterliche Erkrankung und deren Komplikationen ein teratogenes bzw. embryotoxisches Risiko darstellen kann. In diesem Fall, z. B. Epilepsie, erfährt ein entsprechend eingesetztes Medikament eine hohe „Nutzenbewertung" für die Schwangerschaft. Eine asymptomatische Bakteriurie ist in der Schwangerschaft konsequent zu therapieren. Auch wird der Gynäkologe bei der Erstvorstellung in der Schwangerschaft mit perikonzeptionell von der Schwangeren eingenommenen Medikamenten konfrontiert, die in der Schwangerschaft kontraindiziert sind bzw. für die es aufgrund ihrer Neuzulassung keine Erfahrungen in der Schwangerschaft gibt. Nach eingehender Beratung ist ein Schwangerschaftsabbruch nur selten erforderlich. Erbrechen, Schlafstörungen und Kopfschmerzen treten gehäuft in der Frühschwangerschaft auf und führen zum Medikamentenkonsum.

Instruktionen zur Risikobewertung von Medikamenten in der Schwangerschaft und in der Stillperiode: Entsprechend der einfachen Kategorisierung von Arzneimittel nach Gleicher und Elkayman (1985) wurde dieses Prinzip auch nachfolgend unter besonderer Berücksichtigung klinischer Gesichtspunkte beibehalten; Kategorisierung von Arzneimitteln aus klinischer Sicht:
- Kategorisierung nach Gleicher und Elkayman (1985):
  - Kategorie 1: sicher embryotoxisch, z. B. Alkohol, Androgene, Contergan, Diethylstilböstrol, Retinoide;
  - Kategorie 2: wahrscheinlich embryotoxisch, z. B. Antiepileptika, Warfarin, Tetracycline;
  - Kategorie 3: fraglich embryotoxisch, z. B. Gyrasehemmer, Lithium, Tuberkulostatika;
  - Kategorie 4: wahrscheinlich nicht embryotoxisch, z. B. Antiemetika, Insulin, Antihistaminika.
- Kategorisierung von Arzneimitteln aus klinischer Sicht:
  - Kategorie 1: kein Verdacht auf embryotoxische oder teratogene Effekte aus klinischer Sicht;
  - Kategorie 2: kein Verdacht auf embryotoxische oder teratogene Effekte aus klinischer Sicht; Erfahrungen für Evidenz unzureichend;
  - Kategorie 3: embryotoxisches und/oder teratogenes Risiko; mütterliches Erkrankungsrisiko bestimmt die Indikation;

- Kategorie 4: embryotoxisches und/oder teratogenes Risiko; absolute Kontraindikation.
- P0 = kein Hinweis auf Pränatalfaktor;
- P1 = Pränatalfaktor: pränatal, perinatal;
- P2 = Postnatalfaktor: Initiation von chronischen Erkrankungen, mutagene oder karzinogene Effekte.

Literatur:

1. Gleicher N, Elkayman U: Principles of internal medicine in pregnancy. In: Gleicher N: Principles of medical therapy in pregnancy. Plenum medical book company, New York-London, 3–6, 1985.
2. Karow Th, Lang-Roth R: Allgemeine und spezielle Pharmakologie und Toxikologie, 2009 by Thomas Karow.
3. Lauritzen C: Arzneimittel während Schwangerschaft und Laktation. Zent bl Gynäkol 1986; 108: 137–154.
4. Opitz JM: Associations and Syndromes: Terminology in Clinical genetics and Birth Defects Epidemiology: Comments on Khoury and Evans. Am J Med Genet 1994; 49: 14–20.
5. Rösch, C.; Hort, A.; Brand, H.; Reinhard, H.: Verfahrensweise für eine flächendeckende Dokumentation angeborener Fehlbildungen in Deutschland – Erfahrungen aus bestehenden Modellstudien. S. 604–606. In: Medizinische Informatik, Biometrie und Epidemiologie GMDS'96. 41. Jahrestagung der GMDS Bonn, September 1996.
6. Sadler TW: Medizinische Embryologie. 9. Auflage Thieme, 1998 Stuttgart.
7. Schneider H: Welche Medikamente für Schwangere? Ärztliche Praxis 1986; 77: 2381.
8. Spielmann H, Steinhoff R: Taschenbuch der Arzneimittelverordnung in Schwangerschaft und Stillperiode. Ein Nachschlagewerk für die tägliche Praxis, 2., durchgesehene und ergänzte Auflage, Verlag G. Fischer, Stuttgart 1989.
9. Spranger J, Benirschke K, Hall JG, Lenz W, Lowry RD, Opitz JM, Pinsky L, Scharzach HG, Smith DW: Errors of Morphogenesis: Concepts and Terms. J Pediatrics 1982; 100: 160–165.
10. http://otispregnancy.org/otis-study-ra.asp; aufgerufen am 01. 09. 2010.
11. http://www.embryotox.de; aufgerufen am 01. 09. 2010.
12. http://www.entis-org.com; aufgerufen am 01. 09. 2010.
13. http://www.aerztezeitung.de/news/article/621372/koalition-definiert-arzneibewertung-voellig-neu.html; aufgerufen am 27. 09. 2010.

Hauptgruppen der Medikamente von A–Z

Analeptika

Analeptika sind in der Schwangerschaft selten indiziert

Coffein

- Halloo-Wach® N Kau-Tabletten; 1 Tablette enthält 30 mg Coffein; Anwendung bei Erschöpfung/Ermüdung; Dosierung 2-mal 1 Tablette/Tag (TMD); Rote Liste Gr. 5; Coffein im 1. Trimester vermeiden;
- Anwendung über längere Zeit kann zum Coffeinismus führen;
- Coffein-Konsum <200 mg/Tag erhöht Abort- und Frühgeburtenraten nicht.

Amphetamine – indirekte Sympathomimetika

Arzneimittel: Sympathomimetika, Stimulation des Zentralen Nervensystems (ZNS); Wirkstoffe: Amphetamine, Dextroamphetamine, Metamphetamine; Abusus möglich (Suchtmittel; Confounder: Nikotin-, Alkohol-, Drogenabusus).

Fetale Risiken: Frühgeburt (ca. 50%; Good et al. 2010), fetale Wachstumsrestriktion (Nguyen et al. 2010); gering erhöhte Fehlbildungsrate wahrscheinlich: kardiale Fehlbildungen, Myelomeningocele, intestinale Atresien.

Abbruchindikation bei Applikation im 1. Trimester: nein.

Neonatale Risiken: neonatale Morbidität erhöht; neonatale Mortalität 4% (Good et al. 2010, n = 276 Amphetamin-Anwenderinnen).

Stillperiode: nicht kompatibel.

Langzeitrisiken: keine bekannt.

Indikation: Narkolepsie; Komorbidität: Kataplexie (Hoque et al. 2008).

Fazit und Kategorisierung aus klinischer Sicht:
- Kategorie 3 = embryotoxisches und/oder teratogenes Risiko; Einnahme im 1. Trimester: keine Abbruchindikation;
- P1 = Pränatalfaktor: erhöhte neonatale Morbidität;
- P2 = small for gestational age (SGA).

Literatur:

1. ACOG Committee opinion no. 462: Moderate caffeine consumption during pregnancy. Obstet Gynecol. 2010; 116: 467–468.
2. Briggs GG, Freeman RK, Yaffe SJ: Drugs in Pregnancy and lactation.Lippincott, Wolters Kluwer/Williams & Wilkins, Philadelphia 2008, ISBN-13: 978-0-7817-7876-3.
3. Good MM, Solt I, Acuna JG, Rotmensch S, Kim MJ: Methamphetamine use during pregnancy: maternal and neonatal implications. Obstet Gynecol. 2010; 116: 330–334.
4. Hoque R, Chesson AL Jr: Conception, pregnancy, delivery, and breastfeeding in a narcoleptic patient with cataplexy. J Clin Sleep Med. 2008 15; 4: 601–603.

5. Nguyen D, Smith LM, Lagasse LL, Derauf C, Grant P, Shah R, Arria A, Huestis MA, Haning W, Strauss A, Della Grotta S, Liu J, Lester BM: Intrauterine growth of infants exposed to prenatal methamphetamine: results from the infant development, environment, and lifestyle study. J PediaTropfen 2010; 157: 337–339.
6. ROTE LISTE 2009/2010, Verlag Rote Liste® Service GmbH, Frankfurt/Main.

Ephedrin/Phenylephedrin – indirekte Sympathomimetika

Arzneimittel: Freisetzung von Noradrenalin und Hemmung der Wiederaufnahme von Noradrenalin; Vasokonstriktion.

Fetale Risiken: fetale Tachykardie.

Abbruchindikation bei Applikation im 1. Trimester: nein.

Stillperiode: nicht kompatibel.

Langzeitrisiken: keine bekannt.

Nebenwirkungen: Überdosierung führt zur Erschöpfung und zum Kreislaufversagen.

Wechselwirkungen: Kombination mit MAO-Hemmern führt zur Wirkungsverstärkung.

Indikationen: Asthma, Husten- und Grippemittel (Formagrippin N®, Perdiphen®).

Therapieempfehlungen: Aufrechterhaltung der Normotension bei Sectio caesarea in Spinalanästhesie → Ephedrin 5 mg oder Phenylephrin 100 µg (Adigun et al. 2010).

Fazit und Kategorisierung aus klinischer Sicht:
- Kategorie 1 = kein Verdacht auf embryotoxische oder teratogene Effekte aus klinischer Sicht.

Literatur:

1. Adigun TA, Amanor-Boadu SD, Soyannwo OA: Comparison of intravenous ephedrine with phenylephrine for the maintenance of arterial blood pressure during elective caesarean section under spinal anaesthesia. Afr J Med Med Sci. 2010; 39: 13–20.
2. Gambling DR, McLaughin KR: Ephedrine and phenylephrine use during cesarean delivery. Anesthesiology. 2010; 112: 1287–1288.
3. Karow T: Allgemeine und spezielle Pharmakologie und Toxikologie. 17. Auflage, 2009 by Thomas Karow.

Modafinil

Arzneimittel: Vigil®; Modedroge in den USA (Szenenname: „Zombie"); Verordnung auf Betäubungsmittel (BtM)-Rezept.

Abbruchindikation bei Applikation im 1. Trimester: nein.

Stillperiode: nicht kompatibel

Langzeitrisiken: keine bekannt.

Nebenwirkungen: Abhängigkeitspotenzial.

Wechselwirkungen: Modafinil darf nicht zusammen mit α1-Blockern genommen werden; Kombination Modafinil und Coffein möglich (Rosenthal et al. 2008).

Besondere Indikationen: Narkolepsie (einzige Indikation).

Therapieempfehlungen:
- Fallbericht: 16-jährige Patientin mit Narkolepsie/Kataplexie wird während der gesamten Schwangerschaft mit L-Carnitin, Riboflavin, Fluoxetin und Modafinil behandelt. Entbindung: Sectio caesarea (Kataplexie-Risiko) am Termin, L-Carnitin i. v. (Williams et al. 2008).

Fazit und Kategorisierung aus klinischer Sicht:
- Kategorie 1 = kein Verdacht auf embryotoxische oder teratogene Effekte aus klinischer Sicht; nur 9 Fallberichte! Anwendung im 1. Trimester zur Sicherheit vermeiden.

Literatur:

1. Briggs GG, Freeman RK, Yaffe SJ: Drugs in Pregnancy and lactation. Lippincott, Wolters Kluwer/Williams & Wilkins, Philadelphia 2008, ISBN-13: 978-0-7817-7876-3.
2. Burgis E: Allgemeine und spezielle Pharmakologie. 4. Auflage, Urban Fischer, 2000.
3. Rosenthal TC, Majeroni BA, Pretorius R, Malik K: Fatigue: an overview. Am Fam Physician. 2008 15; 78: 1173–1179.
4. Williams SF, Alvarez JR, Pedro HF, Apuzzio JJ: Glutaric aciduria type II and narcolepsy in pregnancy. Obstet Gynecol. 2008; 111: 522–524.

Analgetika/Antirheumatika

Salicylsäurederivate

Arzneimittel: Nichtsteroidales Antiphlogistikum (Nonsteroidal anti-inflammatory drugs, NSAIDs), Anwendung als Einzelsubstanz und in Kombination.

Schwangerschaftskomplikationen: Gastrointestinale und peripartale Blutungen, übertragene Schwangerschaften, maternale Anämie.

Fetale Risiken: Low-Dose Aspirin ohne fetale Risiken, bei frühen Frühgeborenen Neurorpotektion möglich. Full-Dose Aspirin kann zum vorzeitigen Verschluss des Ductus arteriosus führen. Hohe Dosierungen erhöhen Abortraten, die perinatale Mortalität, die Raten fetaler Wachstumsrestriktion sowie die Raten von Hämorrhagien von Frühgeborenen; potenzielle Teratogenität ist nicht auszuschließen. Bei Sterilitätsbehandlung ist zu beachten, dass ASS in Tierexperimenten die Implantation der Blastozysten hemmen kann.

Abbruchindikation bei Applikation im 1. Trimester: nein.

Neonatale Risiken/Stillperiode: Geringer Übergang in die Muttermilch, kein Abstillen auch bei kurzfristigen Dosierungen bis <2.000 mg/Tag.

Langzeitrisiken: keine bekannt.

Nebenwirkungen: Allergische Reaktionen mit neurologischen Komplikationen, verminderte Harnsäureausscheidung, Hemmung der Thrombozytenaggregation, verlängerte Blutungszeit, Hemmung der Uteruskontraktionen.

Wechselwirkungen:
- Glukokortikoide → gastrointestinale Blutungen
- Sulfonylharnstoffe → Hypoglykämie
- Digoxin → erhöhte Plasmaspiegel
- Methotrexat, Valproinsäure, Furosemid, ACE-Hemmer → Wirkungsverstärkung

Therapieempfehlungen:
- Low-Dose Aspirin (40–150 mg/Tag) zur Prävention, Fortsetzung peripartal möglich;
- Therapeutische Anwendung (Dosierungen >2 g/Tag vermeiden, kontraindiziert im 3. Trimenon und peripartal):
  - Acesal® Tabletten, 1 Tablette enthält ASS 500 mg, Dosierung: 500–1.000 mg/Tag
  - Alka-Seltzer® classic, 1 Tablette enthält ASS 324 mg, Dosierung: 2–4 Tabletten/Tag
  - Aspirin® Tabletten, 1 Tablette enthält ASS 500 mg, Dosierung: 500–1.000 mg/Tag
  - Aspirin® Effect, 1 Beutel enthält ASS 500 mg, Dosierung: 500–1.000 mg/Tag
  - Aspirin® plus C Brause-Tabletten, 1 Tablette enthält ASS 400 mg und Ascorbinsäure 240 mg, Dosierung: 1–6 Tabletten/Tag
  - ASS 500 HEXAL® bei Fieber und Schmerzen, 1–2 Tabletten/Tag
  - ASS plus C-ratiopharm® gegen Schmerzen Brause-Tabletten, 1 Tablette enthält ASS 600 mg, Ascorbinsäure 200 mg, Dosierung: 1–5 Tabletten/Tag
  - ASS STADA 500® Tabletten, Dosierung: 1–3 Tabletten/Tag
  - Togal® ASS 400 mg Tabletten, Dosierung 1–3 Tabletten/Tag

Kontraindikationen: Anamnestisch bekannte gastrointestinale Blutungen, hämorrhagische Diathesen.

Anwendungsbeschränkungen: Mittlere und hohe Dosierung nur kurzfristig, nicht im 3. Trimenon bzw. peripartal.

Fazit: Niedrige Dosierungen (Low-Dose Aspirin, 40–150 mg/Tag) können während der gesamten Schwangerschaft verabreicht werden. Hohe Dosierungen sind im 3. Trimenon kontraindiziert.
- Kategorie: 1 (kein Verdacht auf embryotoxische oder teratogene Effekte aus klinischer Sicht).

Literatur:

1. Al Mofleh IA, Al Rashed RS: Nonsteroidal, antiinflammatory drug-induced gastrointestinal injuries and related adverse reactions: epidemiology, pathogenesis and management. Saudi J Gastroenterol 2007; 13: 107–113.
2. Briggs GG, Freeman RK, Yaffe SJ: Drugs in Pregnancy and lactation. Lippincott, Wolters Kluwer/Williams & Wilkins, Philadelphia 2008, ISBN-13: 978-0-7817-7876-3.
3. Marret S, Marchand L, Kaminski M, Larroque B, Arnaud C, Truffert P, Thirez G, Fresson J, Rozé JC, Ancel PY; for the EPIPAGE Study Group: Prenatal Low-Dose Aspirin and Neurobehavioral Outcomes of Children Born Very Preterm. Pediatrics. 2009 Dec 21. [Epub ahead of print]

Paracetamol

Paracetamol (im engl. Sprachraum Acetaminophen); sehr gute antipyretische und analgetische Wirksamkeit in allen Trimestern; Mittel der 1. Wahl zur peripartalen mütterlichen antipyretischen Therapie.

Schwangerschaftskomplikationen: Reduktion der plazentaren Prostazyklinsynthese (PGI2) (*in vitro*); mögliche Nebenwirkung bei schwangerschaftsinduzierter Hypertonie; hämolytische Anämie bei kontinuierlich hohen Dosierungen möglich.

Abbruchindikation bei Applikation im 1. Trimester: nein.

Fetale Risiken: fetale Leber- und Nephrotoxizität nach maternalen toxischen Dosen (>20 g/24 h).

Neonatale Risiken: „fetal distress" bei hohen Dosierungen.

Stillperiode: keine Schäden bekannt; therapeutische Dosen möglich; toxische Dosen vermeiden.

Langzeitrisiken: nicht ohne Risiko, da Studien auf leicht erhöhte Asthma-Prävalenz der Neugeborenen bis zum 7. Lebensjahr verweisen.

Nebenwirkungen: selten Anstieg der Transaminasen, Bronchospasmus und Thrombozytopenie.

Wechselwirkungen: Wirkungsverstärkung von Antikoagulanzien und potenziell hepatotoxischen Substanzen.

Therapieempfehlungen (keine kontinuierlichen Applikationen; auch Einzelgaben erfolgreich):

- ben-u-ron® Hartkapseln, 1 Hartkapsel enthält Paracetamol 500 mg, Dosierung: bis 4-mal 1 Kapsel/Tag, Supplement 1.000 mg, Dosierung: 4-mal 1 Supplement/Tag; entsprechend Paracetamol 500 1A Pharma Tabletten, Paracetamol 1.000 mg Supplement;
- Paracetamol Sandoz® 500 mg Tabletten, Dosierung: 4-mal täglich 500–1.000 mg/Tag;
- Paracetamol axcount® 500 mg, Paracetamol beta® 500 Tabletten, Paracetamol ratiopharm® 500 mg Brause-Tabletten, Dosierung: kurzzeitig 3–4-mal 500 mg/Tag;
- Paracetamol 125/-250/-500/-1.000 Suppos Lichtenstein Zäpfchen, Dosierung: 1–2-mal 1 Supplement/Tag;
- Perfalgan® 10 mg/ml Infusionslösung, 100 ml enthält Paracetamol 1.000 mg, Dosierung: bis 4-mal täglich 1.000 mg, Mindestabstand zwischen 2 Infusionen 4 h.

Kontraindikationen: gastroduodenale Ulcera.

Anwendungsbeschränkungen: hohe Dosierungen vermeiden.

Fazit und Kategorisierung aus klinischer Sicht: Kurzzeitige Anwendung während der gesamten Schwangerschaft möglich. Diskutiert wird eine fetale Asthma-Initiation.
- Kategorie 1 = kein Verdacht auf embryotoxische oder teratogene Effekte aus klinischer Sicht;
- P0 = kein Hinweis auf Pränatalfaktor bei therapeutischen Dosen;
- P2 = Studien verweisen auf Asthma-Initiation im Kindesalter.

Literatur:

1. Chou D, Abalos E, Gyte GM, Gülmezoglu AM: Paracetamol/acetaminophen (single administration) for perineal pain in the early postpartum period. Cochrane Database Syst Rev. 2010 Mar 17; 3: CD008407.
2. Farquhar H, Stewart A, Mitchell E, Crane J, Eyers S, Weatherall M, Beasley R: The role of paracetamol in the pathogenesis of asthma. Clin Exp Allergy. 2010 Jan; 40(1): 32–41.
3. Pathikonda M, Munoz SJ : Acute liver failure. Ann Hepatol. 2010; 9: 7–14.

Pyrazolonverbindungen

Arzneimittel: Metamizol, Propyphenazon.

Wirksamkeit: Metimazol stärkstes Analgetikum unter den COX-Hemmern, gute antipyretische Eigenschaften, keine antiphlogistische Wirksamkeit. Aufgrund spasmolytischer Wirksamkeit zur Behandlung von Koliken geeignet; sehr wirksam: Injektion von Metamizol und Butylscopolamin (Angaben zur Schwangerschaft: keine ausreichenden Erfahrungen) nacheinander i. v.; Cave: rasche i. v.-Gabe → Hemmung der Thrombozytenaggregation.

Schwangerschaftskomplikationen: Agranulozytose.

Abbruchindikation bei Applikation im 1. Trimester: nein.

Fetale Risiken: Oligihydramnion bei hoher Dosierung im 3. Trimester.

Neonatale Risiken/Stillperiode: vorzeitiger Verschluss des ductus arteriosus botalli, Reduktion der kindlichen Thrombozytenaggregation. Kontraindiziert in der Stillzeit.

Langzeitrisiken: Zwei nicht bestätigte Studien für Metamizol: Wilms-Tumoren bei Kindern (Sharpe und Franco 1996), Leukämie (Alexander et al. 2001).
Nebenwirkungen: Blutbildveränderungen (Agranulozytose), Magenbeschwerden, Allergie, Asthmaanfall.

Therapieempfehlungen:
- Metamizol
  - Analgin® Tabletten 500 mg, Dosierung 1–4-mal täglich 1 Tablette;
  - Berlosin® Supplement 300 und 1.000 mg, Dosierung bis 4-mal täglich 1 Supplement;
  - Metamizol Tropfen 1A-Pharma®, Dosierung 20–40 Tropfen bis 4-mal täglich.
- starke Schmerzen, hohes Fieber (andere Therapien erfolglos):
  - Novalgin® 1–2,5 g Injektionslösung (1 ml = 500 mg) (nur i. m.); Berlosin® i. v. 1–2,5 g.

Kontraindikationen: Glukose-6-Phosphat-Dehydrogenase-Mangel, akute Lebererkrankungen, Erkrankungen des hämatopoetischen Systems.

Anwendungsbeschränkungen: Mittlere und hohe Dosierung nur kurzfristig, nicht im 3. Trimester (prostaglandinantagonistische Wirkung).

Fazit und Kategorisierung aus klinischer Sicht: Aufgrund möglicher Nebenwirkungen auf die Hämatopoese ist Zurückhaltung bei der Anwendung geboten. Keine teratogenen und embryotoxischen Wirkungen. Nur wenig dokumentierte Erfahrungen für Propyphenazon.
- Kategorie 1 = kein Verdacht auf embryotoxische oder teratogene Effekte aus klinischer Sicht;
- P1 = Pränatalfaktor: Hemmung der Thrombozytenaggregation möglich;
- P2 = Postnatalfaktor: karzinogene Effekte (einzelne und nicht bestätigte Studien).

Literatur:
1. Alexander FE, Patheal SL, Biondi A, Brandalise S, Cabrera ME, Chan LC, Chen Z, Cimino G, Cordoba JC, Gu LJ, Hussein H, Ishii E, Kamel AM, Labra S, Magalhyes IQ, Mizutani S, Petridou E, de Oliveira MP, Yuen P, Wiemels JL, Greaves MF: Transplacental chemical exposure and risk of infant leukemia with MLL gene fusion. Cancer Res 2001; 61: 2542–2546.
2. Sharpe CR, Franco EL: Use of dipyrone during pregnancy and risk of Wilms' tumor. Brazilian Wilms' Tumor Study Group. Epidemiology 1996; 7: 533–535.
3. Schaefer C, Spielmann H, Vetter K: Arzneiverordnung in Schwangerschaft und Stillzeit. 7. Auflage, Urban Fischer, 2006.

Pflanzliche Analgetika

Arzneimittel:
- Esche, Zitterpappel, Goldrutenkraut;
- Phytodolor® Tinktur; indiziert bei rheumatischen und ischialgiformen Erkrankungen; 3-mal täglich 20–30 Tropfen (Cave: Auszugsmittel Ethanol 60%);

- Präparate aus der Weidenrinde und der Teufelskralle sollten in der Schwangerschaft nicht angewandt werden.
- Weitere Anwendungen:
  - Japanisches Minzöl → Spannungskopfschmerz;
  - Gewürznelke → Zahnschmerzen.

Fazit: Auch bei pflanzlichen Arzneimitteln (Analgetika) ist in der Schwangerschaft Zurückhaltung geboten.

Tramadol

Tramadol gehört zu den zentral wirksamen Analgetika; strenge Indikationsstellung in der Schwangerschaft; kurzfristige Anwendung; peripartal neonatale Depression beachten. Warnhinweis → geringes Abhängigkeitspotenzial.
- Amadol® 50 mg (100, 150 mg) Retard; Dosierung 1 Tablette/Tag;
- Amadol® Tropfen; Dosierung 20 Tropfen; ggf. Wiederholung nach 30 Minuten;
- Jutadol® 100 mg/ml Tropfen; Dosierung 20–40 Tropfen.

Meloxicam/OxicameS

Arzneimittel: 4-Hydroxy-2-methyl-N-(5-methyl-2-thiazolyl)-2H-1,2-benzothiazin-3-carboxamid1,1-dioxid; Meloxicamum; gehört zur Gruppe der Oxicame. Prostaglandin-Synthese-Hemmer, Hemmung der Cyclooxygenasen I und II. Zu dieser Gruppe gehören auch Piroxicam, Tenoxicam, Lornoxicam. Nur wenige Mitteilungen für die Schwangerschaft.

Fetale Risiken: Störungen der Implantation möglich.

Abbruchindikation bei Applikation im 1. Trimester: nein.

Neonatale Risiken/Stillperiode: Persistierende pulmonale Hypertonie und Rechtsherzhypertrophie bei Anwendung im 3. Trimester. Hemmung der neonatalen Nierenfunktion. Aufgrund fehlender Erfahrungen: keine Anwendung während der Stillzeit.

Langzeitrisiken: Keine bekannt.

Nebenwirkungen: gastrointestinale Unverträglichkeiten, Schwindel, Tinnitus, Photosensibilisierung, Leukopenie, Thrombozytopenie.

Wechselwirkungen: Wirkungsverstärkung von Antikoagulanzien.

Kontraindikationen: Asthma, Erkrankungen des hämatopoetischen Systems, Ulkusanamnese.

Fazit und Kategorisierung aus klinischer Sicht: Strenge Indikationsstellung im 1. und 2. Trimester, kontraindiziert im 3. Trimester. Applikation im 1. Trimester ist keine Abbruchindikation. Von einer Primäranwendung sollte abgesehen werden.
- Kategorie 2 = kein Verdacht auf embryotoxische oder teratogene Effekte aus klinischer Sicht;

- Erfahrungen für Evidenz unzureichend;
- P1 = Pränatalfaktor: Persistierende pulmonale Hypertonie und Rechtsherzhypertrophie bei Anwendung im 3. Trimester.

Literatur:

1. Burgis E: Allgemeine und spezielle Pharmakologie. 4. Auflage, Urban

Ketoprofen

Arzneimittel: Arylpropionsäurederivat, nichtsteroidal (NSAID), Anwendung bei Rheumatoidarthritis und Osteoarthritis.

Fetale Risiken: teratogenes und embryotoxisches Risiko gering.

Abbruchindikation bei Applikation im 1. Trimester: nein.

Neonatale Risiken: vorzeitiger Verschluss des Ductus arteriosus botalli.

Stillperiode: kompatibel.

Langzeitrisiken: Keine bekannt.

Nebenwirkungen: photoallergische und phototoxische Reaktionen.

Besondere Indikationen: topische Anwendungen → erhöhte Photosensitivität (Sonnenschutz!)
- Dolormin Schmerzgel®, Advel Schmerzgel®, Phardol Schmerzgel®, Effekt-Gel mit Ketoprofen, Reperil Schmerzgel®.

Therapieempfehlungen: Gabrilen®-Kapsel, Richt-Dosierung 50–200 mg Ketoprofen/Tag; 50 mg, 200 mg, Retard 200 mg; Gabrilen® i. m., 1 Injektion 100 mg Lösung i. g.

Kontraindikationen: bekannte Photoallergenität und -toxizität.

Anwendungsbeschränkungen: Mittlere und hohe Dosierung nur kurzfristig, nicht im 3. Trimenon bzw. peripartal.

Fazit und Kategorisierung aus klinischer Sicht:
- Rote Liste: strenge Indikationsstellung im 1. und 2. Trimester, kontraindiziert im 3. Trimester;
- Kategorie 1 = kein Verdacht auf embryotoxische oder teratogene Effekte aus klinischer Sicht;
- P1 = Pränatalfaktor: vorzeitiger Verschluss des ductus arteriosus botalli.

Literatur:

1. Briggs GG, Freeman RK, Yaffe SJ: Drugs in Pregnancy and lactation. Lippincott, Wolters Kluwer/Williams & Wilkins, Philadelphia 2008, ISBN-13: 978-0-7817-7876-3.

Diclofenac

Arzneimittel: 2-((2,6-Dichloranilino)phenyl)acetat; Originalpräparat: Voltaren, Hemmung der Cyclooxygenasen I und II, Prostaglandin-Synthese-Hemmer, beteiligt am Lipoxygenase-Stoffwechsel.

Fetale Risiken: erhöhte Abortraten, kardiale Fehlbildungen und Gastroschisis möglich.

Abbruchindikation bei Applikation im 1. Trimester: nein.

Neonatale Risiken/Stillperiode: Persistierende pulmonale Hypertonie und Rechtsherzhypertrophie bei Anwendung im 3. Trimester, vorzeitiger Verschluss des Ductus arteriosus botalli, Oligohydramnion, Nierenversagen möglich. Stillen bei kurzzeitiger Anwendung möglich.

Kasuistik: Diclofenac oral, Dosierung 3-mal täglich 50 mg über 3 Tage: fetale Echokardiographie → verschlossener Ductus arteriosus, pulmonale Hypertonie (Mersal et al. 2007).

Langzeitrisiken: Analatresie und Aplasia cutis kongenital 22 Monate post partum bei Diclofenac-Applikation im 1. Trimester (Kasuistik, Pajaziti et al. 2009).

Nebenwirkungen: gastrointestinale Unverträglichkeiten, Überempfindlichkeit der Haut gegenüber Sonnenlicht, Schwindel und Müdigkeit Transaminasen-Anstieg (häufig >10%), Störungen der Blutbildung (Anämie, Leukopenie, Thrombozytopenie). Die U.S. Food and Drug Administration betont, dass in Einzelfällen eine hepatotoxische Wirkung (einschließlich Leberzellnekrose) möglich ist.

Wechselwirkungen: Wirkungsverstärkung von Antikoagulanzien, Methotrexat und Ciclosporin; erhöhte Serumspiegel von Digoxin, Phenytoin, Lithium.

Vorteile/besondere Indikationen: gute Wirksamkeit bei Nierenkoliken: Diclofenac i. m. 50–75 mg.

Therapieempfehlungen: Diclo-CT 25–50 mg Tabletten, Dosierung 50–150 mg täglich; Diclofenac AbZ 50 mg Trink Tabletten.

Kontraindikationen: Erkrankungen des hämatopoetischen Systems, Leber-, Nieren- und Herzerkrankungen, Ulcus ventriculi et duodeni.

Fazit und Kategorisierung aus klinischer Sicht: Strenge Indikationsstellung; kontraindiziert im 3. Trimester. Gute Wirksamkeit bei Nierenkoliken → Diclofenac i. m. 50–75 mg. Aufgrund einer möglichen maternalen Hepatotoxizität ist Diclofenac deutlich herabzustufen.
- Kategorie 3 = embryotoxisches und/oder teratogenes Risiko möglich; mütterliches Erkrankungsrisiko bestimmt die Indikation;
- P1 = Pränatalfaktor: pulmonale Hypertonie;
- P2 = Postnatalfaktor: Initiation von chronischen Erkrankungen, mutagene oder karzinogene Effekte.

Literatur:

1. Cassina M, De Santis M, Cesari E, van Eijkeren M, Berkovitch M, Eleftheriou G, Raffagnato F, Di Gianantonio E, Clementi M: First trimester diclofenac exposure and pregnancy outcome. Reprod Toxicol. 2010 May 10. [Epub ahead of print]
2. Mersal A, Attili I, Alkhotani A: Severe neonatal pulmonary hypertension secondary to antenatal maternal diclofenac ingestion reversed by inhaled nitric oxide and oral sildenafil. Ann Saudi Med. 2007; 27: 448-449.
3. Pajaziti L, Rexhepi S, Shatri-Muça Y, Ferizi M: The role of diclofenack on inducing of aplasia cutis congenita: a case report. Cases J. 2009; 2: 150.

Ibuprofen

Arzneimittel: nichtsteroidales Antiphlogistikum (NSAID), Gruppe der nichtsteroidalen Antirheumatika (NSAR), Gruppe der Arylpropionsäuren, Prostaglandin-Synthese-Hemmer. Hemmung der Cyclooxygenasen I und II. Anwendung bei leichten bis mittleren Schmerzen, stark fiebersenkende Wirkung; ca. 2 % Selbstmedikation im 3. Trimester!

Schwangerschaftskomplikationen: Implantationsstörungen der Blastozyste möglich.

Fetale Risiken: Teratogene Effekte nicht auszuschließen (geringe Evidenz; keine Abbruchindikation bei Anwendung im 1. Trimester), vorzeitiger Verschluss des Ductus arteriosus botalli bei Anwendung im 3. Trimester, Oligohydramnion. Tierversuch: verzögerte Ossifikation, Ventrikelseptumdefekt nach hohen Dosen (Burdan et al. 2009).

Abbruchindikation bei Applikation im 1. Trimester: nein.

Neonatale Risiken/Stillperiode: Persistierende pulmonale Hypertonie und Rechtsherzhypertrophie bei Anwendung im 3. Trimester. Hemmung der neonatalen Nierenfunktion, Ibuprofen kompatibel mit Stillen.

Langzeitrisiken: Nekrotisierende Enterokolitis (Fallbeobachtungen).

Nebenwirkungen: Asthmaanfall, gastrointestinale Unverträglichkeiten.

Wechselwirkungen: Glukokortikoide, Antikoagulanzien.

Vorteile/besondere Indikationen: bessere Magenverträglichkeit als andere NSAID, analgetisch und antipyretisch in niedriger Dosierung, sehr gute Wirkung bei perinatalen Schmerzen und post partum, geeignet zur Analgesie bei Abortinduktion, in der Zahnheilkunde.
Therapieempfehlungen:
- Präparate: z. B. Aktren®, Brufen®, Dolormin®, Eudorlin®, Ibu 200 mg AbZ (Saft 100 mg/5 ml), Ibuhexal®, Imbun® Ibu 400 akut-1A Pharma/-400 Business; zur Kurzzeitbehandlung von Schmerzen und Fieber, 1 Filmtablette enthält Ibuprofen 400 mg, ED 200–400 mg, TMD 1.200 mg; höhere ED: Anco® 600 mg Filmtabletten, z. B. bei rheumatischer Arthritis;
- Kasuistische Mitteilungen bis TMD 2.400 mg (600 mg 6-stündlich);
- Dexibuprofen, Deltaran®: wenig Erfahrungen in der Schwangerschaft, gleiche Hinweise wie für Ibuprofen, geeignet für Niedrigdosierung 200 mg.

Kontraindikationen: Erkrankungen des hämatopoetischen Systems; Leber-, Nieren- und Herzerkrankungen; Ulcus ventriculi et duodeni.

Anwendungsbeschränkungen: Mittlere und hohe Dosierung nur kurzfristig, Vorsicht im 3. Trimester bzw. peripartal.

Fazit und Kategorisierung aus klinischer Sicht: keine Anwendung im 1. Trimester; bei Applikation keine Abbruchindikation. Nur kurzzeitige Anwendung im 3. Trimester, bereits geringe Dosen (ED 100–200 mg) sehr gut analgetisch und antipyretisch, TMD 1.200 mg nur im Ausnahmefall überschreiten.
- Kategorie 3 = embryotoxisches und/oder teratogenes Risiko nicht vollständig auszuschließen;
- P1 = Pränatalfaktor: vorzeitiger Verschluss des Ductus arteriosus botalli bei Anwendung im 3. Trimester, Oligohydramnion.

Literatur:

1. Briggs GG, Freeman RK, Yaffe SJ: Drugs in Pregnancy and lactation. Lippincott, Wolters Kluwer/Williams & Wilkins, Philadelphia 2008, ISBN-13: 978-0-7817-7876-3.
2. Burdan F, Szumilo J, Klepacz R: Maternal toxicity of nonsteroidal anti-inflammatory drugs as an important factor affecting prenatal development. Reprod Toxicol. 2009; 28: 239–244.
3. Damase-Michel C, Christaud J, Berrebi A, Lacroix I, Montastruc JL: What do pregnant women know about non-steroidal anti-inflammatory drugs? Pharmacoepidemiol Drug Saf. 2009; 18: 1034-1038.
4. Kamondetdecha R, Tannirandorn Y: Ibuprofen versus acetaminophen for the relief of perineal pain after childbirth: a randomized controlled trial. J Med Assoc Thai. 2008; 91: 282–296.
5. Karow T: Allgemeine und spezielle Pharmakologie und Toxikologie. 17. Auflage, 2009 by Thomas Karow.
6. Poveda Roda R, Bagán JV, Jiménez Soriano Y, Gallud Romero L: Use of nonsteroidal antiinflammatory drugs in dental practice. A review. Med Oral Patol Oral Cir Bucal. 2007; 12: E10–E18.
7. Risser A, Donovan D, Heintzman J, Page T: NSAID prescribing precautions. Am Fam Physician. 2009; 80: 1371–1378.

Morphin/Opioide

Arzneimittel: Morphin (5R,6S,9R,13S,14R)-4,5-Epoxy-N-methyl-7-morphinen-3,6-diol; opioides Schmerzmittel, indiziert bei sehr starken Schmerzen, z. B. Koliken bei Morbus Crohn, Bandscheibenprolaps. Abkömmlinge sind Morphanton und Morphinsulfat. Opioide hemmen die Erregungsleitung an den Synapsen; Bindung an Opioid-Rezeptoren.
Ceiling-Effekt der Opioide:
- maximale Analgesie unabhängig von der Dosissteigerung;
- Morphin und Oxycodon haben keinen Ceiling-Effekt.

Schwangerschaftskomplikationen: Entzugssymptome 8–16 h nach letzter Morphin-Einnahme.

Fetale Risiken: kein teratogenes Potenzial.

Abbruchindikation bei Applikation im 1. Trimester: nein.

Neonatale Risiken/Stillperiode: geringfügige Atemdepression des Neugeborenen; Naloxon als Antagonist. Kein Abstillen bei kurzzeitiger Anwendung.
- Mittel der 1. Wahl beim Stillen sind Codein, Fentanyl, Morphin;
- Mittel der 2. Wahl beim Stillen sind Alfentanil, Nalbuphin, Pethidin, Tramadol.

Langzeitrisiken: Suchtpotenzial, Codein kaum Suchtpotenzial. Eine ältere Literaturangabe verweist auf die Gefahr des plötzlichen Kindstods bei Kindern nach Entzugssymptomen (Finnegan et al. 1982).

Nebenwirkungen: Sedierung (Benommenheit, Bewusstseinsstörungen), orthostatische Dysregulation, Schweißausbrüche, Durstgefühl, Anxiolyse, Erhöhung der Stimmungslage (euphorisierend), Dämpfung des Atem- und Hustenzentrums, Stimulation des Brechzentrums, Obstipation, antidiuretische Wirkung, Miktionsstörungen. Keine Abhängigkeit bei kurzzeitiger Anwendung. Allergieähnliche Wirkungen möglich.
- Erbrechen = vegetativer Früheffekt nach Morphingabe; antagonisierbar mit Naloxon;
- ausgeprägte Atemdepression nach 2–4-facher analgetischer Dosis;
- Intoxikation → Atemdepression plus Zyanose, Koma, Miosis, Hypothermie, Harnverhalt, Krampfanfälle.

Wechselwirkungen: Cave: pharmakodynamischer Agonismus mit trizyklischen Antidepressiva.

Therapieempfehlungen: Darreichungsformen sind Tropfen, Tabletten, Suppositorien, Pflaster und Lösungen zur Injektion.
Natürliche Opiate:
- Morphin, Codein (zentraler Hustenblocker) MST Mundipharm®, Morphin Merck Tropfen® 0,5%–2,0%;
- MST® (Retard-Tabletten 10, 30, 60, 100 mg); 2-mal 1 Retard-Tablette (Dosierungsintervall >12 h);
- Capros 1-mal täglich 20–120 mg Hartkapseln, retardiert.
Halbsynthetische Opioide:
- Oxycodon (hohes Suchtpotenzial), OXYGESIC®: wenig Erfahrungen bei Schwangeren;
- Hydromorphon (Dilaudid®, Pelladon®).
Synthetische Opioide:
- Fentanyl (Fentanyl Janssen®), Pethidin (Dolantin®), Tramadol (Tramal®);
- Fentanyl mit 125-fach stärkerer analgetischer Potenz als Morphin (Neuroleptanalgesie mit Droperidol: frühere Anwendung zur schmerzarmen Geburt);
- Pethidin: sehr gute spasmoanalgetische Wirkung; dennoch Zurückhaltung *sub partu*, kontraindiziert bei Frühgeburten;
- Pethidin: sehr gute Wirksamkeit bei Nierenkoliken, i. m. 50–100 mg;
Andere zentral wirkenden Analgetika mit unzureichenden Erfahrungen beim Menschen sind:
- Flupirtin, Katadolon® Kapsel (Rote Liste Gr. 4); 1 Kapsel enthält Flupirtinmaleat 100 mg; 3-mal täglich 1 Kapsel und
- Tilidin, Andolor® Tropfen bei sehr starken Schmerzen (Rote Liste Gr. 5); ED 20–40 Tropfen.

Kasuistik: Therapie eines Bandscheibenprolaps nach 23 SSW mit Opioiden und Epiduralanästhesie (Matsumoto et al. 2009).

Kontraindikationen: Störungen der Atemfunktion, akutes Abdomen, Leberfunktionsstörung, Eklampsie. Opioide bei Pankreatitis kontraindiziert.

Anwendungsbeschränkungen: Hypotonie, Neigung zur Obstipation, mittlere und hohe Dosierung nur kurzfristig.

Fazit und Kategorisierung aus klinischer Sicht: In therapeutischen Dosierungen kommt es zu keinen ernsthaften unerwünschten Wirkungen; Codein nicht im 1. Trimester.

- Kategorie 1 = kein Verdacht auf embryotoxische oder teratogene Effekte aus klinischer Sicht;
- P0 = kein Hinweis auf Pränatalfaktor;
- P1 = geringfügige Atemdepression des Neugeborenen („neonatal abstinence syndrome" möglich);
- P2 = Langzeiteffekte auf ZNS unbekannt.

Literatur:

1. Bandstra ES, Morrow CE, Mansoor E, Accornero VH: Prenatal drug exposure: infant and toddler outcomes. J Addict Dis. 2010; 29: 245–258.
2. Burgis E: Allgemeine und spezielle Pharmakologie. 4. Auflage, Urban 184.
4. Matsumoto E, Yoshimura K, Nakamura E, Hachisuga T, Kashimura M: The use of opioids in a pregnant woman with lumbar disc herniation: a case report. J Opioid Manag. 2009; 5: 379–382.
5. http://www.rheumaliga.de; aufgerufen am 27. 07. 2010.

Analgetika und Kryptorchismus

Während der Schwangerschaft sollten so wenig Schmerzmittel wie möglich verabreicht werden. Zu beachten ist die hohe Rate an Selbstmedikationen. Mehr als 50 % der Frauen nehmen während der Schwangerschaft Nicht-Opioid-Analgetika ein. Einnahmen von Paracetamol, Acetylsalicylsäure (ASS) und Ibuprofen über einen Zeitraum von mehr als 2 Wochen erhöhen möglicherweise das Risiko für Fortpflanzungsstörungen beim männlichen Nachwuchs (Kristensen et al. 2010; prospektive Kohortenstudie, n = 2.297 dänische und finnische Frauen). Ein angeborener Kryptorchismus kommt häufiger bei Müttern vor, die während der Schwangerschaft Paracetamol, Acetylsalicylsäure und Ibuprofen eingenommen haben (64 % vs. 56 % ohne Einnahme); Risikoerhöhung bei Verwendung von mehr als einem Analgetikum, Therapie im 2. Trimester; höheres Risiko bei Ibuprofen und ASS im Vergleich zu Paracetamol. Kryptorchismus stellt einen Risikofaktor sowohl für maligne Hodentumoren als auch für eine verminderte Spermienqualität dar (Main et al. 2010). Weitere Risikofaktoren sind Phtalate, mütterlicher Alkoholkonsum, Rauchen und Gestationsdiabetes.

Literatur:

1. Kristensen DM, Hass U, Lesné L, Lottrup G, Jacobsen PR, Desdoits-Lethimonier C, Boberg J, Petersen JH, Toppari J, Jensen TK, Brunak S, Skakkebæk NE, Nellemann C, Main KM, Jégou

B, Leffers H. Intrauterine exposure to mild analgesics is a risk factor for development of male reproductive disorders in human and rat. Hum Reprod. 2010 Nov 8. [Epub ahead of print]
2. Main KM, Skakkebaek NE, Virtanen HE, Toppari J: Genital anomalies in boys and the environment. Best Pract Res Clin Endocrinol Metab. 2010; 24: 279–289.

Antirheumatika

Rheumatologische Erkrankungen sind in Deutschland die häufigste Ursache chronischer Schmerzen. Jeder Patient mit rheumatoider Arthritis (RA) ist ein kardiologischer Risikopatient. Konsequente Suppression der Entzündungsaktivität ist auch in der Schwangerschaft sinnvoll.

Arzneimittel: antirheumatische Therapie: Methotrexat, Chloroquin, D-Penicillamin, Goldverbindungen, Leflunomid, Anakinra und Abatacept; ca. 1–2 % aller Schwangeren erhalten eine antirheumatische Therapie in der Schwangerschaft (Viktil et al. 2009). Medikament der 1. Wahl ist Sulfasalazin. Eine zusätzliche Glucosamin-Therapie ist nicht kontraindiziert. Symptome der rheumatischen Arthritis sind in der Schwangerschaft bei 48 % der Patientinnen rückläufig. Etwas häufiger sind Kaiserschnitte, Präeklampsien und Frühgeburten. Geburtsgewichte von Müttern in Remission sind nicht vermindert.

Methotrexat (MTX):

- Arzneimittel → Therapie der 2. Wahl; Folsäureantagonist; Folatrezeptor vermittelt antiinflammatorische Wirkung von MTX auf synovialen Makrophagen. Durch Kombination mit Glukokortikoiden und TNF-Inhibitoren wird eine Wirkungssteigerung erzielt; Methotrexat plus TNF-Blocker in der Schwangerschaft kontraindiziert.
- metex®FS (MTX-Fertigspritze): Es werden höhere MTX-Polyglutamat-Konzentrationen in Erythrozyten nachgewiesen.
- MTX senkt das erhöhte kardiovaskuläre Risiko bei rheumatoider Arthritis.

Fetale Risiken: Fehlbildungen beschrieben, jedoch nicht obligat → Störungen der Ossifikation, faziale Dysmorphien, Hypertelorismus, ZNS-Störungen und kognitive Störungen, fetale Wachstumsrestriktion. Kein teratogener Effekt bei low-dose-Therapie (mg/Woche).

Abbruchindikation bei Applikation im 1. Trimester: nein.

Präkonzeptionelle Beratung: Aus mütterlicher Indikation bei Kinderwunsch-Patientinnen nicht absetzen; insbesondere besteht keine Notwendigkeit für dreimonatige Therapiepause vor Konzeption; frühzeitige Folat-Substitution 4–5 mg/Tag.

Stillperiode: Methotrexat kontraindiziert.

Fazit und Kategorisierung aus klinischer Sicht:
- Kategorie 4 = embryotoxisches und/oder teratogenes Risiko (fetales Aminopterin-Methotrexat Syndrom); kritische Dosis >10 mg/Woche; mütterliches und fetales Risiko abwägen (OTIS Rheumatoid Arthritis study, Tel. 877-311-8972);
- P1 = Pränatalfaktor: neonatale Myelosuppression.

Literatur:

1. American Academy of Pediatrics Committee on Drugs: Transfer of drugs and other chemicals into human milk. Pediatrics. 2001; 108: 776–789.
2. Chambers CD, Tutuncu ZN, Johnson D, Jones KL: Human pregnancy safety for agents used to treat rheumatoid arthritis: adequacy of available information and strategies for developing post-marketing data. Arthritis Res Ther. 2006; 8: 215.
3. Viktil KK, Engeland A, Furu K: Use of antirheumatic drugs in mothers and fathers before and during pregnancy-a population-based cohort study. Pharmacoepidemiol Drug Saf. 2009; 18: 737–742.

Chloroquin

Fetale Risiken: keine Teratogenität. Fehlbildungen bei 3 Kindern bei mütterlicher Chloroquin-Dosierung von 250–500 mg/Tag; Fehlbildungsrate 1,2 % bei 300 mg/Tag.

Abbruchindikation bei Applikation im 1. Trimester: nein.

Präkonzeptionelle Beratung: Aus mütterlicher Indikation bei Kinderwunsch-Patientinnen nicht absetzen; insbesondere besteht keine Notwendigkeit für dreimonatige Therapiepause vor Konzeption; frühzeitige Folat-Substitution 1 mg/Tag. Insbesondere bei Lupus erythematodes sollte sowohl prä- als auch postkonzeptionell die Therapie beibehalten werden; Serumkonzentrationen bestimmen (ca. 1.000 ng/ml).

Neonatale Risiken: Neonatale Myelosuppression.

Stillperiode: Chloroquin kompatibel.

Fazit und Kategorisierung aus klinischer Sicht:
- Kategorie 2 = kein Verdacht auf embryotoxische oder teratogene Effekte aus klinischer Sicht; tierexperimentell teratogen; mütterlicher Nutzen übersteigt fetales Risiko.

Literatur:

1. Costedoat-Chalumeau N, Amoura Z, Huong DL, Lechat P, Piette JC: Safety of hydroxychloroquine in pregnant patients with connective tissue diseases. Review of the literature. Autoimmun Rev. 2005; 4: 111–115.
2. Costedoat-Chalumeau N, Amoura Z, Hulot JS, Aymard G, Leroux G, Marra D, Lechat P, Piette JC: Very low blood hydroxychloroquine concentration as an objective marker of poor adherence to treatment of systemic lupus erythematosus. Ann Rheum Dis. 2007; 66: 821–824.

D-Penicillamin

Fetale Risiken: >100 Schwangerschaften unauffällig; Einzelfälle: Cutis laxa, Mikrognathie, Kontrakturen, ZNS-Anomalien, Corpus-callosum-Agenesie (8 Fälle, u. a. Pinter et al. 2004).

Abbruchindikation bei Applikation im 1. Trimester: nein.

Neonatale Risiken/Stillperiode: nephrotisches Syndrom in der Pädiatrie beschrieben (Siafakas et al. 1998).

Kasuistik: neonatale Myelosuppression; mütterliche Dosierung 600 mg/Tag (Yalaz et al. 2003). Stillen möglich.

Langzeitrisiken: Hypothyreose; D-Penicillamin hemmt wahrscheinlich die Thyreoperoxidase-Aktivität *in utero* (Hanukoglu et al. 2008).

Fazit und Kategorisierung aus klinischer Sicht: Eine D-Penicillamin-Embryopathie stellt ein seltenes Ereignis dar. Vitamin-B6-Substitution 25 mg/Tag.
- Kategorie 3 = embryotoxisches und/oder teratogenes Risiko relativ gering; mütterliches Erkrankungsrisiko bestimmt die Indikation;
- P3 = Postnatalfaktor: Myelosuppression, Hypothyreose möglich.

Literatur:

1. Hanukoglu A, Curiel B, Berkowitz D, Levine A, Sack J, Lorberboym M: Hypothyroidism and dyshormonogenesis induced by D-penicillamine in children with Wilson's disease and healthy infants born to a mother with Wilson's disease. J Pedia Tropfen 2008; 153: 864–8646.
2. Pinter R, Hogge WA, McPherson E: Infant with severe penicillamine embryopathy born to a woman with Wilson disease. Am J Med Genet A. 2004 30; 128A: 294–298.
3. Siafakas CG, Jonas MM, Alexander S, Herrin J, Furuta GT: Early onset of nephrotic syndrome after treatment with D-penicillamine in a patient with Wilson's disease. Am J Gastroenterol. 1998; 93: 2544–2546.
4. Yalaz M, Aydogdu S, Ozgenc F, Akisu M, Kultursay N, Yagci RV: Transient fetal myelosuppressive effect of D-penicillamine when used in pregnancy. Minerva Pedia Tropfen 2003; 55: 625–628.

Goldverbindungen

Arzneimittel: Auranofin (Ridaura®), HWZ 70–80 Tage; Natriumaurothiomalat (Gold Sodium Thiomalate) (Tauredon®); HWZ 225–250 Tage.

Fetale Risiken: kein Hinweis auf teratogene Wirksamkeit; limitierte Beobachtungen. Im Tierexperiment teratogen bei >100-facher Dosierung im Vergleich zum Humansystem.

Abbruchindikation bei Applikation im 1. Trimester: nein.

Neonatale Risiken/Stillperiode: Stillen möglich (kompatibel).

Langzeitrisiken: keine bekannt.

Fazit und Kategorisierung aus klinischer Sicht:
- Kategorie 1 = kein Verdacht auf embryotoxische oder teratogene Effekte aus klinischer Sicht; limitierte Beobachtungen; maximal beschriebene Dosis in der Schwangerschaft 570 mg Gold Sodium Thiomalate.

Leflunomid

Arzneimittel: Immunsuppressivum, Pyrimidin-Synthese-Inhibitor; Arava®.

Fetale Risiken: Prospektive Studie (n = 64) ohne Hinweise für teratogenes Risiko (Chambers et al. 2010). Damit können bisherige Aussagen (Østensen und Förger 2009) zur potenziellen Teratogenität nicht unwidersprochen bleiben. Hajdyla-Banaś et al. (2009) berichten über 2 Neugeborene ohne Fehlbildungen nach maternaler Leflunomid-Therapie; weitere Kasuistik ohne Fehlbildungen (Heine und Poets 2008). Die Autoren favorisierten ein „wash-out" mit Cholestyramin.

Abbruchindikation bei Applikation im 1. Trimester: nein.

Langzeitrisiken: keine bekannt.

Stillperiode: bisherige Empfehlung lautet: Abstillen.

Nebenwirkungen: Pruritus, Schleimhautulcera, Alopezie, Diarrhö, sehr selten Agranulozytose, Lebernekrosen.

Wechselwirkungen: keine Kombination mit Methotrexat.

Fazit und Kategorisierung aus klinischer Sicht: Mütterliche Erkrankung entscheidend für Anwendung in der Schwangerschaft; versehentliche Therapie in der Frühschwangerschaft → nach aktueller Datenlage keine Abbruchindikation. Frühere Ansicht: „wash out"-Periode vor der Schwangerschaft 3 Monate (Florea und Job-Deslandre 2008).
- Kategorie 2 = kein Verdacht auf embryotoxische oder teratogene Effekte aus klinischer Sicht; limitierte Datenlage. Tierexperiment: teratogene Einschränkung; Bewertung bis 2009: kontraindiziert.

Literatur:

1. Chambers CD, Johnson DL, Robinson LK, Braddock SR, -malu R, Lopez-Jimenez J, Mirrasoul N, Salas E, Luo YJ, Jin S, Jones KL; Organization of Teratology Specialists Collaborative Research Group: Birth outcomes in women who have taken leflunomide during pregnancy. Arthritis Rheum. 2010; 62: 1494–1503.
2. Florea A, Job-Deslandre C: Rheumatoid arthritis and pregnancy. Presse Med. 2008; 37: 1644–1651.
3. Fukushima R, Kaneto M, Kitagawa H: Microarray analysis of Leflunomide-induced limb malformations in CD-1 mice. Reprod Toxicol. 2010; 29: 42–48.
4. Østensen M, Förger F: Management of RA medications in pregnant patients. Nat Rev Rheumatol. 2009; 5: 382–390.
5. Hajdyla-Banaś I, Banas T, Rydz-Stryszowska I, Batko B, Skura A, Górnisiewicz T, Pityńska-Korab E; Pregnancy course and neonatal outcome after exposure to leflunomide–2 cases report and review of literature. Przegl Lek. 2009; 66: 1069–1071.
6. Heine K, Poets CF: A pair of twins born after maternal exposure to leflunomide. J Perinatol. 2008; 28: 841–842.

Anakinra

Arzneimittel: z. B. Kineret®; Interleukin-1-Inhibitor; rekombinanter Interleukin-1--Rezeptorantagonist (IL-1Ra). Anakinra ist zur Behandlung der rheumatoiden Arthritis in Kombination mit Methotrexat zugelassen; Kombination kontraindiziert in der Schwangerschaft.

Schwangerschaftskomplikationen: Erkrankungen des rheumatischen Formenkreises sind mit Frühgeburtlichkeit und mit fetaler Wachstumsrestriktion assoziiert.

Fetale Risiken: kein teratogenes Potenzial nachgewiesen; nur eine Kasuistik (Berger et al. 2009). Kurzkasuistik: Anakinra 100 mg/Tag prä- und postkonzeptionell bei M. Still nach unzureichender Therapie mit Glukokortikoiden und Azathioprin; unauffälliger Schwangerschaftsverlauf, keine Fehlbildungen, keine fetale Wachstumsrestriktion.

Abbruchindikation bei Applikation im 1. Trimester: nein.

Stillperiode: wahrscheinlich kompatibel.

Langzeitrisiken: keine bekannt.

Therapieempfehlungen: Dosierung: 100 mg/Tag

> **Fazit und Kategorisierung aus klinischer Sicht:**
> - Kategorie 2 = kein Verdacht auf embryotoxische oder teratogene Effekte aus klinischer Sicht; Grundlage der Aussage nur 1 Kasuistik! Kein Hinweis auf Teratogenität im Tierversuch.

Literatur:

1. Berger CT, Recher M, Steiner U, Hauser TM: A patient's wish: anakinra in pregnancy. Ann Rheum Dis. 2009; 68: 1794–1795.
2. Vinet E, Pineau C, Gordon C, Clarke AE, Bernatsky S: Biologic therapy and pregnancy outcomes in women with rheumatic diseases. Arthritis Rheum. 2009; 61: 587–592.

Abatacept

Arzneimittel: z. B. Orencia®; Abatacept ist ein rekombinant hergestelltes, lösliches Fusionsprotein, das aus einer extrazellulären Domäne des humanen zytotoxischen T-Lymphozyten-Antigens 4 (CTLA-4) und einem Fragment des Fc-Anteils vom humanen Immunglobulin IgG1 besteht. Das Protein wird intravenös als 30-minütige Infusion appliziert, hat eine lineare Pharmakokinetik und eine mittlere Halbwertszeit von rund 13 Tagen. Die wirksame Dosis von etwa 10 mg/kg Körpergewicht wird an den Tagen 1, 15 und 30 sowie anschließend alle vier Wochen infundiert.

Fetale Risiken: tierexperimentell kein teratogenes oder embryotoxisches Potenzial. Bisher Information über einen unauffälligen Schwangerschaftsverlauf (Pham et al. 2009).

Abbruchindikation bei Applikation im 1. Trimester: gegenwärtig medizinische Indikation aufgrund klinischer Unsicherheit gegeben; Situation unklar.

Neonatale Risiken/Stillperiode: keine Aussagen möglich.

Langzeitrisiken: keine bekannt.

Therapieempfehlungen: Abatacept 3 Monate vor geplanter Schwangerschaft absetzen.

> **Fazit:** Bisher nur wenige Informationen über Schwangerschaften innerhalb von Zulassungsstudien bekannt.
> - Situation (1): geplante Schwangerschaft: Abatacept, falls möglich, absetzen; Konzeption nach 4 Monaten;

- Situation (2): Schwangerschaft unter Abatacept: Aufklärung, Abbruch möglich, Fortsetzung der Schwangerschaft (sonographische Fehlbildungsdiagnostik) und Meldung an das Pharmakovigilanz- und Beratungszentrum für Embryonaltoxikologie (E-Mail: schaefer@embryotox.de).

Literatur:

1. Florea A, Job-Deslandre C: Rheumatoid arthritis and pregnancy. Presse Med. 2008; 37: 1644–1651.
2. Pham T, Claudepierre P, Constantin A, Fautrel B, Gossec L, Gottenberg JE, Goupille P, Hachulla E, Masson C, Morel J, Saraux A, Schaeverbeke T, Wendling D, Mariette-mal, Sibilia J : Abatacept therapy and safety management. Joint Bone Spine. 2009; 76 Suppl 1: S3–S55.

Rituximab

Arzneimittel: Anti-CD-20 monoklonaler B-cell-Antikörper; Suppression der B-Zellen durch Lyse, Phagozytose und Zytotoxizität; Therapie von Autoimmunerkrankungen.

Fetale Risiken: Kasuistik: Rituximab Applikation 1 Woche präkonzeptionell; keine Auffälligkeiten während der Schwangerschaft bei Mutter und Kind; Nachbeobachtung des Neugeborenen 15 Monate post partum (Pellkofer et al. 2009).

Abbruchindikation bei Applikation im 1. Trimester: nein; Abbruch aus medizinischer Indikation möglich.

Neonatale Risiken/Stillperiode: reversible Suppression neonataler B-Zellen.

Langzeitrisiken: keine bekannt.

Besondere Indikationen:
- schwere postpartale Blutung bei Faktor-VIII-Mangel (Dedeken et al. 2009, Mei-Dan et al. 2009);
- Erfolgreiche Schwangerschaft durch IVF nach Rituximab-Therapie aufgrund nachweisbarer Anti-Cardiolipin-Antikörper (Ng et al. 2009);
- idiopathische thrombozytopenische Purpura (ITP); Rituximab 375 mg/m^2 i. v. wöchentlich 4-mal konsekutiv (Klink et al. 2008); Rituximab-Serumspiegel sub partu 10–20 mg/l;
- B-Cell-Lymphom (Decker et al. 2006).

Therapieempfehlungen: Kontrolle der Serumspiegel.

Anwendungsbeschränkungen: keine Anwendung im 1. Trimester.

Fazit und Kategorisierung aus klinischer Sicht:
- Kategorie 1 = kein Verdacht auf embryotoxische oder teratogene Effekte aus klinischer Sicht; bisher nur kasuistische Mitteilungen; Tierversuche: geringes Risiko;
- P1 = Pränatalfaktor: B-Cell-Suppression.

Literatur:

1. Decker M, Rothermundt C, Holländer G, Tichelli A, Rochlitz C: Rituximab plus CHOP for treatment of diffuse large B-cell lymphoma during second trimester of pregnancy. Lancet Oncol. 2006; 7: 693–694.
2. Dedeken L, St-Louis J, Demers C, Meilleur C, Rivard GE : Postpartum acquired haemophilia: a single centre experience with rituximab. Haemophilia. 2009; 15: 1166–1168.
3. Klink DT, van Elburg RM, Schreurs MW, van Well GT: Rituximab administration in third trimester of pregnancy suppresses neonatal B-cell development. Clin Dev Immunol. 2008; 2008: 271363.
4. Mei-Dan E, Walfisch A, Martinowitz U, Hallak M: A rapidly progressive, life-threatening postpartum hemorrhage: successful treatment with anti-CD-20 monoclonal antibody. Obstet Gynecol. 2009; 114: 417–419.
5. Ng CT, O'Neil M, Walsh D, Walsh T, Veale DJ: Successful pregnancy after rituximab in a women with recurrent in vitro fertilisation failures and anti-phospholipid antibody positive. Ir J Med Sci. 2008 29. [Epub ahead of print]
6. Pellkofer HL, Suessmair C, Schulze A, Hohlfeld R, Kuempfel T: Course of neuromyelitis optica during inadvertent pregnancy in a patient treated with rituximab. Mult Scler. 2009; 15: 1006–1008.

Etanercept

Arzneimittel: TNFα-Blocker.

Fetale Risiken: Serielle Kasuistik über 8 Schwangerschaften: 6-mal unauffällig, 1-mal Megacolon congenitum, 1 Abort (Rump et al. 2010); weiterer Fallbericht über unauffällige Schwangerschaft ohne Hinweis auf Fehlbildungen (Umeda et al. 2010).

Abbruchindikation bei Applikation im 1. Trimester: nein.

Neonatale Risiken/Stillperiode: Abstillen empfohlen (Borrego 2010).

Langzeitrisiken: keine bekannt.

Nebenwirkungen: Dyspnoe, Sehstörungen, Myalgien, keine Anwendung bei Fieber.

Besondere Indikationen: IVF-Zusatztherapie.

Therapieempfehlungen: in der Schwangerschaft keine Kombination mit Methotrexat.

Fazit und Kategorisierung aus klinischer Sicht:
- Kategorie 1 = kein Verdacht auf embryotoxische oder teratogene Effekte aus klinischer Sicht; Vorbehalt: nur wenige Fallberichte; mütterliche Krankheitsaktivität entscheidend für die Indikation.

Literatur:

1. Borrego L: Etanercept in pregnancy and breast-feeding. Actas Dermosifiliogr. 2010; 101 Suppl 1: 97–101.
2. Jerzak M, Niemiec T, Nowakowska A, Klochowicz M, Górski A, Baranowski W: First successful pregnancy after addition of enoxaparin to sildenafil and etanercept immunotherapy in woman with fifteen failed IVF cycles-case report. Am J Reprod Immunol. 2010; 64: 93–96.

3. Miner A: Concern regarding the safety of tumor necrosis factor-alfa antagonists in pregnancy. J Am Acad Dermatol. 2010; 62: 706.
4. Rump JA, Schönborn H: Conception and course of eight pregnancies in five women on TNF blocker etanercept treatment. Z Rheumatol. 2010 Jun 9. [Epub ahead of print]
5. Umeda N, Ito S, Hayashi T, Goto D, Matsumoto I, Sumida T: A patient with rheumatoid arthritis who had a normal delivery under etanercept treatment. Intern Med. 2010; 49: 187–189.

Anthelminthika

Arzneimittel: zu den Anthelminthika gehören Benzimidazolderivate, Chinolinderivate, Salicylsäurederivate, Tetrahydropyrimidinderivate, Pyrviniumembonat, Pyrviniumhemiembonat.

In der Schwangerschaft können angewandt werden:
- Praziquintel (Cesol®, Chinolinderivat); z. B. Biltricide®, Cesol®, Cysticide® → Rote Liste Gr. 4; Mittel der 1. Wahl gegen Bandwürmer (wirkt auch gegen Trematoden) und bei Zystizerkose (Larven des Schweinebandwurms);
- Pyrviniumembonat; z. B. Molevac®: Rote Liste Gr. 4.

Therapie bei der häufigen Oxyuriasis in der Schwangerschaft:
- Pyrviniumhemiembonat; z. B. Pyrcon® (Rote Liste Gr. 5) ist Mittel der 1. Wahl.
- Mebendazol (Benzimidazolderivate); z. B. Vermox® (Rote Liste Gr. 6) ist 2. Wahl.
- Pyrantelembonat (Tetrahydropyrimidinderivat); z. B. Helmex® (Rote Liste: strenge Indikationsstellung; wenig Erfahrungen) ist Mittel der 3. Wahl.

Grundsätzlich zu beachten ist: Strenge Indikationsstellung im 1. Trimester.

Abbruchindikation bei Applikation im 1. Trimester: nein.

Neonatale Risiken/Stillperiode: sicher: bis 24 h nach Einnahme auf das Stillen verzichten.

Langzeitrisiken: keine bekannt.

Therapieempfehlungen:
- Biltricide®; Indikation: Schistosomiasis; Dosierung 2-mal 30 mg/kg Körpergewicht als 1-Tag-Therapie;
- Cesol®; Indikation: Taenia saginata; Dosierung 5–10 mg/kg Körpergewicht als 1-Tag-Therapie;
- Cysticide®; Indikation: Neurozystizerkose; Dosierung 50 mg/kg Körpergewicht (verteilt auf 3 Einzeldosen);
- Helmex® Kau-Tabletten; 1 Tablette enthält 250 mg Pyrantel; Indikation: Oxyuren, Askariden, Hakenwürmer, Fadenwürmer; Dosierung 10 mg/kg Körpergewicht als 1-Tag-Therapie;
- Molevac® Dragees; Indikation: Oxyuriasis; Dosierung 1 Tablette/10 kg Körpergewicht bzw. 5 ml Suspension/10 kg Körpergewicht als 1-Tag-Therapie;
- Pyrcon® Suspension zum Einnehmen; Indikation: Oxyuriasis; Dosierung 5 ml Pyrcon/10 kg Körpergewicht als 1-Tag-Therapie; Suspension enthält 1,2 Vol.% Alkohol.

Kontraindikationen: Pyrvinium nicht bei entzündlichen Darmerkrankungen anwenden; Vorsicht bei Leber- und Nierenerkrankungen.

Anwendungsbeschränkungen: Mittlere und hohe Dosierung nur kurzfristig, nicht im 3. Trimenon bzw. peripartal.

Für die Praxis: Pyrcon ist Mittel der 1. Wahl bei Oxyuriasis.

Fazit und Kategorisierung aus klinischer Sicht:
• Kategorie 1 = kein Verdacht auf embryotoxische oder teratogene Effekte aus klinischer Sicht; z. T. wenig klinische Erfahrungen. Strenge Indikationsstellung im 1. Trimester.

Literatur:

1. Burgis E: Allgemeine und spezielle Pharmakologie. 4. Auflage, Urban & Fischer, 2000.
2. ROTE LISTE® Service GmbH, Frankfurt/Main, 2010.

Niclosamid (Yomesan®) – Salicylsäurederivat

Anwendung bei Cestoden in der Schwangerschaft möglich; fetale Risiken sind nicht bekannt.

Stillzeit: kontraindiziert.

Kasuistik: Therapie mit Niclosamid (Taenia solium) nach erfolglosem Behandlungsversuch mit Mebendazol (Galan-Puchades et al. 1997).

Rote Liste: kontraindiziert im 1.Trimester; strenge Indikation im 2. und 3. Trimester; Gr. 6.

Indikationen: Taenia saginata (Rinderbandwurm), Taenia solium (Schweinebandwurm), Diphyllobothrium latum (Fischbandwurm), Hymenolepis nana (Zwergbandwurm).

Dosierung: am 1. Tag 4 Kautabletten; an den folgenden 6 Tagen 2 Kautabletten.

Fazit und Kategorisierung aus klinischer Sicht:
• Kategorie 1 = kein Verdacht auf embryotoxische oder teratogene Effekte aus klinischer Sicht, sehr limitierte Datenlage.

Literatur:

1. Asnis D, Kazakov J, Toronjadze T, Bern C, Garcia HH, McAuliffe I, Bishop H, Lee L, Grossmann R, Garcia MA, Di John D: Neurocysticercosis in the infant of a pregnant mother with a tapeworm. Am J Trop Med Hyg. 2009; 81: 449–451.
2. Galan-Puchades MT, Fuentes MV, Mas-Coma S: Human Bertiella studeri in Spain, probably of African origin. Am J Trop Med Hyg. 1997; 56: 610–612.

Antiallergika

H1-Antihistaminika der 1. Generation (u. a. Azelastin, Chlorphenamin, Clemastin, Dimetinden, Meclozin) → Anwendung in der gesamten Schwangerschaft möglich; Augentropfen z. B. Livocab® Augentropfen. Wenig sedierende neuere Antihistaminika (u. a. Cetirizin-Zyrtec®; Ceterifug®) → keine Hinweise auf erhöhtes Fehlbildungsrisiko.

Es ist keine Teratogenität bekannt für:
- Chlorphenamin (Antihistaminika enthaltende Grippemittel), Grippostad® C Hartkapseln, 1 Kapsel enthält Paracetamol 200 mg, Ascorbinsäure 150 mg, Coffein 25 mg, Chlorphenaminmaleat 2,5 mg, Dosierung: 3-mal 2 Kapseln/Tag.
- Chlorphenoxamin, Systral® Creme/Gel, 1 g enthält Chlorphenoxamin-HCl 15 mg, mehrmals täglich auftragen.
- Clemastin, Rote Liste Gr. 1, Tavegil®; Tavegil®-Gel mehrmals täglich auftragen, Tavegil®-Tabletten, 1 Tablette entspricht 1 mg Clemastin, 2-mal 1 Tablette/Tag; Tavegil®-Injektionslösung, 1 Ampulle (5 ml) enthält 2 mg Clemastin, 1 Ampulle Lösung i. v.
- Dimetinden, Fenestil®-24 h-Retardkapseln (1 Kapsel enthält 4 mg Dimetindenmaleat), 1 Retardkapsel abends, Fenestil® Dragee (1 Kapsel enthält 1mg Dimetindenmaleat), 3-mal täglich 1–2 Dragees, Fenestil® Injektionslösung (1 Ampulle, 4 ml, enthält Dimetindenmaleat 4 mg), 1 ml/kg Körpergewicht Lösung i. v.
- Diphenhydramin, Dolestan®-/forte Tabletten, 1 Tablette enthält Diphenhydramin-HCl 25 mg/50 mg, 1 Tablette abends.
- Hydroxycin, Rote Liste Gr. 4, AH 3® N Tabletten, 1 Tablette enthält Hydroxycin-2 HCl 25 mg, 1–3 Tabletten/Tag.

Levocetirizin

Arzneimittel: Antihistaminikum der zweiten Generation; geringer sedierender Effekt; auch bei Nasennebenhöhlenentzündungen wirksam.

Fetale Risiken: kein teratogenes Potenzial.

Abbruchindikation bei Applikation im 1. Trimester: nein.

Neonatale Risiken/Stillperiode: Levocetirizin kann in die Muttermilch übergehen, bisher keine Schädigungen des Säuglings bekannt.

Langzeitrisiken: keine bekannt.

Nebenwirkungen: Mundtrockenheit, Kopfschmerzen, Müdigkeit, Schläfrigkeit.

Therapieempfehlungen: z. B. Actavis®; Lecisyn®, Lecivriens®, Levocetiricin Hexal/STADA; 5 mg Tablette.

Anwendungsbeschränkungen: nach Möglichkeit nicht im 1. Trimester anwenden.

Fazit und Kategorisierung aus klinischer Sicht:
- Abwägen: mütterliche Erkrankung vs. fetales Risiko;
- Kategorie 1 = kein Verdacht auf embryotoxische oder teratogene Effekte aus klinischer Sicht; Vorbehalt aufgrund limitierter Datenlage bzw. fehlender medizinischer Daten; im Tierversuch nicht teratogen.

Desloratadin

Arzneimittel: Antihistaminikum der zweiten Generation; geringer sedierenden Effekt; Metabolit des ebenfalls nicht sedierenden Antihistaminikums Loratadin.

Fetale Risiken: keine bekannt.

Abbruchindikation bei Applikation im 1. Trimester: nein.

Neonatale Risiken/Stillperiode: keine dokumentierten Erfahrungen in der Perinatalzeit und Stillperiode. Desloratadin tritt in die Muttermilch über.

Therapieempfehlungen: Symptomatische Therapie (z. B. Aerius® 5–20 mg/Tag) der allergischen Rhinitis und Urtikaria idiopathica chronica.
- Desloratadin, Rote Liste Gr. 4, AERIUS® 2,5/-5 mg Schmelz-Tabletten/Film-Tabletten, 2-mal 2,5 mg/Tag; Loraderm Tabletten 10 mg, 10 mg/Tag.
Anaphylaktischer Schock:
- 0,3–0,5 mg Epinephrin-Lösung (1:1.000) i. m.;
- bei liegender i. v. Kanüle: Verdünnen von 1 ml Epinephrin-Lösung (1:1.000) auf 10 ml oder Epinephrin-Fertigspritze 1:10.000 Lösung i. v.; Cave: Herzrhythmusstörungen;
- Volumensubstitution, Vollelektrolytlösung, physiologische Kochsalzlösung, Hydroxyäthylstärke (HES);
- Applikation von Sauerstoff, inhalatives Adrenalin, Antihistaminika i. v., z. B. Dimetinden 0,1 mg/kg Körpergewicht oder Clemastin 0,02 mg/kg Körpergewicht Lösung i. v., bei Nichtansprechen plus H2-Blocker (Cimetidin 5 mg/kg Körpergewicht oder Ranitidin 1 mg/kg Körpergewicht);
- 250–1.000 mg Prednisolon i. v.

Wechselwirkungen: geringe Erhöhung des Desloratadin-Plasmaspiegels durch Erythromycin.

Fazit und Kategorisierung aus klinischer Sicht:
- Kategorie 1 = kein Verdacht auf embryotoxische oder teratogene Effekte aus klinischer Sicht;
- Hypospadie Verdacht für Loratadin nicht bestätigt; keine ausreichenden Erfahrungen für Desloratadin;
- Bewertung wie Loratadin: Anwendung in der gesamten Schwangerschaft möglich. Loratidin und Cetrizin sind gut verträgliche Antihistaminika der 2. Generation; sedierende Wirkung geringer. Auch Azelastin und Levocabastin gehören zur 2. Generation.

Allergiemittel, Nasensprays, Augentropfen

Fazit: Die Mehrzahl der Augentropfen und Nasensprays enthalten als Wirkstoff Cromoglicinsäure und ist daher eher für die Prophylaxe geeignet. Die Konservierungsstoffe Natriumedetat und Benzalkoniumchlorid können ungünstige Nebenwirkungen haben; Einzeldosis bevorzugen; z. B. enthalten Crom-CT Augentropfen

(Einzeldosis) kein Benzalkoniumchlorid. Loratadin und Cetrizin sind gut verträgliche Antihistaminika der 2. Generation; sedierende Wirkung geringer. Auch Azelastin und Levocabastin gehören zur 2. Generation.

Tab. 3: Allergiemittel, Nasensprays – eher für die Vorbeugung geeignet.

Wirkstoff	Präparat	Bewertung für die Schwangerschaft
Cromoglicin-säure	Allergo-COMOD® Nasenspray Allergocrom® Nasenspray	Rote Liste Gr. 1
	DNCG STADA® Nasenspray	
	CromoHEXAL® sanft Nasenspray	strenge Indikation, Rote Liste Gr. 2
	Cromo Nasenspray/1A-Pharma®	
	Cromo-CT Nasenspray	strenge Indikation 1. Trimester, Rote Liste Gr. 2
	Cromo-ratiopharm® Nasenspray	
	Vividrin® Nasenspray gegen Heuschnupfen	strenge Indikation 1. Trimester, Rote Liste Gr. 4

Tab. 4: Allergiemittel, Nasensprays – eher für die Therapie geeignet.

Wirkstoff	Präparat	Bewertung für die Schwangerschaft
Azelastin	Allergodil® Nasenspray	Rote Liste Gr. 5
	Vividrin® akut Azelastin Nasenspray gegen Heuschnupfen	Rote Liste Gr. 5
Levocabastin	Livocab®/-direkt Nasenspray	kontraindiziert im 1. Trimester, strenge Indikation im 2. und 3. Trimester
Beclometason	ratioAllerg® Heuschnupfenspray Rhinivict® nasal 0,1/-0,05 mg	strenge Indikation, Rote Liste Gr. 3
Budesonid	Pulmicort® Topinasal® 64 µg	Strenge Indikationsstellung; keine Hinweise auf Teratogenität und Toxizität
	Budes® Nasenspray 50 µg/Sprühstoß	
Triamcinolon	Rhinisan® 55 µg/Dosis Nasocort® Nasenspray	Rote Liste Gr. 6
Dexamethason	Solupen® sine Nasenspray	kontraindiziert im 1. Trimester, strenge Indikation im 2. und 3. Trimester
Flunisolid	Syntaris® Lösung	
Mometason	Nasonex® 50µg/Sprühstoß Nasenspray, Suspension	Strenge Indikation, Rote Liste Gr. 5

Tab. 5: Allergiemittel, Augentropfen – eher für die Vorbeugung geeignet.

Wirkstoff	Präparat	Bewertung für die Schwangerschaft
Cromoglicinsäure	Crom-CT Augentropfen (Einzeldosis)	Strenge Indikation im 1. Trimester; Rote Liste Gr. 2
	Cromo-Stulln® UD Augentropfen, Ein-Dosis-Behältnisse	
	Vividrin® Iso EDO® antiallergische Augentropfen, Ein-Dosis-Ophtiolen	kontraindiziert im 1. Trimester

Tab. 6: Allergiemittel, Augentropfen – eher für die Therapie geeignet.

Wirkstoff	Präparat	Bewertung für die Schwangerschaft
Lodoxamid-Trometamol	Alomide® Augentropfen im Einzeldosisbehältnis	strenge Indikationsstellung, Rote Liste Gr. 4
Azelastin	Allergodil® Augentropfen	strenge Indikationsstellung, Rote Liste Gr. 5

Literatur:

1. http://www.ch.oddb.org; aufgerufen am 5. 8. 2010
2. ÖKO-TEST Kompakt: Heuschnupfen und Allergien, 2010; Nr. K 1003; S. 60–69
3. ROTE LISTE® Service GmbH, Frankfurt/Main, 2009/2010.
4. http://www.pharmazie.com; aufgerufen am 05. 08. 2010

Antianämika

Die häufigste Anämie in der Schwangerschaft ist die Eisenmangelanämie; weltweit ist der Mangel an einer Eisenaufnahme der häufigste Mangel. Eisen ist das bedeutendste Spurenelement im menschlichen Organismus; Gesamtkörperbestand 2–4 g; auch Angaben 3–5 g; 50–60 mg/kg Körpergewicht (Spurenelemente <50 mg/kg Körpergewicht).

- „günstiges" Eisen: Fe^{2+}; „ungünstiges" Eisen: Fe^{3+} (dreiwertige Eisenionen neigen zur Bildung schwerlöslicher Komplexe);
- Absorption von Eisen im oberen Dünndarmabschnitt; Absorptionsrate von Eisen aus tierischen Lebensmitteln: 10–20%; bei gemischter Kost: 10–15%;
- Lebensmittel tierischer Herkunft: enthalten zu 70% porphyringebundenes Eisen (Hämeisen); Myoglobin, Fe^{2+};
- Aufnahme des Hämeisens mittels eines Hämrezeptors (HCP1, heme carrier protein1);
- pflanzliche Nahrung: Nicht-Hämeisen; Fe^{3+} überwiegend und z. T. Fe^{2+}; Verfügbarkeit von Eisen aus pflanzlichen Lebensmitteln 1–5%;
- Fe^{2+}: Absorption durch DCT1-Transportprotein (divalent cation transporter 1);
- Fe^{3+}: Reduktion zu Fe^{2+} durch membranständige Oxidase (Ferroxidase);
- erhöhte Eisenverfügbarkeit durch: Ascorbinsäure, Cystein, Milchsäure, Zitronensäure; erhöhte Reduktion von Fe^{3+} zu Fe^{2+};
- absorptionshemmende Substanzen von Nicht-Hämeisen: Phytinsäure, Oxalsäure;
- tägliche Eisenausscheidung: 1–2 mg;
- Eisen-Absorptionskontrolle → verhindert Eisenüberladung;
- „Überangebot" → Hepcidin der Leber hemmt intestinale Absorption sowie Eisen-Recycling aus Makrophagen;
- Iron Responsive Element (IRE)/Iron Regulatory Protein (IRP)-System → reguliert Expression von Proteinen, die wiederum Eisenaufnahme und -transport steuern.

Eisenmangel-Stadien:
- prälatenter Eisenmangel → entleerte Eisenspeicher;

In der Schwangerschaft gilt die orale Eisentherapie als first-line-Therapie bei einer Anämie. Bei Erfolglosigkeit sollte frühzeitig mit einer intravenösen Eisentherapie begonnen werden (Breymann et al. 2010).

Ursachen einer Eisenmangelanämie:
- Blutungen (0,4 mg Eisen pro ml Vollblut);
- verminderte Eisenaufnahme (mg Eisen/Tag);
- gestörte Eisenabsorption, z. B. bei Inflammation;
- erhöhter Eisenbedarf (Schwangerschaft, Stillperiode).

Ein fortgeschrittener (manifester) Eisenmangel besteht bei Ferritinwerten <30 ng/ml; Transferrin jetzt stark erhöht (>360 mg/dl); Abfall des mittleren Zellvolumens <80 fl; Erythrozyten mikrozytär, hypochrom.

Die Ernährungsberatung sollte immer Bestandteil der Therapie der Eisenmangelanämie sein bzw. zu deren Prävention beitragen; tägliche Eisenaufnahme in der Schwangerschaft: 30 mg (1 Glas Orangensaft mit 70 mg Ascorbinsäure erhöht die Eisenabsorption um das 2,5-Fache).

Eisen

Arzneimittel: Oral zugeführtes Eisen (Fe^{2+}) erscheint im Darmepithel als Fe^{2+} und Fe^{3+}. Der Eisentransport erfolgt über Transferrin; Speicherung als Ferritin im retikulo-endothelialen System von Knochenmark, Leber und Milz; Gesamtkörpereisen 2–4 g. Die Eisenbioverfügbarkeit ist bei vegetarischer Ernährung herabgesetzt (siehe auch Kapitel: Nahrungsergänzungsmittel); kann jedoch durch Ascorbinsäure erhöht werden.

- DGE-Empfehlung: 30 mg/Tag in der Schwangerschaft;
- Eisenmangel (Definition: Ferritin 30–99 ng/ml oder 100–300 ng/ml plus Transferrinsättigung <20 (16)%; Referenzbereich 16–45%); Therapie: Eisencarboxymaltose (Ferinject®) i. v.

Eisenmangel-assoziierte Komorbiditäten: ZNS-Morbidität: Eisen ist auch für die zelluläre Energiegewinnung und die Neurotransmitter-Synthese essenziell; Auftreten erster unspezifischer Symptome bei einem latenten Eisenmangel:

- erschöpfte Eisendepots;
- Serum-Ferritin erniedrigt;
- eingeschränkte Erythropoese; Erythrozyten-Morphologie noch unverändert;
- Hämoglobin noch im Normbereich.

Therapieempfehlungen:
- Ferinject® i. v.: Eisencarboxymaltose; bis zu 1.000 mg Eisen als Infusion in 15 Minuten. Es handelt sich um einen Eisen-(III)-hydroxid-Polymaltose-Komplex. Das Präparat enthält kein Dextran. Übliche Dosierungen sind 100 mg oder 200 mg als Einzelinjektion bzw. 500 mg Eisen als Kurzinfusion. Im Wochenbett ist eine intravenöse Eisensubstitution bei Hb-Werten <6,0 mmol/l indiziert.
- Orale Eisentherapie (Karow 2009):
  - Eisen(II)-Sulfat: Eryfer®, Dreisafer®, Eisendragees-ratiopharm®, z. B. Dreisafer® 1 Tablette 100 mg/Tag;
  - Eisen(II)-glycin-sulfat-Komplex: ferro sanol®; z. B. 3-mal 2–3 Tabletten zu 40 mg;
  - Eisen(II)-gluconat: Lösferron®, Eisen-Sandoz®, Ferrum Verla®, Rulofer G®, Vitaferro® z. B. Vitaferro® Brause 1 Tablette 80 mg/Tag;
  - Eisen(II)-fumarat: Ferrum Hausmann®, Rulofer® N z. B. Ferrum Hausmann® Retardkapseln 1 Tablette 100 mg/Tag;
    Eisen(II) succinat: Ferrlecit® 2; z. B. 1–2 Tabletten 95 mg/Tag;
  - Kombinationen mit Folsäure: Folicombin® (40 mg Eisen plus 0,5 mg Folsäure), Ferro-Folsan® (85 mg Eisen plus 0,85 mg Folsäure), Hämatopan® F (22 mg Eisen plus 0,2 mg Folsäure), Plastulen® Duo (102 mg Eisen plus 0,5 mg Folsäure);
  - Kombinationen mit Vitamin B12 und Folsäure: Eryfer® comp. (50 mg Eisen plus 0,2 mg Folsäure plus 0,3 mg Vitamin B12), Ferro-Folgamma® (37 mg Eisen plus 5 mg Folsäure plus 10 µg Vitamin B12), ferro sanol® comp (30 mg Eisen plus 0,5 mg Folsäure plus 2,5 µg Vitamin B12).

Kontraindikationen: primäre und sekundäre Hämochromatose.

Anwendungsbeschränkungen: mittlere und hohe Dosierung nur kurzfristig.

Für die Praxis: Eisen-Applikation eine halbe Stunde vor Nahrungsaufnahme; physiologische Anämie durch erhöhtes Plasmavolumen in der Schwangerschaft beachten. Zur Prävention sind Kombinationspräparate geeignet. In der Schwangerschaft und im Wochenbett sollte bei insuffizienter oraler Eisentherapie frühzeitig eine intravenöse Substitution mit Eisencarboxymaltose erfolgen. Auch bei einem manifesten Eisenmangel, gekennzeichnet durch erniedrigte Hämoglobinwerte plus mikrozytäre und hypochrome Erythrozyten, sollte eine i. v.-Applikation bevorzugt werden.

Eisenintoxikationen: Der NOAEL (No Observed Adverse Effect Level = die höchste untersuchte Dosis von Eisen, bei der auch langfristig noch keine Nebenwirkungen beobachtet wurden) liegt bei 65 mg/Tag. Die europäische Behörde für Lebensmittelsicherheit (EFSA) hat aufgrund fehlender Daten bisher noch keinen UL-Wert (Tolerable Upper Level of Intake = oberer Wert einer langfristig sicheren Gesamtzufuhr) definiert (Schuchardt und Hahn, 2010).

Fazit und Kategorisierung aus klinischer Sicht:
- Kategorie 1 = kein Verdacht auf embryotoxische oder teratogene Effekte aus klinischer Sicht.
- Im Zusammenhang mit der Eisenaufnahme sollten ernährungsabhängige Möglichkeiten einer verbesserten Absorption genutzt werden; 1 Glas Orangensaft mit 70 mg Ascorbinsäure erhöht die Eisenabsorption um das 2,5-Fache. Die Gefahr einer übermäßigen Absorption besteht aufgrund von Kontrollmechanismen nicht.
- Beachte: Latenter Eisenmangel bei normalen Hämoglobinwerten möglich; erniedrigt sind Serum-Ferritin und Transferrinsättigung (<16%). Ein fortgeschrittener Eisenmangel besteht bei Ferritinwerten <30 ng/ml.
- Unter diesem Gesichtspunkt sind Hb-Bestimmungen unzureichend; zumindest bei Risiko-Schwangeren sollten Ferritin und Transferrinsättigung bestimmt werden.
- 50% der menstruierenden Frauen leiden unter einem prälatenten Eisenmangel, gekennzeichnet durch entleerte Eisenspeicher. Bei Eintritt einer Schwangerschaft kommt es zum latenten Eisenmangel, gekennzeichnet durch erniedrigte Ferritinspiegel, einer erniedrigten Transferrinsättigung bei noch normalen Hämoglobinwerten und morphologisch unveränderten Erythrozyten. Es treten Symptome der allgemeinen Erschöpfung auf.

Literatur:

1. Breymann C, Honegger C, Holzgreve W, Surbek D: Diagnosis and treatment of iron-deficiency anaemia during pregnancy and postpartum. Arch Gynecol Obstet. 2010; 282: 577–580.
2. Karow T: Allgemeine und spezielle Pharmakologie und Toxikologie. 17. Auflage, 2009 by Thomas Karow.
3. Schuchardt JP, Hahn A: die Bedeutung von Eisen, Zink und Selen in der Ernährung des Menschen. Ernährungs Umschau 2010; 57: 538–549.

Erythropoietin (EPO)

Arzneimittel: physiologischer Regulator der Erythropoese; Eisenvorrat ist Voraussetzung für die Steigerung der Erythropoese. EPO steigert die Erythropoese in 1–2 Wochen um das 4–5fache. Präparate: EPO-α: Abseamed® 1.000 I. E./0,5 ml–5000 I. E./0,5 ml; EPO-β: NeoRecormon®.

Schwangerschaftskomplikationen: maternale Hypertonie, Verschlechterung der Nierenfunktion (Situation unklar) (Briggs et al. 2008).

Fetale Risiken: Mütterlicher Nutzen übersteigt fetales Risiko; keine gesicherten Hinweise.

Abbruchindikation bei Applikation im 1. Trimester: nein.

Stillperiode: kompatibel.

Langzeitrisiken: keine bekannt.

Besondere Indikationen: hypoproliferative Anämie, renale Anämie, chronische Anämie, Thalassämie, nach Nierentransplantation, HIV.

Therapieempfehlungen: EPO-α 5000–10.000 I. E./Woche; auch mitgeteilt 50–150 I. E./kg/Woche. Thrombosen während der Therapie in der Schwangerschaft wurden nicht beobachtet.

Kontraindikationen: „unkontrollierter" Bluthochdruck.

Für die Praxis: EPO-α/β können bei mütterlicher Indikation appliziert werden; wenig Erfahrungen für Darbepoetin. Bei renaler Anämie (Niereninsuffizienz) können durch EPO Transfusionen vermieden werden.

Fazit und Kategorisierung aus klinischer Sicht:
- Kategorie 1 = kein Verdacht auf embryotoxische oder teratogene Effekte aus klinischer Sicht (kasuistische Beiträge); Anwendung bei besonderen Indikationen möglich.

Literatur:

1. Briggs GG, Freeman RK, Yaffe SJ: Drugs in Pregnancy and lactation. Lippincott, Wolters Kluwer/Williams & Wilkins, Philadelphia 2008, ISBN-13: 978-0-7817-7876-3.

Antiarrhythmika

Einteilung der Antiarrhythmika nach Vaughan Williams (Klassen I–IV):
Klasse I (Substanzen mit lokalanästhetischer Wirkung):

Tab. 7: Ia → Leitungsverzögerung, Aktionspotenzial verlängert.

Wirkstoff	Präparat	Kategorie[1]
Chinidin[2]	Chinidin Duriles®	Kategorie 1/P0
Disopyramid	Neo-Gilurytmal®, Rhytmodul®	Kategorie 1/P0; kann Wehen induzieren
Procainamid		Kategorie 1/P0

[1] Kategorien; [2] proarrhythmogene Effekte

Tab. 8: Ib → Leitungsverzögerung gering, Aktionspotenzial verkürzt.

Wirkstoff	Präparat	Kategorie
Lidocain (i. v.)	Xylocain®	Kategorie 1/P1: ZNS-Depression
Mexilitin	Mexitil®	Kategorie 1 (Fallberichte)

→ Lidocain beeinflusst normale Aktionen nur geringfügig;

Tab. 9: Ic → Leitungsverzögerung, Aktionspotenzial unverändert.

Wirkstoff	Präparat	Kategorie
Propafenon[1]	Rytmonorm®	Kategorie 1/P 0(serielle Fallberichte)
Flecainid[1]		Kategorie 1/P1: Ikterus (Kasuistik); teratogen im Tierexperiment

[1] proarrhythmogene Effekte

Tab. 10: II → **Betablocker.**

Wirkstoff	Präparat	Kategorie
Metoprolol	Beloc®	Kategorie 1/P1: neonatale β-Rezeptorenblockade

→ Amiodaron und Sotalol (Betablocker): siehe dort;

Tab. 11: Calciumantagonisten.

Wirkstoff	Präparat	Kategorie
Verapamil	Isoptin®	Kategorie 1/P0; teratogen im Tierexperiment
Diltiazem	Procorum®	Kategorie 1/P0; teratogen im Tierexperiment

- Kategorie 1 = kein Verdacht auf embryotoxische oder teratogene Effekte aus klinischer Sicht;
- Kategorie 2 = kein Verdacht auf embryotoxische oder teratogene Effekte aus klinischer Sicht; Erfahrungen für Evidenz unzureichend;
- Kategorie 3 = embryotoxisches und/oder teratogenes Risiko; mütterliches Erkrankungsrisiko bestimmt die Indikation;
- Kategorie 4 = embryotoxisches und/oder teratogenes Risiko; absolute Kontraindikation;
  P0 = kein Hinweis auf Pränatalfaktor;
  P1 = Pränatalfaktor: pränatal, perinatal;
  P2 = Postnatalfaktor → Initiation von chronischen Erkrankungen, mutagene oder karzinogene Effekte.

Kontraindikationen:
- Hypomagnesiämie, Hypokaliämie; dekompensierte Herzinsuffizienz;
- höhergradige atriale, atrioventrikuläre und ventrikuläre Erregungsleitungsstörungen; Sick-Sinus-Syndrom; schwere Bradykardie; schwere Hypotonie; Syndrome mit verlängerter QT-Dauer.

Wechselwirkungen:
- Makrolide; Neuroleptika; trizyklische Antidepressiva; Antihypertensiva; Herzglykoside; Laxantien.

Kombinationspräparat:
- Chinidin plus Verapamil (Cordochin®): Kardioversion bei Vorhofflimmern; Dokumentation proarrhythmischer Effekte;
- Neuzulassung (EU): Vernakalant (Brinavess®) bei medikamentöser Konversion dem Präparat Amiodaron überlegen; keine Erfahrungen in der Schwangerschaft.

Amiodaron

Arzneimittel: Antiarrhythmikum der Klasse III; jodiertes Benzofuran (Jodanteil von 39%); Wirkungsmechanismus: Blockierung der Kaliumkanäle; HWZ 20–100 Tage. Anwendung bei anders nicht therapierbaren Rhythmusstörungen: tachykarde supraventrikuläre und ventrikuläre Herzrhythmusstörungen. Medikamente sind Amiodarex®, Cordarex®, Cornaron®. Mit Dronedaron (Multaq®) steht ein neues Antiarrhythmikum (Mehrkanalblocker) zur Verfügung. Erfahrungen in der Schwangerschaft gibt es noch nicht.

Fetale Risiken:
- 1. Trimester: Serielle kasuistische Beschreibungen;: Auffälligkeiten: Ventrikelseptumdefekt, Nystagmus, hernia umbilicalis, Hypognathie;
- 2. und 3. Trimester: fetale Bradykardie, konnatale passagere Hypothyreose, QT-Verlängerung im Neugeborenen-EKG;

- Neonatalzeit: Hypothyreose reversibel; verzögerte motorische Entwicklung (Fallbeschreibung).

Abbruchindikation bei Applikation im 1. Trimester: nein; Abbruch aus medizinischer Indikation möglich.

Stillperiode: Hypothyreose des Kindes beschrieben.

Langzeitrisiken: keine bekannt.

Besondere Indikationen: refraktäre fetale Tachykardie; Kombination mit Verapamil; Amiodaron für 4 Tage bis 1.600 mg/Tag; danach abfallende Dosis; Injektion in vena umbilicalis beschrieben.

Fetale Tachykardie:
- 1. Wahl: Digoxin;
- 2. Wahl: Sotalol, Flecainid, Amiodaron (Maeno et al. 2009).

Nebenwirkungen: Hypothyreose (Eskes und Wiersinga 2009).

Therapieempfehlungen: 200–600 mg/Tag; mittlere Dosis aus der Literatur 321 mg/Tag; Beta-Blocker häufig als Begleitmedikation; ggf. implantierter Defibrillator; ggf. Katheterablation (Ferguson et al. 2010).

Fazit und Kategorisierung aus klinischer Sicht: Amiodaron-Therapie bei Herzrhythmusstörungen, die nicht auf andere Antiarrhythmika ansprechen (Kontaktaufnahme mit Pharmakovigilanz-Zentrum). Amiodaron frühzeitig bei fetaler refraktärer Tachykardie einsetzen (Pézard et al. 2008).
- Kategorie 3 = embryotoxisches und/oder teratogenes Risiko nicht auszuschließen; mütterliches Erkrankungsrisiko bestimmt Indikation;
- P1 = Pränatalfaktor (transient): neonatale EKG-Veränderungen, Hyopothyreose.

Literatur:

1. Briggs GG, Freeman RK, Yaffe SJ: Drugs in Pregnancy and lactation. Lippincott, Wolters Kluwer/Williams & Wilkins, Philadelphia 2008, ISBN-13: 978-0-7817-7876-3.
2. Eskes SA, Wiersinga WM: Amiodarone and thyroid. Best Pract Res Clin Endocrinol Metab. 2009; 23: 735–751.
3. Ferguson JD, Helms A, Mangrum JM, Dimarco JP: Ablation of Incessant Left Atrial Tachycardia Without Fluoroscopy in a Pregnant Woman. J Cardiovasc Electrophysiol. 2010; 19. [Epub ahead of print]
4. Maeno Y, Hirose A, Kanbe T, Hori D: Fetal arrhythmia: prenatal diagnosis and perinatal management. J Obstet Gynaecol Res. 2009; 35: 623–629.
5. Pézard PG, Boussion F, Sentilhes L, Lépinard C, Couvreur MH, Victor J, Geslin P, Descamps P: Fetal tachycardia: a role for amiodarone as first- or second-line therapy? Arch Cardiovasc Dis. 2008; 101: 619–627.
6. http://www.embryotox.de; aufgerufen am 14. 1. 2010

Sotalol

Arzneimittel: z. B. Sotalex®, nicht-selektiver Betablocker, Kaliumkanalblocker, i. v.-Gaben schwer steuerbar; Anwendungen in der Schwangerschaft vorwiegend 24–36 SSW.

Fetale Risiken: fetale Wachstumsrestriktion bei längerfristiger Therapie

Abbruchindikation bei Applikation im 1. Trimester: nein.

Neonatale Risiken: neurologische Auffälligkeiten möglich

Stillperiode: kompatibel.

Langzeitrisiken: keine bekannt.

Nebenwirkungen: proarrhythmogen, insbesondere bei Hypokaliämie, Hypomagnesiämie.

Besondere Indikationen: fetale Tachykardie, Arrhythmie; 80 mg (Therapie der 2. Wahl nach Digoxin) (Lin und Lee 2008, Maeno et al. 2009); Übersicht bei Cuneo 2008; Kombination Digoxin und Sotalol möglich (Merriman et al 2008).

Therapieempfehlungen: Anwendung bei therapiepflichtigen supraventrikulären und ventrikulären Tachykardien; Sotalol vor Amiodaron anwenden; Präparate: Sotalex® (Tablette 80/160 mg, Ampulle 40 mg/4 ml), Darob®, Gilucor®, Rentibloc®;
- Therapie der 1. Wahl bei Vorhofflimmern (Lin und Lee 2009) (neuerdings andere Meinung → Amiodaron);
- Dosierungen 200–800 mg/Tag; z. B. 3-mal 80 mg/Tag; 80 mg oral 3 h vor Sectio;
- i. v.-Gabe: 20 mg über 5 Minuten, nach 20 Minuten 20 mg, MD 1,5 mg/kg.

Fazit und Kategorisierung aus klinischer Sicht: Strenge Indikationsstellung im 1. Trimester, mütterliche Indikation entscheidend.
- Kategorie 1 = kein Verdacht auf embryotoxische oder teratogene Effekte aus klinischer Sicht;
- P1 = Pränatalfaktor: neurologische Auffälligkeiten möglich, neonatale Betablockade.

Literatur:

1. Briggs GG, Freeman RK, Yaffe SJ: Drugs in Pregnancy and lactation. Lippincott, Wolters Kluwer/Williams & Wilkins, Philadelphia 2008, ISBN-13: 978-0-7817-7876-3.
2. Cuneo BF: Treatment of fetal tachycardia. Heart Rhythm. 2008; 5: 1216–1218.
3. Karow T: Allgemeine und spezielle Pharmakologie und Toxikologie. 17. Auflage, 2009 by Thomas Karow.
4. Lin CH, Lee CN: Atrial fibrillation with rapid ventricular response in pregnancy. Taiwan J Obstet Gynecol. 2008; 47: 327–329.
5. Maeno Y, Hirose A, Kanbe T, Hori D: Fetal arrhythmia: prenatal diagnosis and perinatal management. J Obstet Gynaecol Res. 2009; 35: 623–629.
6. Merriman JB, Gonzalez JM, Rychik J, Ural SH: Can digoxin and sotalol therapy for fetal supraventricular tachycardia and hydrops be successful? A case report. J Reprod Med. 2008; 53: 357–359.

Antibiotika

Bei der Bewertung des Behandlungsrisikos ist zu beachten, dass eine Infektion selbst ein teratogenes Risiko darstellt.

Mittel der 1. Wahl; besonders in der Frühschwangerschaft (1. Trimester):
- Penicilline und Cephalosporine;
- Betalactam-Antibiotika, wie Amoxicillin, Mezlocillin bevorzugen;
- Betalactamaseinhibitor Clavulansäure-Sulbactam (Combactam®);
- Clavulansäure plus Amoxicillin = Augmentan®;
- Sulbactam plus Ampicillin = Unacid®;
- Clindamycin: ausreichend sicher;
- Nitrofurantoin bei Harnwegsinfekten (kontraindiziert bei Glukose-6-Phosphat- Dehydrogenase-Mangel; d. h., präpartal nicht anwenden);
- Spiramycin bei Toxoplasmose (3 g/Tag); erfolgte ZNS-Infektion nicht mehr reversibel.

Mittel der 2. Wahl:
- Makrolidantibiotika → Azithromycin, Roxithromycin, Erythromycin (nur 3. Trimester), Reserveantibiotikum;
- Vancomycin bei therapieresistenten Erregern; z. B. Gastroenteritis durch Clostridien;
- Fosfomycin bei Harnwegsinfekten.

Indikationseinschränkung:
- Gyrasehemmer (z. B. Ciprofloxacin, Levofloxacin, Norfloxacin, Ofloxacin) wegen möglicher Knorpeldefekte. Versagen die Antibiotika erster Wahl, wäre eine Behandlung mit Gyrasehemmern unter strenger Indikationsstellung in allen Phasen der Schwangerschaft möglich.
- Trimethoprim, z. B. in Kombination mit Sulfamethoxazol (Cotrimoxazol) bei Harnwegsinfekten; Spaltbildungen beim Menschen nicht nachgewiesen; Sulfonamide präpartal absetzen;
- Nitroimidazole (Metronidazol, Tinidazol) können ab 16. SSW angewandt werden. Bei vitaler Indikation ist eine parenterale Behandlung möglich.

Als kontraindiziert gelten:
- Aminoglykoside, Chloramphenmicol und Tetrazykline. Ausnahme für Aminoglykoside: über 2 Tage Einmaldosen 300–500 mg zur Vermeidung einer manifesten Amnioninfektion bei drohender Frühgeburt <31. SSW (eigene Erfahrungen; Ausnahmeindikation).

Bakterielle Vaginose (BV):
- Orale Clindamycin-Therapie, Clindamycin-ratiopharm® 300 mg, Dosierung: 2-mal 300 mg/Tag über 7 Tage;
- Clindamycin-Creme intravaginal für 7 Tage, täglich intravaginal 5 g 2%-ige Clindamycin-Creme; 100 mg Clindamycin; Sobelin® Vaginalcreme, 1 g enthält 20 mg Clindamycin;
- Metronidazol (500–1.000 mg) intravaginal über 7 Tage;
- Alternative bei Risikoschwangerschaften (Z. n. Frühgeburt): Metronidazol oral 2-mal 500 mg/Tag über 7 Tage; Clindamycin 2-mal 300 mg/Tag über 7 Tage.

Intrapartale Antibiotika-Prophylaxe für alle mütterlichen B-Streptokokken (GBS):
- Penizillin-G, 500.000 I. E. 6-stündlich;
- Ampicillin, 500 mg 6-stündlich;
- Mezlocillin, Baypen® 2 g 8-stündlich;
- Piperacillin, 2 g 8-stündlich.

Bei Penizillin-Allergie empfohlen:
- Clindamyzin, 300 mg 8-stündlich;
- Erythromycin, 500 mg 8-stündlich;
- Vancomycin, 500 mg 8-stündlich;
- Cefazolin, 500 mg 8-stündlich.

Amnioninfektionssysndrom:
- Breitbandpenicillin, Clindamycin;
- Cephalosporin , Clindamycin;
- Breitbandpenicillin, Gentamicin, Clindamycin;
- Breitbandpenicillin, Cephalosporin, Metronidazol;
- Tazobactam plus Piperacillin, Gentamicin, Metronidazol;
- Clavulansäure plus Amoxicillin, Gentamicin, Metronidazol (v. a. Beteiligung von Listerien!).

Notfallkombinationen:
- Breitbandpenicillin/Sulbactam plus Cephalosporin III plus Metronidazol;
- Breitbandpenicillin/Sulbactam plus Aminoglykosid plus Metronidazol;
- Imipenem/Aminoglykosid plus Metronidazol;
- Tazobactam/Piperacillin plus Aminoglykosid plus Metronidazol;
- Cephalosporine III plus Aminoglykosid plus Metronidazol;
- Ceftazidim plus Metronidazol.

Ultima ratio (Intensivmedizin) (keine ausreichenden Daten):
- Tigecyclin (Tigacil®): fetale Schäden in Tierversuchen; Anwendungen im 3. Trimester → Zahnveränderungen beim Kind;
- Therapie mit Tigecyclin bei gram-negativen Enterobakterien (E. coli und Klebsiella pneumoniae) mit einem neuen Resistenzmechanismus durch eine spezielle Beta-Laktamase dieser Bakterienstämme → Neu Dehli Metallo-β-Laktamase-1 (NDM-1);
- Imipemem → Carbapenem; β-Lactam-Antibiotikum mit breitem Spektrum im grampositven und gramnegativen Bereich;
- Teicoplanin (Targocid®) → Initialtherapie bei Verdacht auf Methicillin-resistente Keime 6 mg/kg/12 h.

Borreliose:
- Amoxicillin (50 mg/kg/Tag in 3 Einzeldosen über 2 Wochen);
- Doxycyclin (100–200 mg/Tag über 2 Wochen; kontraindiziert 2. und 3. Trimester);
- Cefuroxim (500 mg 2-mal täglich);
- Azithromycin (500 mg/Tag).

Bronchitis:
- Azithromycin, Amoxizillin, Cefuroxim.

Zystitis:
- Cefuroxim 2-mal 250 mg über 5 Tage;
- Fosfomycin-Trometamol (3 g p. o.) als single shot;
- Cephalosporine der 2. und 3. Generation für empirische und initial parenterale Therapie, Therapie der asymptomatischen Therapie.

Pyelonephritis:
- Breitbandantibiotikum (Cephalosporin der 2. oder 3. Generation) empirisch;
- Kombination mit Gentamicin (2-mal 300–500 mg in 48 h) möglich.

Listeriose:
- Amoxicillin, Therapiedauer 14 Tage;
- Amoxypen 2-mal 500 mg/Tag plus Aminoglykosid (Gentamicin) 380 mg/Tag an 3 Tagen (Ausnahmeindikation);
- schwere Infektion: Amoxclav-Sandoz parenteral 2000/200 mg, i. v.-Infusion alle 8 Stunden (maximal 4-stündlich) plus Aminoglykosid (Gentamicin) 380 mg/Tag an 3 Tagen (Cave: normale Nierenfunktion);
- Alternativen: Makrolide (Azithromycin 1-mal 250–500 mg/Tag; Erythromycin 3-mal 500 mg/Tag; Roxithromycin 2-mal 150 mg/Tag), Vancomycin (20 mg/kg Körpergewicht i. v.).

Fazit: Als unbedenklich gelten Penicilline und Cephalosporine. Von den Makroliden ist Azithromycin Mittel der 1. Wahl. Bei schweren mütterlichen Infektionen ist die Indikation entscheidend; optimale Dosierungen nicht unterschreiten; Körpergewicht beachten. Zu beachten ist die Zunahme multiresistenter Keime.

Literatur:

1. Briggs GG, Nageotte MP, Yaffe J. Drugs in Pregnancy and Lactation. Philadelphia: Lippincott Williams & Wilkins, 2002.
2. Dieterle S: Infektionen in der Schwangerschaft. Prakt Gyn 2008; 13: 355.
3. Friese K, Mörike K, Neumann G, Windorfer A. Arzneimittel in der Schwangerschaft und Stillzeit. Stuttgart: Wissenschaftliche Verlagsgesellschaft mbH 2006.
4. Leitlinien der Deutschen Gesellschaft für Gynäkologie und Geburtshilfe e. V. (2004): 4.2.4. Chlamydia-trachomatis-Infektionen in der Schwangerschaft (S1). DGPM und DGGG, überarbeitet von der AGII.
5. Leitlinien der Deutschen Gesellschaft für Gynäkologie und Geburtshilfe e. V. (2006): 4.2.1. Bakterielle Vaginose in Gynäkologie und Geburtshilfe (S1). DGGG und AGII.
6. Europäische Gesellschaft für klinische Mikrobiologie und Infektionskrankheiten (ESCMID).
7. http://www.mensemedia.net; aufgerufen am 16. 08. 2010.

Antidiabetika

Antidiabetika – außer Insuline

Orale Antidiabetika gelten in der Schwangerschaft aufgrund noch unzureichender Daten als kontraindiziert.

Metformin (Biguanid):

- Für die Schwangerschaft noch nicht empfohlen.
- Fachinformation: „Patientinnen mit Diabetes, die schwanger sind oder dies werden möchten, sollten nicht mit Metforminhydrochlorid behandelt werden."
- Gastrointestinale Nebenwirkungen, kontraindiziert bei renaler Insuffizienz; HbA1c-Senkung 1–2 %; strenge Indikationsstellung, teratogene und embryotoxische Wirkungen eher unwahrscheinlich; keine umfangreichen epidemiologischen Daten verfügbar;
- Richtdosis 3-mal 500 mg/Tag, 3-mal 850 mg/Tag, TMD 3 g; z. B. Metformin AbZ 500 mg, Dosierung: 500–1500 mg/Tag;
- Datenlage für durchgägngige Metformintherapie in der Schwangerschaft noch unzureichend; mögliche Indikationen → Metformin-Fortsetzung nach PCOS, Adipositas und Gestationsdiabetes, Diabetes mellitus Typ 2;
- Stillperiode: kontraindiziert.

Sulfonylharnstoffe:

- Glibenclamid (Glyburid):
  - Für die Schwangerschaft noch nicht empfohlen.
  - Studien noch unzureichend: Alternative zum Insulin beim Gestationsdiabetes (kontrollierte Studie; Nicholson et al. 2009; system. Übersicht), d. h. indiziert im 2. und 3. Trimester; keine neonatalen Schäden bekannt; häufiger neonatale Hypoglykämien; Stillen möglich;
  - Glyburid p. o. 2,5–5–10 mg/Tag, initial 2,5 mg zum Frühstück, TMD 20 mg.
- Glimeperid, Gliquidon, Gliclacid:
  - kontraindiziert in der Schwangerschaft; Abbruchindikation: nein;
  - Fallbericht: Gliclacid 30 mg/Tag bis 16 SSW ohne Teratogenität (Kolagasi et al. 2009); weiteres Medikament – Ramipril (ACE – Hemmer; kontraindiziert);
  - Fallbericht: Gliclacid 60 mg/Tag bis 8 SSW ohne Teratogenität (Yaris et al. 2004); weitere Medikamente waren Rosiglitazon und Atorvastatin.
- Acarbose (Glucobay®):
  - kontraindiziert; Abbruchindikation: nein; wenig Erfahrungen; teratogene und embryotoxische Wirkungen unwahrscheinlich (Ho et al. 2007);
  - Anwendung von Acarbose zur Therapie des Gestationsdiabetes noch nicht zu empfehlen.
- Glitazone (Pioglitazon, Rosiglitazon):
  - Wenige Erfahrungen bei Menschen, keine Abbruchindikation.
  - „Ab dem 1. November 2010 dürfen Rosiglitazon-haltige Medikamente in Deutschland nicht mehr vertrieben werden. Das hat das Bundesinstitut für Arzneimittel und Medizinprodukte (BfArM) am 23. September 2010 angeordnet." Ärzte-Zeitung online, 23. 09. 2010.

Inkretinmimetika:
- Exenatid (BYETTA®):
  - kontraindiziert;
  - Glucagon-like peptide-1 (GLP-1)-Analogon;
  - Plazentapassage wahrscheinlich.
- Liraglutid (Victoza®): kontraindiziert.
- Gliptine (Sitagliptin):
  - Kasuistik: Sitagliptin; unauffälliges Neugeborenes nach 37 SSW; präkonzeptionelle Therapie eines Diabetes mellitus Typ 2 mit Velmetia (Velmetia 50 mg/ 850 mg Film-Tabletten); Velmetia®-aktive Wirkstoffe: Metformin HCl-850 mg plus Sitagliptin-50 mg. Sitagliptin wurde bis zur 12. SSW verabreicht.
  - Sitagliptin ist ein Dipeptidyl-Peptidase 4-Inhibitor und unterstützt bei Patienten mit einem Diabetes mellitus Typ 2 die glykämische Kontrolle; Triple-Therapie in Kombination mit Metformin und einem Sulfonylharnstoff möglich. Normalerweise kommt Sitagliptin zum Einsatz, wenn Diät und Bewegung plus Metformin oder Sulfonylharnstoff den Blutzucker nicht effizient senken. Sitagliptin kann ebenfalls mit Glitazonen (PPARγ-Agonisten), z. B. Pioglitazon, kombiniert werden. Seit dem 3. Quartal 2009 ist Sitagliptin auch zur First-Line-Therapie bei Patienten mit Diabetes mellitus Typ 2 zugelassen. Die Fixkombination von Sitagliptin und Metformin richtet sich gegen Insulinmangel, Insulinresistenz und die Überproduktion von Glukose durch die Leber. Sitagliptin senkt auch als Monotherapie die HbA1c-Werte. Sitagliptin ist in der Schwangerschaft kontraindiziert; Erfahrungen liegen nicht vor. Sitagliptin könnte im präkonzeptionellen Management (Kontrazeption!) zur Senkung des HbA1c-Wertes von Bedeutung sein; Tagesdosis 25–100 mg (Choy und Lam 2007); Cave: in der Schwangerschaft kontraindiziert. Der HbA1c-Wert ist ein unabhängiger, signifikanter Risikomarker für Herzerkrankungen, Schlaganfälle und Todesfälle (Selvin et al. 2010).
- Glinide (Repaglinid NovoNorm®, Nateglinid Starix®): kontraindiziert.

Fazit: Straffe Einhaltung der Normoglykämie besitzt 1. Priorität. Orale Antidiabetika (Metformin, Glyburid) sind in der Schwangerschaft bei Diabetes mellitus Typ 2 möglich; gelten jedoch noch als kontraindiziert. Glyburid geeignet bei Gestationsdiabetes als Insulin-Alternative; Cave: noch zu wenig Erfahrungen. Bei unzureichender Therapie „switching" auf Insulin. „Neue" Antidiabetika, „versehentlich" in der Frühschwangerschaft appliziert, stellen keine Abbruchindikation dar. Aufgrund der Zunahme des Diabetes mellitus Typ 2 wird der Geburtshelfer in der Frühschwangerschaft häufiger mit neuen Antidiabetika konfrontiert werden; z. B. Inkretin-basierte Therapie.

Literatur:

1. Choy M, Lam S: Sitagliptin: a novel drug for the treatment of type 2 diabetes. Cardiol Rev 2007; 15: 264–271.
2. Hebert MF, Ma-mal, Narahariseti SB, Krudys KM, Umans JG, Hankins GD, Caritis SN, Miodovnik M, Mattison DR, Unadkat JD, Kelly EJ, Blough D, Cobelli C, Ahmed MS, Snodgrass WR, Carr DB, Easterling TR, Vicini P; Obstetric-Fetal Pharmacology Research Unit Network: Are we optimizing gestational diabetes treatment with glyburide? The pharmacologic basis for better clinical practice. Clin Pharmacol Ther. 2009; 85: 607–614.

3. Mühlhausler BS: Nutritional models of type 2 diabetes mellitus. Methods Mol Biol. 2009; 560: 19–36.
4. Reusens B, Ozanne SE, Remacle C: Fetal determinants of type 2 diabetes. Curr Drug Targets. 2007; 8: 935–941.
5. Selvin E, Steffes MW, Zhu H, Matsushita K, Wagenknecht L, Pankow J, Coresh J, Brancati FL: Glycated hemoglobin, diabetes, and cardiovascular risk in nondiabetic adults. N Engl J Med 2010; 362: 800–811.
6. Ho FL, Liew CF, Cunanan EC, Lee KO: Oral hypoglycaemic agents for diabetes in pregnancy – an appraisal of the current evidence for oral anti-diabetic drug use in pregnancy. Ann Acad Med Singapore. 2007; 36: 672–678.
7. Kolagasi O, Sari F, Akar M, Sari R: Normal pregnancy and healthy child after continued exposure to gliclazide and ramipril during pregnancy. Ann Pharmacother. 2009 Jan; 43(1): 147–9. Epub 2008 Dec 23.
8. Nicholson W, Bolen S, Witkop CT, Neale D, Wilson L, Bass E: Benefits and risks of oral diabetes agents compared with insulin in women with gestational diabetes: a systematic review. Obstet Gynecol. 2009; 113: 193–205.
9. Yaris F, Yaris E, Kadioglu M, Ulku C, Kesim M, Kalyoncu NI: Normal pregnancy outcome following inadvertent exposure to rosiglitazone, gliclazide, and atorvastatin in a diabetic and hypertensive woman. Reprod Toxicol. 2004; 18: 619–621.

Insuline – Therapie mit Insulinen

Wechselwirkungen:
- Verminderung der Blutzuckersenkung durch Chlorprothixen, Diazoxid, Heparin, Lithiumsalze, Phenolphthalein, Phenytoin, Schilddrüsenhormone, Sympathomimetika, trizyklische Antidepressiva, Glukokortikoide.
- Verstärkung der Blutzuckersenkung durch alpha-Rezeptorenblocker, Amphetamine, anabole Steroide, Phosphamide, MAO-Hemmer, Methyldopa, Tetrazykline.

Tab. 12: Sofort-Korrektur von Hyperglykämien mit einem kurzwirksamen Insulin.

Blutglukose in mmol/l	Regular-Insulin erhöht um Einheiten
3,3–6,6 (5,0–6,6)	keine Änderung (evtl. 1 Einheit)
6,7–8,0	2–4 Einheiten
8,1–10,0	4–6 Einheiten
10,0	8 Einheiten

Kurzwirksame Insuline (Wirkdauer: bis maximal 8 h):
- Applikationszeit: prä- und postprandial, Spritz-Ess-Abstand 0–30 Minuten;
- Dosierung: 1 bis maximal 20 (24) I. E. s. c. und/oder i. m.
Präparate:
- Berlinsulin → H Normal U-40/-Normal Pen/-Normal 3 ml Pen; Zusammensetzung: 1 ml enthält Insulin human, gentechnisch aus E. coli K 12 über Proinsulin 40 I. E./ 100 I. E.; Dosierung: Normal U-40 → Einzeldosis bis 20 I. E. s. c. oder i. m., höhere Dosen nur i. v., Normal Pen s. c.;

- H-Insulin 100 Hoechst → für Optipen → Zusammensetzung: 1 ml enthält Insulin human 100 I. E. hochgereinigt (Normal- (Alt)Insulin: 100% gelöstes Insulin); Dosierung: individuell s. c. oder ausnahmsweise i. m.;
- H-Insulin Hoechst → Zusammensetzung: 1 ml der neutralen Injektionslösung enthält Insulin human 40 I. E., hochgereinigt (Normal-(Alt)Insulin: 100% gelöstes Insulin); Dosierung: bis maximal 24 I. E. s. c. oder ausnahmsweise i. m., höhere Dosis i. v. oder als Infusion, Zumischung zu Basal-H-Insulin → Hoechst;
- H-Tronin → 40/-100; Zusammensetzung: 1 ml der neutralen Injektionslösung enthält Insulin human 40 I. E./100 I. E.; Dosierung: s. c., i. v. in tragbaren Insulin-Spritzenpumpen (z. B. H-Tron V od. C);
- Humininsulin → Normal 40/-Normal 100/-Normal für Pen 1,5 ml/-für Pen 3 ml/Human Ject Normal; Zusammensetzung: 1 ml enthält Insulin human gentechnisch aus E. coli K12 40 I. E./100 I. E.; Dosierung: Einzeldosis bis 20 I. E. s. c. od. i. m., höhere Dosen i. v.;
- Insulin Actrapid → HM 40 I. E./ml; Zusammensetzung: 1 ml enthält Insulin human 40 I. E. (Normalinsulin); Dosierung: individuell s. c. od. i. m., höhere Dosen i. v., in jedem Verhältnis mit Protaphan → und Insulatard → mischbar;
- Insulin Actrapid → HM NovoLet → 1,5 ml/3 ml 100 I. E./ml
- Insulin Actrapid → HM Penfill → 1,5 ml /3 ml 100 I. E./ml; Zusammensetzung: 1 ml enthält Insulin human 100 I. E.

Intermediär wirksame Insuline (Wirkdauer: bis maximal 16 h (24 h), 1–2 Injektionen/Tag):
- Applikationszeit: Morgens und abends, z. B. 30–45 Minuten vor dem Essen oder nach dem Abendessen zwischen 20–23 Uhr;
- Dosierung: maximal 40 (60) I. E./Tag;
Präparate:
- Basal-H-Insulin 100 Hoechst → Zusammensetzung: 1 ml enthält Insulin human 100 I. E., hochgereinigt (Verzögerungsinsulin: 100% kristallines NPH-Insulin);
- Basal-H-Insulin Hoechst → Zusammensetzung: 1ml enthält Insulin human 40 I. E. hochgereinigt (Verzögerungsinsulin: 100% kristallines NPH-Insulin);
- Huminsulin Basal → (NPH) 40/-Basal → (NPH) 100/-Basal → (NPH) für Pen 1,5 ml/-für Pen 3,0 ml/HumaJect Basal; Zusammensetzung: 1 ml enthält Insulin human, gentechnisch aus E. coli K 12: 40 I. E./100 I. E.;
- Insulin Protaphan → HM 40 I. E./ml, Protaphan → HM NovoLet → 100 I. E./ml, Protaphan → HM Penfill → 100 I. E./ml; Zusammensetzung: Insulin human (Verzögerungsinsulin);
- Insulin Monotard → HM, 40 I. E./ml; Zusammensetzung: 1 ml enthält Insulin hum 40 I. E. (Verzögerungsinsulin);
- Kombinationsinsulin (kurzwirksames plus intermediäres Insulin): Applikationszeit: 15–30 Minuten morgens und abends vor dem Essen; Dosierung maximal 40–50 I. E. s. c.;
- Insulin Actraphane → HM 30/70 (Normal-/Verzögerungsinsulin), 40 I. E./ml, Insulin human;
- Insulin Mixtard → 30/70 Human, 40 I. E./ml;
- Komb-H-Insulin Hoechst → 40 I. E./ml;
- Insulin human, 50% Normal- und 50% kristallines NPH-Verzögerungsinsulin.

Langwirksame Insuline (Wirkdauer: >24 h–36 h):

- Humininsulin Ultralong → 100 h; Zusammensetzung: Insulin human, gentechnisch aus E. coli K 12, 100 I.E/ml.
- Insulin Ultratard → HM 40 I. E./ml; Zusammensetzung: 1 ml enthält: Insulin human 40 I. E. (Verzögerungsinsulin).

Fazit: Humaninsuline sind nicht plazentagängig. Normoglykämie senkt die Fehlbildungsrate. Der wichtigste prognostische Verlaufsparameter ist der HbA1c-Wert.

Antiemetika

Arzneimittel: Zu den Antiemetika/Antivertiginosa gehören Ingwerpräparate, Calcium-antagonisten, H1-Antihistaminika, Neuroleptika, Serotonin-(5-HT3)-Antagonisten, Aprepitant, Fosaprepitant, Alizaprid, Cinnarizin, Homöopathika.

In der Schwangerschaft können angewandt werden:
- Ingwer;
- Nausema® Vitamin B6; diätetisches Lebensmittel zur Behandlung von Übelkeit und Erbrechen in der Schwangerschaft;
- Calciumantagonisten (Flunarizin): Rote Liste Gr. 4;
- Dimenhydranat (H1-Antihistaminika), z. B. Reisefit Hennig®;
- Reise-Tabletten ratiopharm®, Vomex A® Dragees/Sirup/Suppositorien: kontraindiziert in den letzten Schwangerschaftswochen;
- Dolasetronmesilat (Serotonin-(5-HT3) Antagonist); z. B. Anemet®: Rote Liste Gr. 4;
- Granisetron (Serotonin-(5-HT3) Antagonist); z. B. axigran®, Granisetron-Actavis, Granisetron HEXAL®: Rote Liste Gr. 4;
- Odansetron (Serotonin-(5-HT3) Antagonist); z. B. Zofran®, axisetron®;
- cellondan®; Odansetron AbZ: Rote Liste Gr. 4;
- Domperidon; Domidon® 10 mg Film Tabletten: strenge Indikationsstellung;
- Homöopathika; Cefamesin®, Vertigoheel®, Vertigo HEVERT®, Vomistop;

Schwangerschaftskomplikationen: Dimenhydranat (Vomex A®) kontraindiziert in den letzten Schwangerschaftswochen; kann Wehen auslösen. Antiemetika in der Schwangerschaft nur kurzzeitig anwenden.

Abbruchindikation bei Applikation im 1. Trimester: nein.

Stillperiode: Substanzen gehen in die Milch über; Schädigungen nicht bekannt.

Langzeitrisiken: keine bekannt.

Besondere Indikationen: Hyperemesis gravidarum.

Therapieempfehlungen:
- Ingwer; Zintona® Kapseln; Dosierung 3-mal 2 Kapseln/Tag bis maximal 2 Kapseln 4-stündlich;
- Flunavert® 5 mg/10 mg Kapseln; Dosierung abends 1–2 Kapseln; Anwendung auch bei Migräne; wirkt sedierend;
- Vomex A® Dragees; Dosierung 1–4-mal 1–2 Dragees/Tag oder morgens und abends 1 Retardkapsel;
- Zofran® 4 mg/8 mg Film-Tabletten; Dosierung 2-mal 1 Tablette; kontraindiziert bei schwerer Beeinträchtigung der Darmmotilität;
- Vomistop® Tabletten (Homöopathikum); Dosierung 3–4-mal 1 Tablette/Tag; bei akutem Erbrechen kürzere Abstände möglich;
- Domidon® 10 mg Film-Tabletten; Dosierung 3–4-mal 1–2 Tabletten/Tag

Stufentherapie der Hyperemesis gravidarum:
- Stufe 1: Ausschluss einer Schilddrüsenfunktionsstörung, psychosomatische Ursachenforschung;

- Stufe 2: Ernährungsberatung (kleine Mahlzeiten beginnen bereits vor dem Aufstehen), Akupressur P6 (Innenseite des Unterarms, 3 Querfinger oberhalb des Handgelenks);
- Stufe 3: Ingwer roh, Ingwer-Tee, Ingwerkapseln;
- Stufe 4: Vitamin B6 3-mal 10 mg/Tag, ergänzt durch Vitamin B12, Vitamin B1;
- Stufe 5: H1-Antagonist Meclozin (Peremesin) 4-mal 12,5 mg/Tag; H1-Antagonist Doxylamin 3-mal 12,5 mg/Tag (Doxylamin wird bezüglich Anwendung in der Schwangerschaft Gruppe 4 zugeordnet), Antemetikum Metoclopramid (MCP) 4-mal 10 mg/Tag, Psychopharmakon Promethazin (Atosil) 4-mal 12,5 mg/Tag;
- Stufe 6: Metoclopramid i. v. 1,2–1,8 mg/h plus Diphenhydramine 50 mg 6-stündlich oder: Droperidol 0,5–1 mg/h plus Diphenhydramine 25–50 mg 6-stündlich.

Prävention der Hyperemesis: Thiamin (Vitamin B1)-Supplementation bei prolongiertem Schwangerschaftserbrechen.

Anwendungsbeschränkungen: hohe Dosierungen vermeiden.

Für die Praxis: Ingwer ist Mittel der 1. Wahl.

Fazit und Kategorisierung aus klinischer Sicht:
- Kategorie 1 = kein Verdacht auf embryotoxische oder teratogene Effekte aus klinischer Sicht; z. T. wenig klinische Erfahrungen;
- Grundsätzlich ist zu beachten: strenge Indikationsstellung; Rote Liste Gr. 4, Dimenhydranat (Vomex A®) kontraindiziert in den letzten Schwangerschaftswochen.

Literatur:

1. Briese V, Bolz M, Reimer T: Krankheiten in der Schwangerschaft. De Gruyter Verlag, 2010.
2. Rote Liste 2009; Verlag Rote Liste® Service GmbH, Frankfurt/Main.

Antiepileptika

66 % der Epileptikerinnen nehmen während der Schwangerschaft keine Antiepileptika ein (Veiby et al. 2009). Verglichen mit Nicht-Epileptikerinnen gibt es bei Epileptikerinnen und Einnahme von Antiepileptika während der Schwangerschaft signifikant häufiger unerwünschte Ereignisse, wie z. B. Frühgeburt, vermehrt Geburtsgewichte <2.500 g, Kopfumfang <2,5. Perzentile, niedrige Apgarwerte (Harden et al. 2009a, b, c).
Erhöhte Fehlbildungsraten gab es in einer retrospektiven Populationsstudie nur bei Anwendung von Valproinsäure (5,6 %) und bei Polytherapien (6,1 %). In der Monotherapie werden gegenwärtig am häufigsten Carbamazepin, Valproat (besser vermeiden!) und Lamotrigin angewandt (Mawer et al. 2010).

Fehlbildungsraten:
* Valproinsäure: 11,3 %;
* Lamotrigin: 5,4 %;
* Carbamazepin: 3,0 %.

Antikonvulsiva und Risiken

Carbamazepin (Finlepsin®, Carbamazepin STADA®, Tegretal®, Timonil®): Neuralrohrdefekte, Herzfehler, Fehlbildungen des urogenitalen Systems, Veränderungen an den Augenbrauen, verbreiterter Nasenrücken;

Benzodiazepine (Clobazam, Frisium®; Clonazepam, Rivotril®; Diazepam, Valium®; Lorazepam, Tavor®): Führen nicht sicher zu Fehlbildungen. Berichtet wird über Anpassungsstörungen, Floppy Infant. Benzodiazepine sind in erster Linie Notfallmedikamente; geeignet für das 1. Trimester;

Valproinsäure (Convulex®, Ergenyl®, Leptilan®, Orfiril®): Neuralrohrdefekte, Herzfehlbildungen, Lippen-Kiefer-Gaumenspalten, Extremitäten-Fehlbildungen (Jentink et al. 2010a). Hinweise auf mögliche Entwicklungsverzögerung liegen vor. Das Fehlbildungsrisiko für Valproinsäure wird höher eingeschätzt als dasjenige für Carbamazepin, Phenytoin und Lamotrigin. Sekundärer L-Carnitinmangel (L-Carnitin = β-Hydroxy-g-N-Tri--N-Trimethylaminobutyrat) durch Valproinsäure. Während der Schwangerschaft sinken die L-Carnitin-Spiegel zusätzlich ab. L-Carnitin ist eine Schlüsselsubstanz für die Fettverbrennung, erhöht die Insulinsensitivität, wirkt immunstimulierend und reduziert oxidativen Stress.
* Fetales Valproat-Syndrom: u. a. fetale Wachstumsrestriktion, NTD, Anencephalus, bilaterale inguinale Hernie, Herzfehler, Gesichtsdysmorphien (z. B. schmale Ober- und wulstige Unterlippe) (Ornoy 2009, Zaki et al. 2010). Reduktion des Fehlbildungsrisikos durch Dosierungen ≤800 mg/Tag. Folsäure vermindert nicht das Spina-bifida-Risiko bei Valproat-exponierten Feten (Jentink et al. 2010b);
* Postnatale Entwicklung: Valproinsäure in der Schwangerschaft vermindert signifikant den IQ der Kinder (NEAD-Studie; Bromley et al. 2009, Meador et. al. 2009);
* „Valproinsäure sollte bei Frauen im gebärfähigen Alter nicht angewandt werden." (C. Schaefer, Deutsches Ärzteblatt 2010; 107: B1349).
* Ausnahme-Indikation: therapierefraktäre schwere Formen der Epilepsie. Einnahmen in der Schwangerschaft sind keine Abbruchindikation; 90 % der Valproat-exponierten Neugeborenen unauffällig.

Babiturate (Phenobarbital, Phenaemal®; Primidon, Mylepsinum®): Atemdepression, Entzugssymptome, Herzfehler, kleinere Gesichtsfehlbildungen, Entwicklungsverzögerungen, Antriebsschwäche des Neugeborenen.

Ethosuximid (Suxinutin®): Lippen-Kiefer-Gaumenspalten.

Phenytoin (Phenhydan®): Herzfehler, Lippen-Kiefer-Gaumenspalten, kleinere Gesichtsfehlbildungen, Fehlbildungen an Händen und Fingern, vermehrt small-for-gestational-age (SGA)-Neugeborene.

Lamotrigin (Lamictal®, Lamotriax®): Fehlbildungsrate etwa 4 %, Kombination von Lamotrigin und Valproinsäure erhöht Fehlbildungsrisiko, z. B. des Zentralnervensystems und Verdauungsapparates.

Gabapentin (Neurontin®), Topiramat (Topamax®), Levetiracetam (Keppra®), Tiagabin (Gabitril®), Pregabalin (Lyrica®), Zonisamid (Zonegran®): bisherige Erfahrungen unzureichend.

Topiramat (Topamax®) in der Schwangerschaft: mit Ausnahme von Lippenkiefergaumenspalten Missbildungsrisiko gering; geeignet für Monotherapie in der Schwangerschaft. Zunahme der Fehlbildungen bei Polytherapie (Fehlbildungsrate etwa 7 %).

Lacosamid (Vimpat®): Zusatztherapie zur Behandlung von partiellen Anfällen seit 2009 (Schweiz); Dosierungen 400–600 mg/Tag. Erfahrungen für die Schwangerschaft liegen nicht vor (Chong und Bazil 2009, Chung 2010 und Chung et al. 2010).

Therapie der generalisierten Epilepsie:
- Mittel der 1. Wahl: Valproinsäure 1.200–1.800 mg/Tag p. o., wenn möglich niedrige Dosis 800 mg/Tag;
- Mittel der 2. Wahl: Ethosuximid, Suxilep® (bei Absencen) 15–30 mg/kg Körpergewicht/Tag; Phenobarbital/Primidon, Myelepsinum® (bei Impuls-Petit-Mal) 0,75–1,5 g/Tag; Phenobarbital/Primidon oder Carbamazepin (400–1.200 mg/Tag) und Phenytoin 100–300 mg/Tag (bei Aufwach-Grand-Mal).

Therapie der fokalen Epilepsie:
- Mittel der 1. Wahl: Carbamazepin 400–1.200 mg p. o./Tag, vorzugsweise als Retardpräparat;
- Mittel der 2. Wahl: Phenytoin 100–300 mg/Tag, Phenobarbital/Primidon, Myelepsinum® 0,75–1,5 g/Tag, Valproinsäure 1200–1.800 mg/Tag p. o.;
- Mittel der 3. Wahl sind neuere Antiepileptika; Lamotrigin 100–200 mg/Tag, Gabapentin 900–2400 mg/Tag, aufgeteilt auf 3 Einzeldosen.
- Stillperiode: Primidon und Levetiracetam gehen in klinisch relevanten Konzentrationen in die Muttermilch über. Der Muttermilch-Transfer von Valproat, Phenobarbital, Phenytoin und Carbamazepin ist dagegen nur gering.

Fazit und Kategorisierung aus klinischer Sicht:
- Kategorie 3 = embryotoxisches und/oder teratogenes Risiko; mütterliches Erkrankungsrisiko bestimmt die Indikation; bereits präkonzeptionell 5 mg Folsäure/Tag substituieren. Valproat nicht im gebärfähigen Alter anwenden; 12-fach erhöhtes Risiko für Spina bifida; P2;

- P1 = Pränatalfaktor: perinatal: neonatale Anpassungsstörungen möglich; erhöhtes Risiko für Hämorrhagien möglich; neonatale Vitamin K-Prophylaxe;
- P2 = Postnatalfaktor: Valproinsäure: signifikante IQ-Verminderung der Kinder;
- Stillen = möglich bei Monotherapien (ggf. Konsultation des Instituts für Embryotoxikologie).

Die Gefahr einer Schädigung des Kindes durch rezidivierende generalisierte tonisch-klonische Krampfanfälle überwiegt das Fehlbildungsrisiko, hervorgerufen durch Antikonvulsiva. Empfehlung: Präkonzeptionelle Optimierung der Medikation. Antikonvulsiva in der Schwangerschaft nicht absetzen. Valproinsäure sollte im 1. Trimester bzw. bereits präkonzeptionell vermieden werden (stärkstes Teratogen unter den Antiepileptika). Ein wesentliches Element der Prävention ist die Folsäure-Prophylaxe; ggf. Vitamin K (1–10 mg).

Literatur:

1. Bromley RL, Baker GA, Meador KJ: Cognitive abilities and behaviour of children exposed to antiepileptic drugs in utero. Curr Opin Neurol. 2009; 22: 162–166.
2. Chong DJ, Bazil CW: Update on anticonvulsant drugs. Curr Neurol Neurosci Rep. 2010; 10: 308–318.
3. Chung SS: Lacosamide: new adjunctive treatment option for partial-onset seizures. Expert Opin Pharmacother. 2010; 11: 1595–1602.
4. Chung SS, Sperling MR, Biton V, Krauss G, Hebert D, Rudd GD, Doty P; SP754 Study Group: Lacosamide as adjunctive therapy for partial-onset seizures: a randomized controlled trial. Epilepsia. 2010; 51: 958–967.
5. Harden CL, Hopp J, Ting TY, Pennell PB, French JA, Allen Hauser W, Wiebe S, Gronseth GS, Thurman D, Meador KJ, Koppel BS, Kaplan PW, Robinson JN, Gidal B, Hovinga CA, Wilner AN, Vazquez B, Holmes L, Krumholz A, Finnell R, Le Guen C: American Academy of Neurology; American Epilepsy Society. Management issues for women with epilepsy-Focus on pregnancy (an evidence-based review): I. Obstetrical complications and change in seizure frequency: Report of the Quality Standards Subcommittee and Therapeutics and Technology Assessment Subcommittee of the American Academy of Neurology and the American Epilepsy Society. Epilepsia. 2009a; 501229–1236.
6. Harden CL, Meador KJ, Pennell PB, Hauser WA, Gronseth GS, French JA, Wiebe S, Thurman D, Koppel BS, Kaplan PW, Robinson JN, Hopp J, Ting TY, Gidal B, Hovinga CA, Wilner AN, Vazquez B, Holmes L, Krumholz A, Finnell R, Hirtz D, Le Guen C: American Academy of Neurology; American Epilepsy Society: Management issues for women with epilepsy-Focus on pregnancy (an evidence-based review): II. Teratogenesis and perinatal outcomes: Report of the Quality Standards Subcommittee and Therapeutics and Technology Subcommittee of the American Academy of Neurology and the American Epilepsy Society. Epilepsia. 2009b; 50: 1237–1246.
7. Harden CL, Meador KJ, Pennell PB, Hauser WA, Gronseth GS, French JA, Wiebe S, Thurman D, Koppel BS, Kaplan PW, Robinson JN, Hopp J, Ting TY, Gidal B, Hovinga CA, Wilner AN, Vazquez B, Holmes L, Krumholz A, Finnell R, Hirtz D, Le Guen C: American Academy of Neurology; American Epilepsy Society: Practice parameter update: management issues for women with epilepsy–focus on pregnancy (an evidence-based review): teratogenesis and perinatal outcomes: report of the Quality Standards Subcommittee and Therapeutics and Technology Assessment Subcommittee of the American Academy of Neurology and American Epilepsy Society. Neurology. 2009c; 73: 133–141.

8. Jentink J, Loane MA, Dolk H, Barisic I, Garne E, Morris JK, de Jong-van den Berg LT: EURO-CAT Antiepileptic StudyWorking Group: Valproic acid monotherapy in pregnancy and major congenital malformations. NEJM 2010a; 362: 2185–2193.
9. Jentink J, Bakker MK, Nijenhuis CM, Wilffert B, de Jong-van den Berg LT: Does folic acid use decrease the risk for spina bifida after in utero exposure to valproic acid? Pharmacoepidemiol Drug Saf. 2010b; 19: 803–807.
10. Mawer G, Briggs M, Baker GA, Bromley R, Coyle H, Eatock J, Kerr L, Kini U, Kuzmyshcheva L, Lucas SB, Wyatt L, Clayton-Smith J: Liverpool & Manchester Neurodevelopment Group: Pregnancy with epilepsy: Obstetric and neonatal outcome of a controlled study. Seizure. 2010; 19: 112–119.
11. Meador KJ, Baker GA, Browning N, Clayton-Smith J, Combs-Cantrell DT, Cohen M, Kalayjian LA, Kanner A, Liporace JD, Pennell PB, Privitera M, Loring DW: NEAD Study Group: Cognitive function at 3 years of age after fetal exposure to antiepileptic drugs. N Engl J Med. 2009; 360: 1597–1605.
12. Schaefer C, Spielmann H, Vetter K: Arzneiverordnung in Schwangerschaft und Stillzeit. 7. Auflage, Urban & Fischer, 2006.
13. Ornoy A: Valproic acid in pregnancy: how much are we endangering the embryo and fetus? Reprod Toxicol. 2009; 28: 1–10.
14. Veiby G, Daltveit AK, Engelsen BA, Gilhus NE: Pregnancy, delivery, and outcome for the child in maternal epilepsy. Epilepsia. 2009; 50: 2130–2139.
15. Zaki SA, Phulsundar A, Shanbag P, Mauskar A: Fetal valproate syndrome in a 2-month-old male infant. Ann Saudi Med. 2010; 30: 233–235.

Antihämorrhagika

In der Geburtshilfe werden nachfolgend aufgeführte Präparate in besonderen Fällen verwendet.

Protamin:
- Antidot zum unfraktionierten Heparin;
- Protamin Valeant 1.000 I. U./ml/5000 I. U./ml; Dosierung 1.000–5.000 I. U. Lösung i. v.

Gerinnungsfaktor VIII → Hämophilie A (Therapie und Prophylaxe):
- ADVATE 250 I. U./500 I. U./1.000 I. U./1500 I. U., Pulver und Lösungsmittel zur Herstellung einer Injektionslösung; auch 2.000 I. U./3.000 I. U. möglich; Dosierung entsprechend Schweregrad des Faktor-VIII-Mangels;
- Haemate® P 250/-500/-1.000; Prophylaxe und Therapie von Blutungen bei v.-Willebrand-Syndrom und Hämophilie A; Dosierung: v. Willebrand 40–80 I. E./kg Körpergewicht;: Hämophilie A 20–40 I. E./kg Körpergewicht.

Gerinnungsfaktor XIII → F XIII-Mangel:
- Fibrogammin® P 250/1.250 Trockensubstanz und Lösungsmittel; Dosierung 10 E/kg Körpergewicht;

Prothrombinkomplex → F II, VII, IX, X:
- PPSB-human SD/Nano 300/600;
- PPSB-Konzentrat S-TIM 4/600 Immuno.

Eptacog:
- NovoSeven® 1 mg (50 KIE)/2 mg (100 KIE)/5 mg (250 KIE) → besonders Indikation: schwere postpartale Blutungen.

Fazit: Bei Blutungen post partum sind Fibrinogen, PPSB und NovoSeven® Mittel der Wahl.

Literatur:

1. Rote Liste 2009; Verlag Rote Liste® Service GmbH, Frankfurt/Main.

Antihypertonika

Bewährte Antihypertonika in der Schwangerschaft sind Methyldopa (z. B. Presinol®), Dihydralazin (z. B. Nepresol®) und mit Einschränkungen Betablocker (Betarezeptorenblocker) und Calciumkanalblocker. Diuretika sind ungeeignet. In akuten Situationen ist Urapidil (alpha-Rezeptorenblocker, z. B. Ebrantil®) Mittel der 1. Wahl. Kontraindiziert sind Clonidin, ACE-Hemmer, AT1-Rezeptorenblocker (z. B. Eprosartan).

Antihypertensive Therapie in der Schwangerschaft:
- antihypertensive Therapie ab 170/110 mm Hg;
- α-Methyldopa: Medikament der 1. Wahl; Nifedipin und Betablocker wie Metoprolol (2. Wahl);

Tab. 13: In der Schwangerschaft geeignete Antihypertonika.

Wirkstoff	Präparat	Dosierungen	Besonderheiten
Methyldopa	Dopegyt® Tabletten 250 mg	3-mal 1 Tablette	Wirkungseintritt nach 24 h; Wirkungsverminderung durch Indometacin; paradoxe Hypertonie durch Komb. mit Betablockern; einschleichende Dosierung; Kombination mit Dihydralazin möglich
	Methyldopa STADA® 250 mg Film-Tabletten	maximal Dosierung 2000 mg (4-mal 2 Tabletten)	
	Presinol® mite/Presinol®/-500 Film-Tabletten	250–2000 mg/Tag	
Dihydralazin	Depressan® Tabletten 25 mg	0,5–2-mal 1 Tablette (50 mg)	Kombination mit Betablockern möglich; Anwendung bei nephrogener Hypertonie
	Nepresol®/-forte Tabletten 25/50 mg	TMD 100 mg	
	Nepresol® Inject 25 mg/Ampulle	12,5–25 mg i. m. 6,25–12,5 mg Lösung i. v./2 min; Infusion 100 mg/24 h	
Nifedipin	Adalat Eins 30 mg/-60 mg Retard	30–60 mg/Tag	keine Kombination mit Grapefruit; Rebound-Effekt nach plötzlichem Absetzen
	Corinfar® uno 40 Retard	40 mg/Tag	
Betarezeptoren-Blocker; Metoprolol	Metoprolol-Z AL 50 Retard/-100 Retard/-200 Retard; MetoHEXAL®	50–200 mg/Tag	kontraindiziert bei Psoriasis, Bradykardie <45/min; Wirkungsverstärkung durch Antihistaminika und Chinin
	Metoprolol NOK Sandoz® 95 mg/-190 mg Retard	95–190 mg/Tag	
Betarezeptoren-Blocker; Metoprolol und Hydrochlorothiazid	Beloc-Zok® comp Retard 95 mg; mite 47 mg	TMD 2 Retard-Tabletten	vermindert Insulinwirkung

- Akutbehandlung: Nifedipin oder Urapidil;
- Eklampsieprophylaxe mit intravenösem Magnesiumsulfat (1 g/h) bei schwerer Präeklampsie.
- ambulante Erstbehandlung:
  - Nifedipin oral 5 mg, eventuell nach 20 Minuten Wiederholung; antikonvulsiver Schutz: 4g Magnesiumsulfat Lösung über 10–20 Minuten i. v. (5–10 mg Diazepam i. v. sind 2. Wahl); Cave: RR-Abfälle bei Kombination Nifedipin/Magnesium;
  - bei Blutdruckmonitoring (Notfallambulanz!) auch möglich: Urapidil 6,25 mg i. v. (alpha1-Rezeptorenblocker).
- klinische Fortsetzung:
  - Infusion (10 Ampullen = 250 mg Urapidil in 500 ml NaCl-Lösung), 20 ml/h (Dosierung an Blutdruck anpassen), ggf. Bolusinjektion: 12,5–25 mg über 2–5 Minuten; diastolischer Zielwert 80–100 mmHg, eventuell Boluswiederholung, frühesten nach 5 Minuten; Maximaldosis: 400 mg/2 h.

Notfalltherapie:
- Urapidil i. v. (6,25–12,5 mg); Nifedipin s. l. (5 mg); Dihydralazin i. v. (5 mg);
- Nitroprussid-Natrium (nipruss®): stärkste antihypertensive Substanz; Einschleichen mit 0,2 µg/kg/min; steigern alle 3–5 Minuten bis ca. 10 µg/kg/min; Maximaldosis 1,0–1,5 mg/kg.

- weitere Maßnahmen:
  - Hämodilution bei nachgewiesener Hämokonzentration: Infusion von täglich 500 ml Hydroxyäthylstärke 10 % über 4 Stunden plus Elektrolytlösung (Verhältnis 1:1);
  - Lungenödem: Furosemid 10–20 mg i. v., ggf. höhere Dosis;
  - Analgetische Therapie: Dolcontral (1–2-mal 25–50 mg sub partu);
  - Periduralanästhesie (PDA);
  - Induktion der fetalen Lungenreife mit Glukokortikoiden; kontraindiziert bei abnormer Wasserretention; Gefahr des akuten Lungenödems.

Eklampsie:
- Freihalten der Atemwege, Seitenlagerung, Sauerstoffgabe;
- Therapie der 1. Wahl: Magnesiumsulfat i. v.; 4–6 g/20 Minuten; Erhaltungsdosis 1–2 g/h (siehe Abb. 1);
- Monitoring: Magnesiumspiegel 2 (–3) mmol/l, Reflexstatus positiv (Prüfe Armreflexe bei Periduralanästhesie!), Pulsoxymetrie, Atemfrequenz >16 (14)/min; therapeutische Magnesiumspiegel korrelieren invers mit dem mütterlichen Body-Mass-Index (BMI);
- Therapie der 2. Wahl: Diazepam, Phenytoin, Distraneurin
  - Diazepam (z. B. Valium®) 10–30 (40) mg Lösung (!) i. v., Wiederholung nach 3–4 h (Tagesmaximaldosis 120 mg);
  - Phenytoin (Epanutin®, Phenhydan®): 3–4-mal 1 Ampulle = 250 mg sehr langsam i. v.;
  - Nebenwirkungen: Asystolie, Kammerflimmern;
  - Distraneurin®: initial 50–100 ml (maximal 1.500 ml/Tag);

```
┌─────────────────────────────────┐
│ Therapie des eklamptischen Anfalls │
│ mit Magnesiumsulfat              │
└─────────────────────────────────┘
              │
              ▼
┌─────────────────────────────────┐
│ initial Magnesiumsulfat i. v.    │
│ 4–6 g / 20 min                   │
└─────────────────────────────────┘
              │
              ▼
┌─────────────────────────────────┐
│ Magnesiumsulfat                  │
│ Erhaltungsdosis: 1–2 g/h         │
└─────────────────────────────────┘
              │
              ▼
┌─────────────────────────────────┐
│ Monitoring: Magnesiumspiegel     │
│ 2 (–3) mmol / l                  │
└─────────────────────────────────┘
```

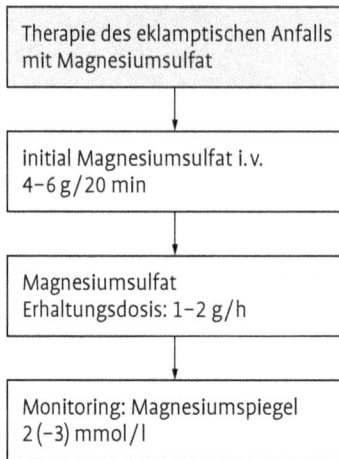

Abb. 1: Primärtherapie der Eklampsie mit Magnesiumsulfat (Initiation, Erhaltung, Überwachung); Magnesiumspiegel korrelieren invers mit dem maternalen BMI

- Entbindung nach einem eklamptischen Anfall indiziert;
- Therapieeffekt mit Magnesiumsulfat unzureichend: Diazepam 10 mg Lösung i. v. in 0–15 minütigen Abständen;
- Cave: Magnesiumsulfat-Toxizität bei einem Magnesium-Plasmaspiegel von 4–5 mmol/l; >12 mmol/l → Herzstillstand;
- Blutdrucksenkung mit Urapidil (Ebrantil®) (6–24 mg/h), initiale Bolusinjektion mit 6,25–12,5 mg über 2–4 Minuten;
- kein Heparin bei aktiver Blutung oder Blutungsgefahr (Gerinnungsstatus!);
- Prävention: Intravenöse Magnesiumsulfat-Therapie (1 g/h) bei schwerer Präeklampsie reduziert Eklampsie-Risiko um 50 %.
- Geburtshilfe/Kreißsaal:
  - Entbindung: Nach Stabilisierung der Patientin (Überwindung des akuten Zustandes) – primäre Sectio caesarea; bei günstigen Voraussetzungen (Kopf Beckenmitte/Beckenboden) vaginale Entbindung möglich; Ergometrin/Oxytocin sind kontraindiziert. Veranlassung einer neurologischen Untersuchung nach 6 Wochen;
  - late postpartum-Eklampsie (LPE): Krampfanfälle >48 h post partum; 40 % der LPE ohne vorausgegangene Präeklampsie. Graeber et al. (2005) berichten über 2 LPE-Fälle 8 Tage post partum.

Fazit: Bewährte Antihypertonika in der Schwangerschaft sind Methyldopa (z. B. Presinol®), Dihydralazin (z. B. Nepresol®) und mit Einschränkungen Betablocker (Betarezeptorenblocker) und Calciumkanalblocker.

Literatur:

1. FischerT, Klockenbusch W, Rath W: Diagnostik und Therapie hypertensiver Schwangerschaftserkrankungen. Frauenarzt 2008; 49: 950–954.
2. Gimovsky ML, Guzman GM, Koscica KL, Nazir MA, Ross DE: Posterior reversible encephalopathy with late postpartum eclampsia and short-term memory loss: a case report. J Reprod Med 2010; 55: 71–74.

3. Ginzburg VE, Wolff B: Headache and seizure on postpartum day 5: late postpartum eclamp-sia. CMAJ 2009; 180: 425–426.
4. Graeber B, Vanderwal T, Stiller RJ, Werdmann MJ: Late postpartum eclampsia as an obstetric complication seen in the ED. Am J Emerg Med 2005; 23: 168–170.
5. Katz VL, Farmer R, Kuller JA: Preeclampsia into eclampsia: toward a new paradigm. Am J Obstet Gynecol. 2000; 182: 1389–1396.
6. Duley L: The global impact of pre-eclampsia and eclampsia. Semin Perinatol. 2009; 33: 130–137.
7. Small KR, Cannava M, Casey S, Jacques J: Tonic-clonic seizures in a postpartum patient: case report. Am J Crit Care 2010; 19: 307–305.

Antihypoglykämika

Insbesondere bei Typ-1-Diabetikerinnen kommt es im 1. Trimester häufiger zu hypoglykämischen Schocknähen, so dass Glucagon als Notfall-Antihypoglykämicum s. c./ i. m. selbständig (Notfall-Set) appliziert werden kann; Cave: schwerer hypoglykämischer Schock. Nach Glucagon-Applikation ist es empfehlenswert, Kohlenhydrate zur Prophylaxe sekundärer Hypoglykämien p. o. zu verabreichen. Glucagon ist ein Notfallpräparat in der Schwangerschaft.

- GlucaGen® Pulver und Lösungsmittel: Herstellung einer Injektionslösung;
- GlucaGen® HypoKit Pulver und Lösungsmittel: Herstellung einer Injektionslösung in einer Fertigspritze; 1 Fertigspritze enthält 1 mg Glucagon;
  - Dosierung: 1 mg bei Hypoglykämie;
  - Wechselwirkungen: Glucagon-Wirkungsverlust durch Indometacin möglich;
  - Hypoglykämie-Paradoxon → Glucagon kann Warfarin-Wirkung erhöhen;
  - Kontraindikation: Phäochromozytom.

Literatur:

1. Rote Liste 2009; Verlag Rote Liste® Service GmbH, Frankfurt/Main.

Antihypotonika

Indikation in der Schwangerschaft: orthostatische und hypotone Kreislaufstörungen; physiologisch in der Schwangerschaft; Cava-Kompressions-Syndrom möglich.

- Oxilofrin; Carnigen®/-forte Dragees/Tropfen; Dosierung 2–3-mal 2 Dragees/Tag; 3–6-mal 20 Tropfen/Tag (Doping-Warnhinweis!);
- Dihydroergotamin; Ergotam-CT 2,5 mg/-5,0 mg Retardkapseln; kontraindiziert im 1. Trimester; Rote Liste Gr. 1; Dosierung 1-mal 1–2 Kapseln/Tag (2-mal 2 Kapseln möglich); weitere Indikationen: Migräneprophylaxe, Veneninsuffizienz, Varikosis;
- Etilefrin; Thomasin®: kontraindiziert im 1. Trimester, strenge Indikationsstellung im 2. und 3. Trimester; klinische Erfahrungen liegen vor; keine Studien;
- Thomasin®-Tabletten; 2–3-mal 1 Tablette/Tag;
- Thomasin®-Tropfen; 2–3-mal 30 Tropfen/Tag.

Fazit: In den meisten Fällen handelt es sich um eine orthostatische Hypotonie. Antihypotonika sind in der Schwangerschaft kaum indiziert. Bei Hypotonie ist eine gesteuerte Periduralanästhesie sub partu möglich.

Literatur:

1. Rote Liste 2009; Verlag Rote Liste® Service GmbH, Frankfurt/Main.

Antikoagluantia

Heparine/Heparinoide

Niedermolekulare Heparine und Standardheparine sind für die Schwangerschaft und während der Stillzeit geeignet.

Niedermolekulare Heparine: Enoxaparin (Clexane); Reviparin (Clivarin®); Dalteparin (Fragmin®); Nadroparin (Fraxiparin); Tinzaparin (innohep®); Certoparin (Mono-Embo-lex®).

Standardheparine: Heparin-Calcium; Heparin-Natrium.
Standardheparine können bei längerfristiger Anwendung zur Osteoporose führen. *Sub partu* sollte die Dosierung ≤15.000 I. U. betragen. Die letzte Einschränkung gilt sowohl für niedermolekulare Heparine als auch für Standardheparine.

Fazit: Heparinprophylaxe und auch Heparintherapie sind während der gesamten Schwangerschaft und im Wochenbett möglich; *sub partu* sollte die Dosierung ≤15.000 I. U. betragen.

Therapiebeispiele

Zunahme des prokoagulatorischen Potenzials in der Schwangerschaft: Thromboseprophylaxe bei Risikogruppen.

Unfraktioniertes Heparin:
- Prophylaxe low dose 5.000 I. U. s. c. 2-mal/Tag;
- Prophylaxe intermediate dose 5.000 I. U. s. c. 2-mal/Tag (Anti-Xa-Spiegel 0,1–0,3 U/ml);
- Therapie s. c. alle 12 h bis (6 h post injectionem) aPTT im therapeutischen Bereich;

Low-molecular-weight Heparin (LMWH):
- Prophylaxe low dose
  - Enoxaparin 40 mg s. c.
  - Dalteparin 5.000 U s. c.
  - Tinzaparin 4.500 U od. 75 U/kg s. c.
- Prophylaxe intermediate dose
  - Enoxaparin 40 mg s. c.
  - Dalteparin 5.000 U s. c.
- Treatment dose
  - Enoxaparin 1 mg/kg 2-mal/Tag oder 1,5 mg/kg 1-mal/Tag;
  - Dalteparin 100 U/kg 2-mal/Tag oder 200 U/kg 1-mal/Tag;
  - Tinzaparin 175 U/kg s. c. 1-mal/Tag;

Rivaroxaban (Faktor-Xa-Hemmer): in der Schwangerschaft kontraindiziert.

Antiphospholipid-Syndrom: ASS plus NMH, (IgG), (Kortikoide).

Stent-Implantate: ASS plus NMH, (Clopidrogel).

Therapie der tiefen Beinvenenthrombose (TVT):

- niedermolekulare Heparine → (z. B. Enoxaparin; Clexane® 1 mg/kg 2-mal/Tag oder 1,5 mg/kg 1-mal/Tag oder Fondaparinux; Arixtra® 1-mal 7,5 mg s. c. über >5 Tage bis INR 2,0–3,0 bei einem Körpergewicht 50–100 kg; andernfalls 5 mg (<50 kg) bzw. 10 mg (>100 kg);
- i. v. unfraktioniertes Heparin: s. c. alle 12 h bis (6 h post injectionem) aPTT im therapeutischen Bereich;
- Fibrinolyse in der Schwangerschaft möglich → Streptokinase, Urokinase, Alteplase (rt-PA).

Bei Verdacht auf Thromboembolie: sofort Heparinisierung beginnen;

- 80 % der Embolien stammen aus den Becken- oder Beinvenen; besonders häufig aus den Unterschenkelvenen.
- Lysetherapie reduziert die Mortalität bei schweren Embolien um >50 %.
- Heparinisierung bei hämodynamisch stabilen Patienten mit Lungenembolie; gegenwärtig wird für die Lyse überwiegend Tissue-Plasminogen-Aktivator (TPA) verwendet.
- rt-PA = Alteplase = Plasminogen-Aktivator; Handelsname: i. v. Actilyse® 10|20|50: 10 bis 20 mg i. v. sofort; 80–90 mg über 1,5–2 h;
  - parallel: therapeutische Heparinisierung (initial 5000 I. E. als Bolus bereits vor Lysebeginn) plus ASS 100–300 mg;
  - Vorteil: geringer systemischer Effekt;
  - Erfahrungen für die Schwangerschaft: Fallberichte (Lonjaret et al. 2010);
  - Low-dose Infusion, prolongiert über 3 h mit rt-PA 25 mg/h bei Embolie nach 35 SSW (Biteker et al. 2010);
- Cava-Schirmfilter nur indiziert bei rezidivierenden Lungenembolien unter adäquater Antikoagulation;

Primärtherapie des Schlaganfalls im Wochenbett: mit rt-PA intraarteriell (Rønning et al. 2010).

Literatur:

1. Biteker M, Duran NE, Ozkan M: Successful treatment of massive pulmonary embolism in a pregnant woman, withlow-dose, slow infusion of tissue plasminogen activator. Turk Kardiyol Dern Ars. 2010; 38: 32–34.
2. Lonjaret L, Lairez O, Galinier M, Minville V: Thrombolysis by recombinant tissue plasminogen activator during pregnancy: a case of massive pulmonary embolism. Am J Emerg Med. 2010 Aug 2. [Epub ahead of print]
3. Rønning OM, Dahl A, Bakke SJ, Hussain AI, Deilkås E: Stroke in the puerperium treated with intra-arterial rt-PA. J Neurol Neurosurg Psychiatry. 2010; 81: 585–586.

Andere Heparine/Heparinoide

Zu den anderen Heparinen/Heparinoiden (Rote Liste) gehören die Arzneimittel Fibrezym® Injektionslösung und Orgaran® Injektionslösung.

Arzneimittel Fibrezym®: Wirkstoff Pentosanpolysulfat-Natrium; zur Thromboseprophylaxe indiziert. 1 Ampulle (0,5 ml Injektionslösung) enthält 50 mg Pentosanpolysulfat-Natrium. Antidot: Protaminsulfat.

Abbruchindikation bei Applikation im 1. Trimester: nein.

Stillperiode: kompatibel.

Langzeitrisiken: keine bekannt.

Nebenwirkungen: passagere Thrombozytopenie möglich. Selten: Thrombozytopenie Typ II (<100 Gpt/l bzw. <50% des Ausgangswertes). Thrombozytopenie Stunden bis 6–14 Tage nach Behandlungsbeginn möglich.

Therapieempfehlungen:
- Thromboseprophylaxe vor Sectio caesarea: 2 h präoperativ vor Operationsbeginn 50 mg (1 Ampulle) s. c.; 6 h postoperativ 1 weitere Ampulle s. c.;
- extreme Thromboemboliegefahr: 1 Ampulle 8-stündlich über 3 Tage.

Kontraindikationen: hämorrhagische Diathese, Thrombozytopenie.

Anwendungsbeschränkungen: mittlere und hohe Dosierung nur kurzfristig, nicht im 3. Trimenon bzw. peripartal.

Für die Praxis: Anwendung perioperativ empfohlen; am 2. Tag Kontrolle der Thrombozyten; Quick, PTT.

Fazit und Kategorisierung aus klinischer Sicht:
- Kategorie 1 = kein Verdacht auf embryotoxische oder teratogene Effekte aus klinischer Sicht; wenig klinische Erfahrungen; Rote Liste Gr. 4;
- Fibrezym ist in der Schwangerschaft entbehrlich.

Literatur:

1. ROTE LISTE® Service GmbH, Frankfurt/Main, 2010.

Arzneimittel Orgaran®: Wirkstoff Danaparoid; 1 Ampulle enthält Danaparoid-Natrium 750 Anti-Faktor-Xa-Einheiten (1.250 Anti-Faktor-Xa-Einheiten/ml); alternatives Antikoagulans in der Schwangerschaft bei Heparinunverträglichkeit. Danaparoid enthält Heparansulfate; in-vitro-Kreuzreaktionen mit Anti-Heparin-PF4-Antikörpern in bis zu 7% möglich.

Schwangerschaftskomplikationen: Blutungskomplikationen möglich. Bei erneutem Thrombozytenabfall bei HIT II-Schwangeren erfolgt die sofortige Umstellung auf Lepirudin. Unter der Therapie mit Danaparoid in der Schwangerschaft: Thromboembolie-Rezidive in ca. 10% möglich; Konsequenz:
- Dosiserhöhung des Danaparoids;
- überlappende Umstellung auf Vitamin-K-Antagonist;
- Umstellung auf Lepirudin.

Es liegen 2 Fallberichte über maternale Todesfälle im Zusammenhang mit einer Kaiserschnittentbindung vor; in einem Fall bestand eine Abruptio placentae, im anderen Fall erfolgte eine einmalige Danaparoid-Bolusgabe zur Thromboseprophylaxe unmittelbar vor einer Notfallsectio.

Fetale Risiken: erhöhte Abortrate (10%) möglich, plazentare Hämatome: fetale Hypoxie.

Abbruchindikation bei Applikation im 1. Trimester: nein.

Stillperiode: kompatibel

Langzeitrisiken: keine bekannt.

Indikationen: Thromboseprophylaxe, Thrombosetherapie; insbesondere bei nachgewiesener Heparin induzierter Thrombpzytopenie (HIT II).
Die häufigsten Anwendungen erfolgten bei:
- vorausgegangenen Thromboembolien;
- akuten Thromboembolien;
- venösen Thrombosen;
- Antiphospholipid-Syndrom.
Therapieempfehlungen:
- Thromboseprophylaxe: 750 Einheiten s. c. 1–3-mal pro Tag nach i. v. Loading-Dosis von 750 Einheiten Danaparoid;
- i. v. initial: 2.500 Einheiten plus kontinuierliche Infusion mit 400 Einheiten/h über 4 h plus 300 Einheiten/h über 4 h; ED: 150–200 Einheiten/h;
- angegebene Dosierungsschemata 1.000–7.500 Einheiten/Tag;
- Zeit zwischen Pausieren der Antikoagulation und Spontanentbindung (klinische Erfahrung): ca. 12–24 h;
- Zeit zwischen Pausieren der Antikoagulation und Sectio (klinische Erfahrung): ca. 6–48 h;
- kein Pausieren notwendig bei schweren Fällen bzw. besonderen Indikationen, z. B. Sinusvenenthrombose, Beinvenen- und Beckenvenenthrombose, Lungenembolie, Adipositas permagna;
- epidurale Anästhesie oder Spinalanästhesie möglich;
- Therapiefortsetzung post partum: Angaben variieren zwischen 4 Tagen und 10 Wochen (Median: 1 Woche); → Monitoring der Anti-Xa-Aktivität in jedem Fall! → 5 h nach subkutaner Applikation 1-mal/Woche.

Anwendungsbeschränkungen: Mittlere und hohe Dosierung nur kurzfristig, nicht im 3. Trimenon bzw. peripartal.

Für die Praxis: Danaparoid ist Mittel der 1. Wahl bei Heparin induzierter Thrombozytopenie und kann während der gesamten Schwangerschaft und im Wochenbett angewandt werden.

Fazit und Kategorisierung aus klinischer Sicht:
- Kategorie 1 = kein Verdacht auf embryotoxische oder teratogene Effekte aus klinischer Sicht. Erfahrungen beruhen auf der Zusammenstellung kasuistischer Erfahrungen.

Literatur:

1. Schindewolf M, Magnan HN, Lindhoff-Last E: Danaparoid in der Schwangerschaft bei Heparinunverträglichkeit. Hämostaseologie 2007; 27: 89–97.

Fondaparinux

Arzneimittel: Arixtra® 1,5 mg/0,3 ml Injektionslösung; d. h. jede Fertigspritze enthält 1,5 mg Fondaparinux-Natrium.

Fetale Risiken: keine bekannt

Abbruchindikation bei Applikation im 1. Trimester: nein.

Stillperiode: Vom Hersteller wird während der Behandlung vom Stillen abgeraten.

Langzeitrisiken: keine bekannt.

Besondere Indikationen: zur Prophylaxe venöser thromboembolischer Ereignisse (VTE) bei Patienten mit einem hohen Risiko thromboembolischer Komplikationen.
- Fondaparinux kann bei HIT (Heparin induzierte Thrombozytopenie)-Anamnese angewandt werden (Ekbatani et al. 2010) → Fondaparinux ist Mittel der 1. Wahl bei HIT-Anamnese (James 2007);
- Adipositas permagna (Nielly et al. 2010).

Kontraindikationen: renale Clearance <30 ml/min (Nielly et al. 2010).

Therapieempfehlungen: Die empfohlene Dosis beträgt 2,5 mg s. c./Tag z. B. 6 h postoperativ.

Anwendungsbeschränkungen: peripartal nicht anwenden.

Für die Praxis: indiziert bei rezidivierender Thrombophlebitis zur Prophylaxe thromboembolischer Komplikationen (Decousus et al. 2010). Fondaparinux gilt als alternative Therapiemöglichkeit in der Schwangerschaft und post partum bei drohenden bzw. schweren thromboembolischen Komplikationen (Hiwarkar et al. 2010, Knol et al. 2010).

Fazit und Kategorisierung aus klinischer Sicht: Es bestehen keine ausreichenden klinischen Erfahrungen; Tierstudien unzureichend. Fondaparinux sollte in der Schwangerschaft nur nach sorgfältiger Nutzen-Risiko-Bewertung angewandt werden. Fondaparinux geht bei Ratten in die Muttermilch über. Vom Stillen wird eher abgeraten; klinische Erfahrungen wurden noch nicht mitgeteilt.

Literatur:

1. Decousus H, Prandoni P, Mismetti P, Bauersachs RM, Boda Z, Brenner B, Laporte S, Matyas L, Middeldorp S, Sokurenko G, Leizorovicz A: CALISTO Study Group: Fondaparinux for the treatment of superficial-vein thrombosis in the legs. N Engl J Med. 2010; 23; 363: 1222–1232.
2. Ekbatani A, Asaro LR, Malinow AM: Anticoagulation with argatroban in a parturient with heparin-induced thrombocytopenia. Int J Obstet Anesth. 2010; 19: 82–87.
3. Hiwarkar P, Stasi R, Sutherland G, Shannon M: Deep vein and intracardiac thrombosis during the post-partum period in Behçet's disease. Int J Hematol. 2010; 91: 679–686.
4. James AH: Prevention and management of venous thromboembolism in pregnancy. Am J Med. 2007; 120 (Suppl 2): S26–34.

5. Knol HM, Schultinge L, Erwich JJ, Meijer K: Fondaparinux as an alternative anticoagulant the-rapy during pregnancy. J Thromb Haemost. 2010 May 21. [Epub ahead of print]
6. Nielly H, Bousquet A, Le Garlantezec P, Perrier E, Bohand-mal: Severe bleeding secondary to misuse of fondaparinux: a case report. J Thromb Thrombolysis. 2010; 29: 503–511.
7. http://www.ema.europa.eu/docs/de_DE/document.../WC500027746.pdf; aufgerufen am 27. 08. 2010.

Argatroban

Arzneimittel: ARGATRA® 100 mg/ml;

Indikation: Heparin induzierte Thrombozytopenie (HIT II).

Schwangerschaftskomplikationen: Blutungen.

Fetale Risiken: vorzeitige Lösung der Plazenta.

Abbruchindikation bei Applikation im 1. Trimester: nein.

Stillperiode: nicht kompatibel.

Langzeitrisiken: keine bekannt.

Nebenwirkungen: Blutungskomplikationen.

Vorteile/besondere Indikationen: peripartale Applikation möglich (Kasuistik bei Ek-batani et al. 2010), idiopathische thrombozytopenische Purpura (ITP) (Young et al. 2008).

Therapieempfehlungen: Argatroban Infusion 2 µg/kg/min; Infusionsraten zwischen 2–8 µg/kg/min; Kontrollparameter aPTT; Langzeitanwendung in der Schwangerschaft (z. B. 33–40 SSW) möglich; Aussetzen der Therapie 7 h vor Epiduralanästhesie (Ka-suistik bei Young et al. 2008).

Kontraindikationen: schwere Leberfunktionsstörungen.

Für die Praxis: Argatroban geeignet für komplizierte Fälle (Kasuistik bei Taniguchi et al. 2008) → akute massive Lungenembolie im 2. Trimester bei einer 35-jährigen Patientin mit einer sekundären Thrombozytopenie und Anämie aufgrund eines myelo-dysplastischen Syndroms.

Fazit und Kategorisierung aus klinischer Sicht:
• Kategorie 1 = kein Verdacht auf embryotoxische oder teratogene Effekte aus kli-nischer Sicht, nur Fallberichte.

Literatur:

1. Ekbatani A, Asaro LR, Malinow AM: Anticoagulation with argatroban in a parturient with heparin-induced thrombocytopenia. Int J Obstet Anesth. 2010; 19: 82–87.
2. Taniguchi S, Fukuda I, Minakawa M, Watanabe K, Daitoku K, Suzuki Y: Emergency pulmona-ry embolectomy during the second trimester of pregnancy: reportof a case. Surg Today. 2008; 38: 59–61.

3. Young SK, Al-Mondhiry HA, Vaida SJ, Ambrose A, Botti JJ: Successful use of argatroban during the third trimester of pregnancy: case report and review of the literature. Pharmacotherapy. 2008; 28: 1531–1536.

Lepirudin (Refludan®)

Arzneimittel: Hirudin, Produkt der Speicheldrüse des europäischen Blutegels (Hirudo medicinalis). Lepirudin ist ein rekombinantes Hirudin; Refludan®-Flasche 20 mg und 50 mg. Hirudin bindet sich nicht-kovalent an Thrombin und hemmt dessen prothrombotische Aktivität (direkte Thrombinwirkung). Zulassung als Antikoagulans bei Heparin-induzierter Thrombozytopenie.
- Heparin-induzierte Thrombozytopenie (HIT Typ II) → Bildung von Antikörpern gegen Heparin und Plättchenfaktor 4 als Komplex.
(http://www.infomed.org/pk_template.php?pkid=363–lit)

Abbruchindikation bei Applikation im 1. Trimester: nein.

Stillperiode: keine Aussagen möglich; Chapman et al. (2008) empfehlen im Wochenbett die Umstellung auf Warfarin; Abstillen!

Langzeitrisiken: keine bekannt.

Therapieempfehlungen:
- 0,4 mg/kg als i. v.-Bolus, danach 0,15 mg/kg/h kontinuierlich i. v. über 2–10 Tage;
- 1 mg/kg Körpergewicht 3-mal/Tag;
- 125 mg 2-mal/Tag;
- Therapie-Kontrolle durch aPTT-Bestimmungen.

Anwendungsbeschränkungen: mittlere und hohe Dosierung nur kurzfristig, nicht im 3. Trimenon bzw. peripartal.

Für die Praxis: Mittel der 2. Wahl bei Heparin induzierter Thrombozytopenie (HIT II).

Fazit und Kategorisierung aus klinischer Sicht:
- Kategorie 1 = kein Verdacht auf embryotoxische oder teratogene Effekte aus klinischer Sicht; sehr wenig klinische Erfahrungen; Fallberichte (Furlan et al. 2006).

Literatur:

1. Chapman ML, Martinez-Borges AR, Mertz HL: Lepirudin for treatment of acute thrombosis during pregnancy. Obstet Gynecol. 2008; 112: 432–433.
2. Furlan A, Vianello F, Clementi M, Prandoni P: Heparin- induced thrombocytopenia occurring in the first trimester of pregnancy: successful treatment with lepirudin. A case report. Haematologica. 2006 Aug; 91(8 Suppl): ECR40.
3. Harenberg J, Jörg I, Bayerl C, Fiehn C: Treatment of a woman with lupus pernio, thrombosis and cutaneous intolerance to heparins using lepirudin during pregnancy. Lupus. 2005; 14: 411–412.
4. Karow T: Allgemeine und spezielle Pharmakologie und Toxikologie. 17. Auflage, 2009 by Thomas Karow.

Bivalirudin (Angiox®)

Gegenüber Lepirudin und Argatroban hat Bivalirudin einige pharmakologische Vorteile (Warkentin und Greinacher 2004):

- kurze HWZ,
- enzymatischer Metabolismus,
- geringe Immunogenität,
- geringe INR-Prolongation.

Fazit: keine Fallberichte für die Schwangerschaft bekannt.

Literatur:

1. Warkentin TE, Greinacher A: Heparin-induced thrombocytopenia: recognition, treatment, and prevention: the Seventh ACCP Conference on Antithrombotic and Thrombolytic Therapy. Chest. 2004; 126(3 Suppl): 311S–337S.

Vitamin-K-Antagonisten (Cumarin-Derivate)

Phenprocoumon → Falithrom®, Marcumar®, Marcuphen®, Phenpro AbZ, Phenpro-gamma, Phenpro Ratiopharm.

Warfarin → Coumadin®.

Rote Liste: kontraindiziert; Ausnahme: absolute Indikation zur Antikoagulation bei lebensbedrohlicher Heparin-Unverträglichkeit; Alternativen: Lepirudin, Argatroban (Lepirudin > Argatroban bezüglich Embolie-Protektion).

Fetale Risiken: Hämorrhagien, Fehlbildungen (Warfarin-Syndrom); erhöhtes Fehlbildungsrisiko nicht eindeutig erkennbar.

Kontrazeption: bis 3 Monate nach Therapie.

Fazit: Cumarin-Derivate haben aufgrund anderer Alternativen keine Bedeutung für die Schwangerschaft (Richter und Rath 2007, Kujovich 2006). Post partum ist deren Anwendung möglich; Abstillen ist notwendig. Bei Patientinnen mit Herzklappenprothesen ist eine durchgehende Therapie mit Cumarin-Derivaten in der Schwangerschaft vertretbar. Ein Schwangerschaftsabbruch bei „versehentlicher" Medikation ist nicht indiziert (Schaefer et al. 2006).

Literatur:

1. Kujovich JL: Prothrombin Thrombophilia. In: Pagon RA, Bird TC, Dolan CR, Stephens K, editors. GeneReviews. Seattle (WA): University of Washington, Seattle; 2006 Jul 25.
2. Richter ON, Rath W: Thromboembolische Erkrankungen in der Schwangerschaft. Z Geburtshilfe Neonatol. 2007; 211: 1–7.
3. ROTE LISTE® Service GmbH, Frankfurt/Main, 2010.
4. Schaefer C, Spielmann H, Vetter K: Arzneiverordnung in Schwangerschaft und Stillzeit. 7. Auflage, Urban & Fischer, 2006.

Antimykotika

Antimykotika sind fungistatisch und fungizid wirkende Chemotherapeutika (chemisch heterogene Gruppe):

- Polyen-Antimykotika → Amphotericin B, Nystatin, Nystatin: sicherstes Präparat im 1. Trimester;
- Azol-Antimykotika → Imidazole: Clotrimazol, Ausnahme-Indikation im 1. Trimester;
- Azol-Antimykotika → Triazole: Fluconazol: orale Fluconazole gelten als Therapie der 2. Wahl. Es gibt Fallberichte zu Fehlbildungen im Zusammenhang mit Fluconazol. In diesen Fällen wurden jedoch Dosierungen ≥400 mg/Tag angewandt. Weitere Präparate sind Itraconazol, Voriconazol, Posaconazol. Eine Anwendung der Triazole in der Schwangerschaft bedarf einer Ausnahmeindikation.

Polyenderivate, Nystatin (Präparate):
- Adiclair® Vaginal-Tabletten, 1 Vaginal-Tablette enthält Nystatin 100.000 I. E., täglich 1–2 Vaginal-Tabletten über 6 Tage;
- Nystatin JENAPHARM® Ovula, 1 Ov. enthält Nystatin 200.000 I. E., 1 Ov. täglich über 6–10 Tage;
- Biofanal® Kombipackung;
- Nystatin „Lederle" Kombi.
- **Besondere Indikationen:**
- Oropharyngeale Candidiasis
  - Clotrimazol 10 mg 5-mal täglich;
  - Nystatin-Suspensio, Biofanal® Suspensionsgel, 3–6-mal täglich, in schweren Fällen alle 2 h je 1 g; Adiclair® Mundgel 1 g 4-mal täglich;
- Neonatale Candidiasis
  - Amphotericin B 1 mg/kg/Tag; maximal 3–5 mg/kg/Tag;
  - Echinokandin (semisynthetische Lipopeptide): Therapie der 2. Wahl; Caspofungin (Fallbericht; Lopes et al. 2010);
- Vulvovaginale Candidiasis
  - Nystatin 100.000 E Vaginal-Tabletten, 1 Tablette/Tag über 7–14 Tage; Clotrimazol 1% Creme 5 g intravaginal für 7–14 Tage;
- Kryptokokken-Meningitis
  - Amphotericin B 0,7 (0,5–0,75) mg/kg.

Tab. 14: Candida-„Lücken" (Resistenz wahrscheinlich).

Wirkstoff	Candida-„Lücke"
Fluconazol	glabrata, krusei
Itraconazol	glabrata, krusei
Voriconazol	glabrata
Posaconazol	glabrata
Amphotericin B	glabrata, krusei, lusitasiae

Fazit:
- Schwangerschaft: Amphotericin B (0,5–1,0 mg/kg/Tag): Therapie der 1. Wahl bei invasiver Candidiasis;
- Vulvovaginale Candidiasis, Nystatin: Therapie der 1. Wahl, systemische Therapie bei invasiven opportunistische Mykosen: Candidiasis, Cryptococcosis, Trichosporonosis, Aspergillose, Fusariose, Zygomykose; häufigster Keim ist Candida albicans; mütterliche Indikation steht im Vordergrund;
- Teebaumöl in der Schwangerschaft kontraindiziert;
- Aktuelle Guidelines für die Therapie der invasiven Candidiasis, der Mukosa-Candidiasis, der Candidämie bei Pappas et al. (2009).

Azole

Ausnahme-Indikation, kein Standard.

Arzneimittel: Triazole: Fluconazol, Itriconazol, Voriconazol, Posaconazol. Azole hemmen Cytochrom P450; geringe Aktivität gegen Candida glabrata und krusei.

Azol-Antimykotika, Imidazole (Präparate):
- Clotrimazol-CT 100 mg Vaginal-Tabletten, 1-mal 1 Vaginal-Tablette/Tag, ggf. plus Clotrimazol-CT 10 mg/g Vaginalcreme, Creme mit Appl.;
- Antifungol® Hexal® 3/-6 Kombi, 1-mal täglich an 3 aufeinanderfolgenden Abenden;
- Canaesten® GYN 1-Tages-Kombi;
- Canaesten® GYN 3-Tage-Kombi;
- Canaesten® GYN 6-Tage-Kombi;
- Canifug® Cremolum® 100/-200 Vaginalzäpfchen;
- Mykofungin® 3 Vaginal-Tabletten.

Fetale Risiken: Teratogenität unwahrscheinlich, keine Anwendung im 1. Trimester; Schwellendosis für Teratogenität 400 mg/Tag.

Abbruchindikation bei Applikation im 1. Trimester: nein.

Stillperiode: kompatibel.

Vorteile/besondere Indikationen: Einmaldosis 150 mg Fluconazol.

Therapieempfehlungen:
- Itraconazol: Therapie der 1. Wahl (unter den Azolen) bei Mukosa-Candidiasis; 3-mal täglich 200 mg p. o. über 3 Tage, danach 200 mg/Tag; oropharyngeale Candidiasis Itroconazol sol. 200 mg täglich;
- Voriconazol: Therapie der 2. Wahl; insbesondere indiziert bei invasiver Candidiasis, orale und parenterale Applikation möglich; Bioverfügbarkeit nach oraler Applikation >90%;
- Fluconazol, topisch: vulvovaginale Candidiasis, Einmaldosis 150 mg; rezidivierende Candida-Vulvovagintis mit hohem Krankheitswert: 150 mg pro Woche über 6 Monate; oropharyngeale Candidiasis 100–200 mg täglich;
- Hochdosis-Therapie (z. B. bei Kryptokokken-Meningitis): Amphotericin B 0,7 mg/kg plus Fluconazol 800 mg über 14 Tage täglich appliziert, gefolgt von Fluconazol allein 400–800 mg/Tag für 56 Tage (Cave: Fluconazol >400 mg/Tag: teratogen).

Fazit und Kategorisierung aus klinischer Sicht:
- Kategorie 3 = embryotoxisches und/oder teratogenes Risiko bei Fluconazol >400 mg/Tag im 1. Trimester.
- Azole: Teratogenität für Fluconazol (Dosierungen <400 mg/Tag), Itraconazol und Posaconazol wenig wahrscheinlich. Echinokadine: Teratogenität nicht bekannt; Datenlage unzureichend. Flucytosin: kontraindiziert, teratogen im Tierversuch; keine Abbruchindikation. Voriconazol: kontraindiziert, teratogen im Tierversuch; keine Abbruchindikation;
- Azole, topische: Clotrimazol: Therapie der 2. Wahl; im 1. Trimester nicht anwenden.

Antimykotika, weitere Indikationen:
- Fußpilz (Tinea pedis): Clotrimazol (z. B. Canaesten®), Canifug® Lösung 1 %, Clotrimazol-Pumpspray für Schuhe (Cloderm Liquid 1 %-Pumpspray); Hexaquart® S/- mit Fichtennadelduft, Lösung;
- Nagelmykosen (Onychomykosen): Clotrimazol (z. B. Canaesten®), Canaesten® Extra Nagelset Salbe (RL Gr. 5 aufgrund unzureichender Erfahrungen);
- Intestinale Mykosen: Nystaderm Film-Tabletten (500.000 E), 3-mal täglich 1–2 Tabletten;
- Hautpilz (Dermatophytosen): Trichophyton rubrum (häufigster Erreger), Malatessia furfur (Pityriasis versicolor), Pityrosporum ovale: Moronal® Salbe (1 g = Nystatin 100.000 E) für lokale Anwendung; Batrafen® Creme (Cicloprox-Olamin 10 g, RL Gr. 1); Ciclocutan Lsg. (RL Gr. 4); Nizoral® 2 % Creme (Ketoconazol); Daktar® 2 % Creme (keine Resorption bei lokaler Anwendung); Lamisil® 250 mg Tablette, täglich 1 Tablette mit reichlich Flüssigkeit (RL Gr. 4); Myconormin 250 mg Tablette, täglich 1 Tablette mit reichlich Flüssigkeit (RL Gr. 4);
- Dermatitis (Pruritus, „Wolf"): Multilind® Heilsalbe mit Nystatin, Mykoderm® Heilsalbe, MYKUNDEX® Heilsalbe, Nystatin Holsten Softpaste, Oleum Zinci oxidati cum Nystatino SR, Baycuten® HC Creme (Cotrimazol), Imazol® comp Creme (nur 1 Woche Anwendung), Antifungol® Hexal® Heilpaste (Cotrimazol plus Zinkoxid), Infectosoor Zinksalbe (Miconazolnitrat plus Zinkoxid; Miconazol nur 2. Wahl), Fungidexan® Salbe (Clotrimazol plus Harnstoff);
- Seborrhoische Dermatitis, Pityriasis versicolor: Waschlösungen mit Selendisulfid (z. B. Selsun®) im 2. und 3. Trimester möglich.

Literatur:

1. Briggs GG, Freeman RK, Yaffe SJ: Drugs in Pregnancy and lactation. Lippincott, Wolters Kluwer/Williams & Wilkins, Philadelphia 2008, ISBN-13: 978-0-7817-7876-3.
2. Briese V, Bolz M, Reimer T: Krankheiten in der Schwangerschaft. De Gruyter Verlag, 2010.
3. Lopes A, Rocha G, Vilan A, Guedes MB, Guimaryes H: Successful caspofungin treatment of invasive refractory candidiasis in the extremely low birthweight neonate. Acta Med Port. 2010; 23: 719–722.
4. Pappas PG, Kauffman CA, Andes D, Benjamin DK Jr, Calandra TF, Edwards JE Jr, Filler SG, Fisher JF, Kullberg BJ, Ostrosky-Zeichner L, Reboli AC, Rex JH, Walsh TJ, Sobel JD: Infectious Diseases Society of America: Clinical practice guidelines for the management of candidiasis: 2009 update by the Infectious Diseases Society of America. Clin Infect Dis. 2009 1; 48: 503–535.
5. ROTE LISTE® Service GmbH, Frankfurt/Main, 2010.
6. http://www.pharmawiki.ch; aufgerufen am 11. 08. 2010.

Antiparasitäre Mittel – Externa

Nachfolgende Präparate sind für die Schwangerschaft geeignet:

Kokosöl:
- Indikation: Kopfläuse;
- Aesculo® Gel L (enthält Phenethylalkohol).

Crotamiton:
- Indikation: Scabies;
- Crotamitex® Gel/Lotion/Salbe; Dosierung 1-mal pro Tag dünn auftragen über 3–5 Tage;
- Eraxil® Creme/Lotion; Dosierung 1-mal pro Tag dünn auftragen über 3–5 Tage.

Pyrethrum:
- Indikation: Kopfläuse, Filzläuse und Kleiderläuse;
- Goldgeist® forte Lösung; Rote Liste Gr. 2; Dosierung 45 Minuten Einwirkdauer.

Dimeticon/Cyclomethicon:
- Indikation: Kopfläuse;
- Jacutin® Pedicul Fluid; Dosierung 10 Minuten Einwirkdauer;
- EtoPril® Lösung; Dosierung 8–12 h Einwirkdauer;
- ITAX® Lotion gegen Kopfläuse; Dosierung 1 h Einwirkdauer.

Permethrin:
- Indikation: Scabies;
- Infectoscab 5% Creme; 1 g enthält Permethrin 50 mg; Rote Liste Gr. 4; Dosierung maximal 30 g.

Fazit: Mittel der 1. Wahl sind Kokosöl, Crotamiton und Dimeticon; Mittel der 2. Wahl Pyrethrum; strenge Indikationsstellung für Permethrin. Permethrin ist effektiver als Pyrethrum.

Literatur:

1. Rote Liste 2009; Verlag Rote Liste® Service GmbH, Frankfurt/Main.
2. Schaefer C, Spielmann H, Vetter K: Arzneiverordnung in Schwangerschaft und Stillzeit. 7. Auflage, Verlag Urban & Fischer, 2006.

Antiphlogistika

Nachfolgend aufgeführte Präparate können in der Schwangerschaft angewandt werden:

Pflanzliche Antiphlogistika

Pflanzliche Antiphlogistika können in der Schwangerschaft ggf. vor oder parallel zu einer Antibiotikatherapie angewandt werden, z. T. handelt es sich um alkoholische Extrakte. Embryotoxische Wirkungen bei kurzzeitiger Anwendung sind unwahrscheinlich; Studien gibt es nicht.

- **Bromelain-POS® (Magensaft resistente Tabletten):** strenge Indikationsstellung in der Schwangerschaft; Anwendung bei Entzündungen der Nasennebenhöhlen; Dosierung 2-mal 1 Tablette/Tag eine halbe Stunde vor der Mahlzeit; keine Anwendung bei gleichzeitiger Applikation von Antikoagulantien.
- **dontisanin® (Magensaft resistente Tabletten):** strenge Indikationsstellung in der Schwangerschaft; Anwendung bei Entzündungen der Nasennebenhöhlen; Dosierung 3-mal 4 Tabletten/Tag vor den Mahlzeiten.
- **Kamillin® Konzentrat Robugen Lösung:** Rote Liste Gr. 2; Stillen möglich; Anwendung bei Gastroenteritis, Dermatitis; Dosierung 3-mal 30 Tropfen/Tag: enthält Ethanol 48 Vol.-% (Auszugsmittel).
- **Proteozym® (Magensaft resistente Dragees):** 1 Dragee enthält Bromelain 45 mg; strenge Indikationsstellung in der Schwangerschaft; Anwendung bei Entzündungen der Nasennebenhöhlen, posttraumatische Schwellungen; Dosierung 3-mal 1–2 Dragee/Tag.
- **Traumanase® (Magensaft resistente Tabletten):** 1 Tablette enthält Bromelain 40 mg; strenge Indikationsstellung in der Schwangerschaft; Anwendung bei Entzündungen der Nasennebenhöhlen, posttraumatische Schwellungen; Dosierung 3-mal 1–2 Tabletten/Tag.
- **Wobenzym® mono (Magensaft resistente Tabletten):** 1 Dragee enthält Bromelain 133–178 mg; strenge Indikationsstellung in der Schwangerschaft; Anwendung bei Entzündungen der Nasennebenhöhlen, posttraumatische Schwellungen; Dosierung 2-mal 1 Tablette/Tag 0,5–1 h vor der Mahlzeit.
- **Wobenzym® N (Magensaft resistente Tabletten):** 1 Tablette enthält Enzyme aus Pankreas, Ananas, Papaya; strenge Indikationsstellung in der Schwangerschaft; Rote Liste Gr. 2; Anwendung bei Verdauungsstörungen, chronischen Entzündungen, Thrombophlebitis; Dosierung 3-mal 2 Tabletten/Tag.
- **Phlogenzym® (Magensaft resistente Tabletten):** 1 Tablette enthält Bromelain 90 mg, Trypsin 48 mg, Rutosid 100 mg; strenge Indikationsstellung in der Schwangerschaft; Rote Liste Gr. 2; Anwendung bei Verdauungsstörungen, chronischen Entzündungen, Thrombophlebitis; Dosierung 3-mal 2 Tabletten/Tag.
- **Erysidoron® 2 Tabletten:** 1 Tablette enthält Carbo Betulae 10 mg, Sulfur D1 20 mg; Anwendung bei subakuten und chronischen Entzündungen, auch bei Akne, Erysipel und ergänzend bei Mastitis; Dosierung 1–3-mal 1–2 Tabletten/Tag.
- **Phytodolor® Tinktur (alkoholische Frischpflanzenauszüge aus Zitterpappelrinde und -blättern, Goldrutenkraut, Eschenrinde):** strenge Indikationsstellung in der

Schwangerschaft; keine ausreichenden Erfahrungen; Anwendung bei Rheuma, Lumboischialgie, Neuralgien; Dosierung 3–4-mal 20–30 Tropfen/Tag.

Chemisch definierte Antiphlogistika

Reparil® 40 Madaus (Magensaft resistente Dragees); enthält u. a. Magnesiumstearat; Anwendung bei posttraumatischen Schwellungen, Hämorrhoiden; strenge Indikationsstellung in der Schwangerschaft; Dosierung 3-mal 1 Dragee/Tag.

Enzymhaltige Antiphlogistika

Aniflazym® Tabletten (Magensaft resistente Tabletten): 1 Tablette enthält Serrapeptase 5 mg; strenge Indikationsstellung in der Schwangerschaft; keine ausreichenden Erfahrungen; Anwendung bei Sinusitis, Zystitis; 3-mal 1–2 Tabletten/Tag nach den Mahlzeiten.

Homöopathika

- **Mercurius vivus naturalis D6:** Anwendung auch bei Gastroenteritis; Dosierung 1–3-mal 1 Tablette/Tag.
- **Propolisept® Urtinktur:** Schleimhautentzündungen der Atemwege und der ableitenden Harnwege, Zystitis; Dosierung: akut: maximal 2-stündlich 5–10 Tropfen; chronisch: 1–3-mal 5–10 Tropfen/Tag.
- **Echinacin® akut Madaus:** strenge Indikationsstellung in der Schwangerschaft; keine ausreichenden Erfahrungen; Anwendung zur supportiven Therapie entzündlicher Erkrankungen; Dosierung: akut: maximal 2-stündlich 5–10 Tropfen/Tag.
- **Febro-cyl L Ho-Len-Complex®:** strenge Indikationsstellung in der Schwangerschaft; Anwendung bei Atemwegsinfekten; Dosierung: akut: maximal 4-stündlich 5 Tropfen/Tag
- **Symphytum Tropfen Röwo:** Anwendung bei posttraumatischen Schwellungen; Dosierung 3–5-mal 15–25 Tropfen/Tag.
- **Trauma Hevert SL:** Anwendung bei posttraumatischen Schwellungen; Dosierung: akut: maximal 4-stündlich 1 Tablette.

Externa

- **Arnika-Salbe 30 %:** posttraumatische Wundbehandlung.
- **Arnikatinktur Hofmann's® Tinktur:** Anwendung bei Mundschleimhautentzündungen; zum Spülen 1 : 10 verdünnen.
- **Kammillin Extern Robugen®:** Voll- und Teilbad bei Haut- und Schleimhautentzündungen; Anwendung auch bei Vulvitis, Pruritus ani, bei analen Ekzemen und Fissuren; Rote Liste Gr. 2.
- **Kamillosan® Konzentrat:** Anwendung als Inhalat, Mundspülung, Waschlösung z. B. bei Atemwegsinfekten, Hautinfektionen, entzündliche Genital- und Analerkrankungen; Hämorrhoiden.
- **Varicylum®-S Salbe:** Anwendung bei Thrombophlebitis.

- **Alsol® Salbe:** posttraumatische Anwendung.
- **Chomelanum® Salbe:** Anwendung bei Muskelzerrungen, leichten Verbrennungen, Insektenstichen.
- **Essaven Gel Neu:** posttraumatische Anwendung.
- **Heparin AL Gel 30.000/-50.000:** enthält Erdnussöl (Allergie möglich); posttraumatische Anwendung.
- **Sportino® 60.000 Salbe:** posttraumatische Anwendung.
- **Gelum® Gel:** posttraumatische Anwendung.

Fazit: Pflanzliche Antiphlogistika können in der Schwangerschaft ggf. vor oder parallel zu einer Antibiotikatherapie angewandt werden. Für Gelenk- und Muskelschmerzen stehen geeignete Externa zur Verfügung, z. B. Alsol® Salbe.

Literatur:

1. ROTE LISTE 2009, Verlag Rote Liste® Service GmbH, Frankfurt/Main.

Antitussiva/Expektorantia

In der Schwangerschaft können nachfolgend aufgeführte Medikamente empfohlen werden. In allen Fällen wird darauf hingewiesen, dass ausreichende Erfahrungen fehlen. In der Praxis werden die Präparate häufig angewandt; Analysen sind nicht ausreichend.

Fazit: In der Schwangerschaft ist eine Kurzzeitanwendung von Codein, Dextromethorphan und Noscapin möglich. Bromhexin wird seit vielen Jahren angewandt.

Tab. 15: Präparate und Einschränkungen; Auswahl aus Roter Liste und Gr. 4 – Antitussiva.

Wirkstoff	Präparate	Rote Liste/Gr.	Besonderheiten/ Einschränkungen
Codein-phosphat	Codeintropfen-CT 1 mg/Tropfen, 30 Tropfen/Tag;	strenge Indikations-stellung; besonders geeignet bei Reizhusten	peripartal kontraindiziert
	Codein phosphoricum Berlin-Chemie Tabletten, 2–3-mal 1–2 Tabletten		
	Codicompren® 50 mg Retard, 1–2 Tabletten morgens und abends		
	Tussoret® Tag-/Nacht-Kapseln, morgens und abends 1 Kapsel		
Dextro-methorphan	WICK Husten-Sirup gegen Reizhusten mit Honig;	Gr. 2; kontraindiziert im 1. Trimester	Stillzeit kontraindiziert, da keine Erfahrungen:
	Silomat® DMP gegen Reiz-husten, Lutschpastillen		Warnhinweis: Sirup enthält Ethanol (5 Vol.%)
Noscapin	Capval® Tropfen 25 mg/g, 3-mal 2 Dragees/Tag	kontraindiziert im 1. Trimester	Stillen möglich, Warnhinweis: enthält Ethanol
Benprope-rinphosphat	Tussafug®, 2–4-mal 1–2 Dragees/Tag	Gr. 4	

Tab. 16: Präparate und Einschränkungen; Auswahl aus Roter Liste und Gr. 4 – Expektorantia.

Wirktoff	Präparate	Rote Liste/Gr.	Besonderheiten/ Einschränkungen
Efeu	Prospan® Husten-Brause-Tabletten, 2-mal 1 Tablette/ Tag; Weitere Präparate: Prospan® Hustenliquid Prospan® Hustensaft Prospan® Husten-Tropfen Prospan® Hustentabletten Prospan® Husten-Supp. Sedotussin® Efeu Saft, 3-mal 2ml/Tag	strenge Indikations-stellung	Anwendung u. a. bei chronisch entzündlicher Bronchialerkrankung
Eucalyptus	Aspecton® Eukapseln, 1–2 Kapseln 3-mal/Tag Exeu® Weichkapseln, 2–3-mal 1 Kapsel Retterspitz Erkältungsöl, 3-mal 4 Tropfen p. o. bzw. Inhalat	kontraindiziert im 1. Trimester	
	Grippostad® Erkältungs-balsam	strenge Indikationsstellung	
Myrtol	Gelo-Myrtol®, 3-mal 2 Kapseln/Tag	Gr. 1	Anwendung bei Bronchi-tis, Sinusitis
Acetylcystein	ACC® 100 mg/-200 mg/ -long, 3-mal 1 Tablette/Tag; weitere Päparate: Acemuc® Acetabs® Fluimucil®		strenge Indikationsstellung, keine ausreichenden Erfahrungen
Ambroxol	z. B. Ambrobeta® 30 Brause-Tabletten, 3-mal 1 Tablette/Tag; Ambrohexal® Hustenlöser Retard 75 mg Kapsel, 1–2-mal 1 Kapsel; Ambrohexal® S Hustensaft 30 mg/5ml, 3-mal 1 Messlöffel	strenge Indikationsstellung	nur kurzzeitige Anwen-dung, da Sekretstau möglich

Tab. 16 (Fortsetzung)

Wirktoff	Präparate	Rote Liste/Gr.	Besonderheiten/Einschränkungen
Bromhexin	z. B. Bisolvon® Husten-Tabletten, 3-mal 1 Tablette/Tag; BROMHEXIN 12 BC Tropfen, 3-mal 10 Tropfen/Tag	strenge Indikationsstellung	
Carbocistein	Transbronchin® Kapseln, 3-mal 2 Kapseln/Tag	strenge Indikationsstellung	
Cineol	Soledum® Kapseln 100 mg/-forte 200 mg, 3-mal 2 Kapseln/Tag	strenge Indikationsstellung	

Tab. 17: Präparate und Einschränkungen; Auswahl aus Roter Liste und Gr. 4 – Homöopathika.

Präparate	Rote Liste/Gr.	Besonderheiten/Einschränkungen
Aralis Husten Tabletten, 6–12-mal 1 Tablette/Tag	strenge Indikationsstellung	
BRONCHO-Injektopas® SL, 1 Ampulle i. v.,i. m.,i. c. 1-mal pro Woche		
Pulmo Hevert® Bronchialcomplex Tabletten, 3-mal 1 Tablette/Tag		
Tussistin® S Tabletten, 3–6-mal 1 Tablette/Tag	strenge Indikationsstellung	
Viropect®, 6-mal 1 Tablette/Tag	strenge Indikationsstellung	

Literatur:

1. ROTE LISTE 2009, Verlag Rote Liste® Service GmbH, Frankfurt/Main.
2. Schaefer C, Spielmann H, Vetter K: Arzneiverordnung in Schwangerschaft und Stillzeit. 7. Auflage, Verlag Urban & Fischer, 2006.

Betarezeptorenblocker, Calciumkanalblocker, Hemmstoffe des Renin-Angiotensin-Aldosteron-Systems

Betarezeptorenblocker: Betarezeptorenblocker können in der Schwangerschaft angewandt werden; neonatale Depression möglich. Wenn möglich, sollte die Therapie peripartal ausgesetzt werden. Das Neugeborene ist 48 h zu überwachen. Betablocker erhöhen möglicherweise das Diabetesrisiko; kontroverse Ergebnisse (Gress et al. 2000, Padwal et al. 2004);

- Atenolol, Bisoprolol, Metoprolol: für die Schwangerschaft geeignet;
- Begleitende Therapie bei Tokolyse mit Fenoterol: Beloc-Zok® mite 47,5 mg/-95 mg; z. B. 2-mal 47,5 mg/Tag; Beloc-Zok® Herz 23,75 mg;
- Notfall: Beloc® i. v.; Tachykardie, Herzrhythmusstörungen, Akutbehandlung des Myokardinfarktes; Dosierung initial 5 mg (1 Ampulle) Lösung i. v. über 10 Minuten.

Calciumkanalblocker:

- Nifedipin kann in der Schwangerschaft angewandt werden; im 1. Trimester vermeiden; bei einer Anwendung keine Indikation zum Schwangerschaftsabbruch; besondere Indikation: Akuttokolyse (1 Kapsel); Nifedipin AbZ 5 mg Kapseln; Nifedipin AL 5/-10 Kapseln; Nifedipin-ratiopharm® 5/-10/-20 Kapseln.
- Verapamil kann in der Schwangerschaft angewandt werden: kein Hinweis auf Teratogenität und Embryotoxizität; z. B. Falicard®, Isoptin®.

Hemmstoffe des Renin-Angiotensin-Aldosteron-Systems: in der Schwangerschaft kontraindiziert.

Fazit: Betarezeptorenblocker können in der Schwangerschaft angewandt werden; Langzeitanwendungen können mit einer fetalen Wachstumsrestriktion einhergehen. Nifedipin ist für die Akut-Tokolyse geeignet.

Literatur:

1. Gress TW, Nieto FJ, Shahar E, Wofford MR, Brancati FL: Hypertension and antihypertensive therapy as risk factors for type 2 diabetes mellitus. Atherosclerosis Risk in Communities Study. N Engl J Med. 2000; 342: 905–912.
2. Padwal R, Mamdani M, Alter DA, Hux JE, Rothwell DM, Tu K, Laupacis A: Antihypertensive therapy and incidence of type 2 diabetes in an elderly cohort. Diabetes Care. 2004; 27: 2458–2463.
3. Rote Liste 2009; Verlag Rote Liste® Service GmbH, Frankfurt/Main.

Broncholytika, Antiasthmatika

Auf Kombinationspräparate sollte nach Möglichkeit in der Schwangerschaft verzichtet werden, da potenzierende Nebenwirkungen nicht ausgeschlossen werden können. Auch sollte immer an eine Expositionsprophylaxe gedacht werden, z. B. Bäckerasthma.

- **Ipratropiumbromid, z. B. Atrovent®:** strenge Indikationsstellung, Rote Liste Gr. 1.
- **Salbutamol:** bei hohen Dosen Teratogenität möglich (tierexperimentelle Untersuchungen).
- **Terbutalin:** maternofetale Hypoglykämie möglich.
- **Fenoterol, z. B. Berotec®:** strenge Indikationsstellung, tokolytische Wirkung.
- **Formoterolhemifumarat, z. B. Foradil®, Forair®, Formatris®, FormoLich®:** strenge Indikationsstellung, tokolytische Wirkung.
- **Beclometason:** strenge Indikationsstellung, Rote Liste Gr. 3; intrauterine Wachstumsrestriktion, neonatale Nebennierensuppression möglich. Beclometason ist nur Mittel der 2. Wahl.
- **Budesonid, z. B. Budecort®:** strenge Indikationsstellung, Rote Liste Gr. 3.
- **Omalizumab, z. B. Xolair®:** strenge Indikationsstellung, Rote Liste Gr. 3.

Fazit:
- Ipratropiumbromid (Atrovent®), Fenoterol sind Mittel der 1. Wahl; strenge Indikationsstellung; Beclometason 2. Wahl.
- Beta-2-Agonisten: Langzeitfolgen für die Kinder möglich, z. B. Autismus, neurologische und psychiatrische Erkrankungen (Witter et al. 2009).

Literatur:

1. Rote Liste 2009; Verlag Rote Liste® Service GmbH, Frankfurt/Main.
2. Spielmann H, Steinhoff R: Taschenbuch der Arzneimittelverordnung in Schwangerschaft und Stillperiode. Ein Nachschlagewerk für die tägliche Praxis. 3., überarbeitete und ergänzte Auflage, Verlag G. Fischer, Stuttgart, 1990.
3. Witter FR, Zimmermann AW, Reichmann JP, Connors SL: In utero beta 2 adrenergic agonist exposure and adverse neurophysiologic and behavioral outcomes. Am J Obstet Gynecol 2009; 201: 553–559.

Cholagoga, Gallenwegstherapeutika

In der Schwangerschaft können nachfolgend aufgeführte Medikamente empfohlen werden. In allen Fällen wird darauf hingewiesen, dass ausreichende Erfahrungen fehlen.

Fazit: intrahepatische Schwangerschaftscholestase;
- Colestyramin: 12–16 g/Tag; danach 4–8 g/Tag;
- Ursodesoxycholsäure: 10 mg/kg Körpergewicht bzw. 15 mg/kg Körpergewicht.

Tab. 18: Cholagoga, Gallenwegstherapeutika; Präparate und Einschränkungen; Auswahl aus Roter Liste und Gr. 4.

Wirkstoff	Präparate	Rote Liste/Gr.	Besonderheiten/ Einschränkungen
Artischocken-blätter	sar® gamma N 300 mg, 4–5 Dragees vor den Mahlzeiten; weitere Präparate: Ardeycholan® Hartkapseln ARTISCHOCKE-ratiopharm Cefacynar® Hartkapseln Cholagogum Nattermann® Artischocke Liquidum	strenge Indikationsstellung	Anwendung bei funktionellen Störungen
Artischocken-blüten	Florabio naturreiner Heilpflanzensaft Artischocke	strenge Indikationsstellung	Anwendung bei funktionellen Störungen
Löwenzahn-Ganzpflanze	Paverysat® L Bürger Flüssigkeit		Anwendung bei funktionellen Störungen
Löwenzahn-wurzel	Carmol® Magen-Galle-Darm Tropfen	strenge Indikationsstellung	Anwendung bei funktionellen Störungen
Ursodesoxy-cholsäure	Ursofalk® 250/500 mg Tabletten, 10 mg/kg Körpergewicht	Indikation: Cholestase	
Kombinationen	Rowachol® Kapseln, 3–4-mal 1 Kapsel/Tag		

Literatur:

1. Huchzermeyer H, Dormann AJ: Pharmakotherapie internistischer Erkrankungen während der Schwangerschaft. In: Friese K, Melchert F: Arzneimitteltherapie in der Frauenheilkunde. Wissenschaftliche Verlagsgesellschaft mbH Stuttgart, 2002.
2. Rote Liste 2009; Verlag Rote Liste® Service GmbH, Frankfurt/Main.

Cholinergika

Tab. 19: Cholinergika; Präparate und Einschränkungen; Auswahl aus Roter Liste.

Wirkstoff	Präparate	Rote Liste/Gr.	Besonderheiten/ Einschränkungen
Neostigmin	NEOSTIG, Neostigmin	i. v.-Anwendung vermeiden	Neugeborene 10 Tage post partum überwachen; Myasthenie möglich
Pyridostigmin	Kalymin®	i. v.-Anwendung vermeiden, strenge Indikationsstellung	Stillzeit: kontraindiziert
Distigmin	Ubretid®	kurzfristige Anwendung bei strenger Indikationsstellung möglich; Rote Liste Gr. 5	Stillzeit: kontraindiziert

Literatur:

1. Rote Liste 2009; Verlag Rote Liste® Service GmbH, Frankfurt/Main.

Corticoide (Interna)

Glucoocorticoide

Arzneimittel: Dexamethason, Methylprednisolon, Prednisolon, Prednison, Betamethason.

Schwangerschaftskomplikationen: Gastritis, Gastroduodenal-Ulcera, Osteoporose (Calcium 1.000 mg plus Vitamin D 1.000 E), diabetogene Wirkung.

Fetale Risiken: Langzeitanwendung: erhöhte Frühgeborenenraten, fetale Wachstumsrestriktion möglich. LKGS-Induktion wird diskutiert (perikonzeptionelle Folsäureprävention mit 800 µg).

Abbruchindikation bei Applikation im 1. Trimester: nein.

Neonatale Risiken: Langzeitanwendung: fetale Nebennierenrinden-Atrophie; ggf. neonatale Substitutionstherapie.

Stillperiode: kompatibel; Abstillen nur bei höheren Dosen >100 mg/Tag. Mütterliche Dosierungen von 10–80 mg/Tag führen zu Muttermilchkonzentrationen von 5–25 %.

Langzeitrisiken: kognitive Entwicklung der Kinder beeinträchtigt (1 Studie, n = 125) (Bergman et al. 2010); fetale Programmierung kardiovaskulärer Erkrankungen möglich (Rondó et al. 2010).

Nebenwirkungen: diabetogen: Cave: Lungenreifeinduktion vermindert Wirkung von Antidiabetika; allergische Reaktionen möglich: Cave: intrauteriner Fruchttod (IUFT).

Wechselwirkungen: nichtsteroidale Antiphlogistika/Antirheumatika, Salicylate, Indometazin: Gefahr von Magen-Darm-Blutungen. Corticoide plus Chloroquin: erhöhtes Risiko für Kardiomyopathien. Corticoide plus Ciclosporin: erhöhte Ciclosporin-Blutspiegel. Corticoide plus Azathioprin: neonatale Immunsuppression.

Anwendungsbeschränkungen: hohe Dosierung nur kurzfristig, nach Möglichkeit nicht im 1. und 3. Trimester.

Besondere Indikationen: Prävention eines Anti-SSA/Ro-assoziierten kongenitalen Herzblocks bei Indexfall in vorausgegangener Schwangerschaft mit Prednison 20 mg/Tag vor 12 SSW bis 24 SSW (Beginn ab Erstvorstellung); alternativ möglich Immunglobuline i. v. (400 mg/kg) 3-wöchentlich ebenfalls bis 24 SSW (Friedman et al. 2010).

Für die Praxis: Induktion der fetalen Lungenreife (einmalig 24–34 SSW) (Brownfoot et al. 2008);
- 2-mal 12 mg Betamethason i. m. im Abstand von 24 h;
- weniger empfohlen: 4-mal 6 mg Dexamethason i. m. im Abstand von 12 h; p. o. nicht geeignet: neonatale Sepsis häufiger;
- Kontraindikation: Amnioninfektionssyndrom;
- Vater: = 30 mg/Tag über mehrere Wochen stören die Spermatogenese;
- sehr hohe Prednison-Dosen können bei einigen Erkrankungen durch Immunglobuline i. v. reduziert werden (Doiron und Pratt 2010).

Fazit und Kategorisierung aus klinischer Sicht:

- Kategorie 1 = kein Verdacht auf embryotoxische oder teratogene Effekte aus klinischer Sicht, fetale Wachstumsrestriktion bei Langzeitanwendung möglich. Fallberichte: Katarakt. Wenn möglich, hohe Dosierungen im 1. Trimester vermeiden. Niedrige und mittlere Dosierungen sind während der gesamten Schwangerschaft und Stillperiode möglich.
- Mütterliches Risiko (Erkrankung) entscheidend für Indikation;
- Langzeitrisiken: kognitive Entwicklung der Kinder beeinträchtigt (1 Studie, n = 125) (Bergman et al. 2010), fetale Programmierung kardiovaskulärer Erkrankungen möglich (Rondó et al. 2010);
- Induktion der fetalen Lungenreife: Betamethason und Dexamethason gleichwertig; Kontraindikation: Amnioninfektionssyndrom (AIS); relative Kontraindikation: schwere Präeklampsie.

Literatur:

1. Bergman K, Sarkar P, Glover V, O'Connor TG: Maternal prenatal cortisol and infant cognitive development: moderation by infant-mother attachment. Biol Psychiatry. 2010; 67: 1026–1032.
2. Briggs GG, Freeman RK, Yaffe SJ: Drugs in Pregnancy and lactation.Lippincott, Wolters Kluwer/Williams & Wilkins, Philadelphia 2008, ISBN-13: 978-0-7817-7876-3.
3. Brownfoot FC, Crowther CA, Middleton P: Different corticosteroids and regimens for accelerating fetal lung maturation for women at risk of preterm birth. Cochrane Database Syst Rev. 2008 Oct 8; (4): CD006764.
4. Doiron P, Pratt M: Antepartum intravenous immunoglobulin therapy in refractory pemphigoid gestationis: case report and literature review. J Cutan Med Surg. 2010; 14: 189–192.
5. Friedman DM, Llanos C, Izmirly PM, Brock B, Byron J, Copel J, Cummiskey K, Dooley MA, Foley J, Graves C, Hendershott C, Kates R, Komissarova EV, Miller M, Paré E, Phoon CK, Prosen T, Reisner D, Ruderman E, Samuels P, Yu JK, Kim MY, Buyon JP: Evaluation of fetuses in a study of intravenous immunoglobulin as preventive therapy for congenital heart block: Results of a multicenter, prospective, open-label clinical trial. Arthritis Rheum. 2010; 62: 1138–1146.
6. Rondó PH, Lemos JO, Pereira JA, Souza JM: The relationship between cortisol concentrations in pregnancy and systemic vascular resistance in childhood. Early Hum Dev. 2010; 86: 127–131.
7. Wacker J, Sillem M, Bastert G, Beckmann MW: Therapiehandbuch Gynäkologie und Geburtshilfe. Springer Medizin Verlag Heidelberg, 2007.

Beclometason

Arzneimittel: 9-Chlor-11alpha,17,21-trihydroxy-16alpha-methyl-1,4-pregnadien-3,20-dion; Beclomethasonum; Inhalat (Rhinologicum/Sinusitismittel/Asthmamittel/Anti-Allergicum); Langzeitbehandlung bei Asthma bronchiale und chronischer Bronchitis. Präparat: z. B. BecloHEXAL® Easyhaler (0,156 mg pro Einzeldosis), Beconasol®.

Fetale Risiken: kein Hinweis auf kongenitale Anomalien.

Abbruchindikation bei Applikation im 1. Trimester: nein.

Neonatale Risiken: Suppression der neonatalen Nebennierenrinde möglich.

Stillperiode: kompatibel

Langzeitrisiken: keine bekannt.

Vorteile/besondere Indikationen: Mittel der 2. Wahl bei Asthma bronchiale.

Therapieempfehlungen: Beclomethason-Inhalationen in der gesamten Schwangerschaft und in der Stillperiode möglich. Mitgeteilte Dosierungen während der Schwangerschaft: 4–16 Inhalationen/Tag (168 μg–672 μg) (Greenberger und Patterson 1983).

Anwendungsbeschränkungen: hohe Dosierung nur kurzfristig. Entsprechend einer aktuellen Kohortenstudie existiert für Beclomethason eine Dosis-Wirkungs (Malformations)-Beziehung: signifikant häufiger Major-Fehlbildungen bei Dosen >1.000 μg/Tag; kein erhöhtes Fehlbildungsrisiko bei Dosen <1.000 μg/Tag (Blais et al. 2009).

Für die Praxis: Beclomethason bei Asthma und Schwangerschaft geeignet (Zusammenfassung randomisierter Studien, Schatz et al. 2010).

Fazit und Kategorisierung aus klinischer Sicht:
- Kategorie 1 = kein Verdacht auf embryotoxische oder teratogene Effekte aus klinischer Sicht; keine ausreichende Studienlage; tierexperimentelle Hinweise auf Teratogenität;
- Strenge Indikationsstellung im 1. Trimester, mütterliche Indikation entscheidend;
- Maternal Benefit: embryonal-fetales Risiko.

Literatur:

1. Blais L, Beauchesne MF, Lemière C, Elftouh N: High doses of inhaled corticosteroids during the first trimester of pregnancy and congenital malformations. J Allergy Clin Immunol. 2009; 124: 1229–1234.e4.
2. Briggs GG, Freeman RK, Yaffe SJ: Drugs in Pregnancy and lactation. Lippincott, Wolters Kluwer/Williams & Wilkins, Philadelphia 2008, ISBN-13: 978-0-7817-7876-3.
3. Greenberger PA, Patterson R: Beclomethasone diproprionate for severe asthma during pregnancy. Ann Intern Med. 1983; 98: 478–480.
4. Schatz M, Dombrowski MP, Wise R, Lai Y, Landon M, Newman RB, Rouse DJ, Miodovnik M, O'Sullivan MJ, Caritis SN, Leveno KJ, Wapner RJ, Conway DL: Eunice Kennedy Shriver National Institute Of Child Health And Human Development Maternal-Fetal Medicine Units Network And The National Heart Lung And Blood Institute: The relationship of asthma-specific quality of life during pregnancy to subsequent asthma and perinatal morbidity. J Asthma. 2010; 47: 46–50.

Triamcinolon

Arzneimittel: synthetisches, fluoridiertes Corticosteroid, 9-Fluor-16alpha-Hydroxyprednisolon; Anwendung bei rheumatischen Erkrankungen, Sarkoidose, Gicht, multipler Sklerose, Pemphigus, Psoriasis. Triamcinolon-Acetonid und Nystatin werden bei Hefepilzerkrankungen der Haut kombiniert angewandt.

Anwendung: als Injektions- bzw. Kristallsuspension sowie als Inhalat:
- Delphicort® 40 mg;
- Lederlon® 5/-20;

- Triam 10/40 mg Lichtenstein;
- TriamHEXAL® 10/40 mg;
- Triam Injekt® 20/40/60 mg;
- Volon®; 1 ml enthält Triamcinolonacetonid 10 mg.

Fetale Risiken: Lippen-Kiefer-Gaumenspalte (LKGS)-Risiko im Mausmodell (Miyagi et al. 2008).

Abbruchindikation bei Applikation im 1. Trimester: nein.

Stillperiode: kompatibel.

Langzeitrisiken: keine bekannt.

Besondere Indikationen: Lumboischialgie (Pregnancy-related low back pain) → Triamcinolon-Injektion in den Bereich des Lig. sacrospinale (Torstensson et al. 2009). Weitere Anwendungen: Raynaud's Phänomen, Dupuytren, De Quervain (van Middelkoop et al. 2009), intraläsionale Applikation bei Pyoderma gangränosum (Reddy et al. 2008). Lumboischialgie; intraläsionale Applikation bei dermatologischen Erkrankungen, z. B. Pyodermien.

Anwendungsbeschränkungen: kontraindiziert im 1. Trimester (RL Gr. 6).

Für die Praxis: Triamcinolon nur bei ausgewählten Indikationen anwenden.

Fazit und Kategorisierung aus klinischer Sicht:
- Kategorie 3 = embryotoxisches und/oder teratogenes Risiko; mütterliches Erkrankungsrisiko bestimmt die Indikation;
- Strenge Indikationsstellung im 1. Trimester, mütterliche Indikation entscheidend;
- Maternal Benefit bei besonderen Indikationen > embryonal-fetales Risiko.

Literatur:

1. Miyagi H, Kubota Y, Tsuda T, Sasaki Y, Ono S, Kimura O, Iwai N: Congenital anomalies induced by triamcinolone acetonide in murine embryos. Eur J Pediatr Surg. 2008; 18: 164–116.
2. Reddy K, Brightman L, Venna S: Pyoderma gangrenosum with pathergy in a pregnant patient without associated systemic disease. Cutis. 2008; 81: 255–258.
3. Torstensson T, Lindgren A, Kristiansson P: Corticosteroid injection treatment to the ischiadic spine reduced pain in women with long-lasting sacral low back pain with onset during pregnancy: a randomized, double blind, controlled trial. Spine (Phila Pa 1976). 2009; 34: 2254–2258.
4. van Middelkoop M, Huisstede BM, Glerum S, Koes BW: Effectiveness of interventions of specific complaints of the arm, neck, or shoulder (CANS): musculoskeletal disorders of the hand. Clin J Pain. 2009; 25: 537–552.

Hydrocortison

Arzneimittel: 11beta,17,21-Trihydroxy-4-pregnen-3,20-dion; 17-Hydroxycorticosteron.

Fetale Risiken: geringfügig erhöhtes LKGS-Risiko, fetale Wachstumsrestriktion möglich.

Abbruchindikation bei Applikation im 1. Trimester: nein.

Neonatale Risiken: Suppression der neonatalen Nebennierenrinde möglich.

Stillperiode: kompatibel.

Langzeitrisiken: kognitive Entwicklung der Kinder beeinträchtigt (1 Studie, n = 125) (Bergman et al. 2010); fetale Programmierung kardiovaskulärer Erkrankungen möglich (Rondó et al. 2010).

Besondere Indikationen: Morbus Addison, Sheehan Syndrom, topische Anwendung bei chronisch entzündlichen Darmerkrankungen, entzündliche und allergische Hauterkrankungen (Neurodermitis), Psoriasis.

Therapieempfehlungen/Präparate:
- Hydrocortison 10 mg JENAPHARM® Tabletten, 10–30 mg/Tag;
- Hydrocortison HOECHST® 10 mg Tabletten, 10–30 mg/Tag;
- Hydrocutan Tabletten 10 mg;
- i. v./Infusion: Hydrocortison 100/-250 Rotexmedica; Hydrocortison HOECHST® 100 mg/Ampulle;
- topisch bei Hauterkrankungen: Hydrocortison HEXAL®.

Anwendungsbeschränkungen: Mittlere und hohe Dosierung nur kurzfristig, nicht im 3. Trimenon bzw. peripartal.

Für die Praxis: akute NNR-Insuffizienz: 100 mg/30 Sekunden i. v. >500 mg/10 Minuten i. v. (bei lebensbedrohlichen Zuständen); verdünnte Infusionslösung 100/250 mg über 2–10 h; Fortsetzung 10–20 mg/h.

Fazit und Kategorisierung aus klinischer Sicht:
- Kategorie 3 = embryotoxisches und/oder teratogenes Risiko; mütterliches Erkrankungsrisiko bestimmt die Indikation;
- Strenge Indikationsstellung im 1. Trimester, mütterliche Indikation entscheidend;
- Maternal Benefit > embryonal-fetales Risiko;
- Langzeitrisiken: kognitive Entwicklung der Kinder beeinträchtigt (1 Studie, n = 125) (Bergman et al. 2010); fetale Programmierung kardiovaskulärer Erkrankungen möglich (Rondó et al. 2010).

Literatur:

1. Bergman K, Sarkar P, Glover V, O'Connor TG: Maternal prenatal cortisol and infant cognitive development: moderation by infant-mother attachment. Biol Psychiatry. 2010; 67: 1026–1032.
2. Briggs GG, Freeman RK, Yaffe SJ: Drugs in Pregnancy and lactation.Lippincott, Wolters Kluwer/Williams & Wilkins, Philadelphia 2008, ISBN-13: 978-0-7817-7876-3.
3. Rondó PH, Lemos JO, Pereira JA, Souza JM: The relationship between cortisol concentrations in pregnancy and systemic vascular resistance in childhood. Early Hum Dev. 2010; 86: 127–131.

Corticoide (topisch)

Studien gesondert für topische Corticoide sind beschränkt. Ausgehend von der Annahme systemischer Wirkungen gelten gleiche Maßstäbe wie bei den Interna. Bei Erkrankungen der Atemwege kann auf Corticoide in der Schwangerschaft nicht verzichtet werden.

Die häufigsten Corticoide zur Behandlung der allergischen und nicht allergischen Rhinitis:

- Beclometason (Beconasol®) Tierversuch: embryotoxisch/teratogen (RL Gr. 6);
- Budenosid (Rhinocort®, Budes®, Budapp nasal).

Nach prospektiven Untersuchungen gelten Beclometason (Aldectin®, Becloforte®) und Budenosid als Inhalate der 1./2. Wahl in der Schwangerschaft; hohe Dosen im 1. Trimester vermeiden; Teratogenität nicht völlig auszuschließen. Nach Roter Liste wird Beclomethason in Gr. 6 eingruppiert.

Entsprechend einer aktuellen Kohortenstudie existiert für Beclomethason eine Dosis-Wirkungs (Malforamtions)-Beziehung: signifikant häufiger Major-Fehlbildungen bei Dosen >1.000 µg/Tag; kein erhöhtes Fehlbildungsrisiko bei Dosen <1.000 µg/Tag (Blais et al. 2009).

Eine Applikation pro Tag bei allergischer Rhinitis ausreichend (Herman 2007).

Rote Liste → strenge Indikationsstellung:

- Dexamethason (Spersadex®, Dexa Rhinospray®)

Rote Liste → kontraindiziert im 1. Trimester:

- Flunisolid (Syntaris®) RL: kontraindiziert im 1. Trimester;
- Fluticason (Flutinase®) RL Gr. 5: keine ausreichenden Erfahrungen;
- Mometason (Nasonex®) RL Gr. 5: keine ausreichenden Erfahrungen;
- Triamcinolon (Nasocort®) Tierversuch: embryotoxisch/teratogen (RL Gr. 6).

Fazit: Inhalierbare Corticoide können grundsätzlich in der Schwangerschaft angewandt werden; 1. Wahl sind Budenosid und Beclomethason (TMD 1.000 µg/Tag im 1. Trimester). Für weitere Präparate gibt es nur wenige Mitteilungen. Die RL kennzeichnet Beclomethason mit Gr. 6. FDA bezeichnet Budenosid mit der Kategorie B (keine Teratogenität) (Abdullah und Khan 2007).

Metaanalyse: kein erhöhtes Fehlbildungsrisiko für Fluticason, Beclomethason, Budesonid, Triamcinolon und Flunisolid (Rahimi et al. 2006).

Literatur:

1. Abdullah AK, Khan S: Evidence-based selection of inhaled corticosteroid for treatment of chronic asthma. J Asthma. 2007; 44: 1–12.
2. Blais L, Beauchesne MF, Lemière C, Elftouh N: High doses of inhaled corticosteroids during the first trimester of pregnancy and congenital malformations. J Allergy Clin Immunol. 2009; 124: 1229–1234.e4.
3. Helbling A: Allergie und Asthma: Welche Medikamente können in der Schwangerschaft angewendet werden? Schweiz Med Wochenschr 2000; 130: 551–557.
4. Herman H: Once-daily administration of intranasal corticosteroids for allergic rhinitis: a comparative review of efficacy, safety, patient preference, and cost. Am J Rhinol. 2007; 21: 70–79.

5. Rahimi R, Nikfar S, Abdollahi M: Meta-analysis finds use of inhaled corticosteroids during pregnancy safe: a systematic meta-analysis review. Hum Exp Toxicol. 2006; 25: 447–452.
6. Schaefer C, Spielmann H, Vetter K: Arzneiverordnung in Schwangerschaft und Stillzeit. 7. Auflage, Urban & Fischer, 2006.

Mineralocorticoide

Arzneimittel: Fludrocortison; Astonin® H Tabletten, 1 Tablette enthält Fludrocortison 0,1 mg; Substitutionstherapie bei M. Addison und Salzverlustsyndrom.

Fetale Risiken: kein Anhalt für Terato- oder Embryotoxizität im Humansystem; im Tierversuch teratogen.

Abbruchindikation bei Applikation im 1. Trimester: nein.

Stillperiode: kompatibel, strenge Indikationsstellung

Langzeitrisiken: keine bekannt.

Für die Praxis: üblicher Dosisbereich zwischen 0,5 und 2 Tabletten pro Tag (0,05–0,2 mg); Reninspiegel beachten. Eine Dosissteigerung ist in der Schwangerschaft aufgrund ansteigender Progesteronkonzentrationen sehr wahrscheinlich. Progesteron ist ein Mineralocorticoid-Rezeptor-Antagonist. Progesteron-Serumspiegel erreichen in der Schwangerschaft Konzentrationen von 400–700 nmol/l (125–220 ng/ml). Kombination mit Hydrocortison: 20–30 mg pro Tag 2-mal täglich früh morgens und nachmittags; alternativ: Kortisonazetat 25 und 37,5 mg.

Addison-Krise: lebensbedrohlicher Notfall. Das Risiko für eine akute Addison-Krise ist unmittelbar p. p. erhöht, weil dann die plazentare Cortisolbildung entfällt; Nebennieren-Nekrose bei Antiphospholid-Syndrom in der Schwangerschaft möglich (Calvo Romero et al. 2000, Legendre et al. 2008):
• Überwachung der Schwangeren unter intensivmedizinischen Bedingungen;
• primär 50 ml Glucose 40 % plus 500 ml 0,9 % NaCl i. v, später Glucose 5 %;
• Hydrocortison 100 mg i. v., dann Dauerinfusion 10 mg/h;
• wenn orale Zufuhr möglich: Hydrocortison 4-mal 50 mg oral, schrittweise Reduktion über 4–5 Tage.

Fazit und Kategorisierung aus klinischer Sicht:
• Kategorie 1 = kein Verdacht auf embryotoxische oder teratogene Effekte aus klinischer Sicht, teratogen im Tierexperiment.

Literatur:

1. Arlt W: Adrenal insufficiency. Clin Med. 2008; 8: 211–215.
2. Calvo Romero JM, Morales Pérez F, Alvarez Barreiro JA, Díaz Pérez de Madrid J,
3. Pérez Miranda M: Primary adrenal insufficiency and primary antiphospholid syndrome. An Med Interna. 2000; 17: 491-493.
4. Legendre G, Vauthier-Brouzes D, Cornet A, Al Hawari M, Renard-Penna R, Piette JC, Dommergues M: Maternal adrenal necrosis in the third trimester of pregnancy: a rare complication of antiphospholid syndrome. Gynecol Obstet Fertil. 2008; 36: 413-416.

5. Quinkler M, Meyer B, Oelkers W, diederich S: Renal inactivation, mineralocorticoid generation, and 11beta-hydroxysteroid dehydrogenase inhibition ameliorate the antimineralocorticoid effect of progesterone in vivo. J Clin Endocrinol Metab. 2003; 88: 3767–3772.

Dermatika

- **Lokale Antibiotika:** Neomycin: kein Hinweis auf Teratogenität und Embryotoxizität; strenge Indikationsstellung; keine ausreichenden Erfahrungen.
  - Empfehlung: Penicilline, Cephalosporine, Makrolide in gesonderten Rezepturen bereitstellen lassen.
- **Lokale Antimykotika:** Clotrimazol und Nystatin sind Antimykotika der 1. Wahl in der Schwangerschaft; Econazol, Isoconazol, Ketoconazol, Miconazol, sind 2. Wahl.
  - Für die Schwangerschaft nicht geeignet sind: Amorolfin, Ciclopirox, Naftifin, Terbinafin, Tolciclat, Tolnaftat. „Versehentliche" Anwendungen im 1. Trimester rechtfertigen keinen Schwangerschaftsabbruch.
- **Lokale Virustatika:** nach Möglichkeit vermeiden; keine Hinweise auf Teratogenität und Embryotoxizität für Aciclovir (z. B. Zovirax®), Podophyllotoxin (z. B. Condylox®), Imiquimod (z. B. Aldara®).
- **Condylomata acuminata:** Therapie der 1. Wahl in der Schwangerschaft sind Kryotherapie und Trichloressigsäure;
- **Lokale Anwendung von Alkoholen in der Schwangerschaft:** Aufgrund unbekannter Schwellendosen für Teratogenität und Embryotoxizität sollte in der Schwangerschaft generell auf Alkohol verzichtet werden.
- **Benzylperoxid (z. B. Benzoyt®):** zur Aknetherapie in der Schwangerschaft geeignet; strenge Indikationsstellung; kurzzeitige Anwendung;
- **Betaisodona®, PVP-Iod-ratiopharm®:** Anwendung auf kleinen Flächen möglich; intensive Anwendung im 1. Trimester ist keine Indikation für einen Schwangerschaftsabbruch;
- **Chlorhexidin (z. B. Lemocin CX®):** Mittel der 1. Wahl in der Schwangerschaft;
- **Quecksilberverbindungen:** sind kontraindiziert; keine Indikation zum Schwangerschaftsabbruch;
- **Ethacridin (Rivanol®):** strenge Indikationsstellung;
- **Glucocorticoide:** kein Hinweis auf Teratogenität und Embryotoxizität; strenge Indikationsstellung;
- **Antiphlogistika, nichtsteroidale:** kein Hinweis auf Teratogenität und Embryotoxizität; strenge Indikationsstellung; z. B. Bufexamab (Parfenac®), Levomenol (Sensicutan®), Benzydamin (Tantum®);
- Schieferölpräparate sollten Steinkohleteerpräparaten vorgezogen werden; strenge Indikationsstellung. Schieferölpräparate sind Ammoniumbituminosulfonat (z. B. Ichtholan®) und Natriumbituminosulfonat (Ichthosin®);
- **Tacrolimus:** strenge Indikationsstellung; nach Möglichkeit keine großflächige Anwendung; potenzielles Krebsrisiko (Food and Drug Administration 2005; Bundesärztekammer 2011)
- **Calcipotriol (z. B. Psorcutan®):** <100 g/Woche in einer 0,005 %-igen Lösung; nach Möglichkeit keine großflächige Anwendung;
- **Selendisulfid (z. B. Ellsurex® Paste):** Anwendung insbesondere bei Psoriasis möglich. Es liegen Untersuchungen vor, die auf einen Selenmangel in der Schwangerschaft verweisen.
- **Selikos (Selendisulfid) Suspension:** seborrhoische Dermatitis (Dermatitis seborrhoica)
- **Scabies:** Crotamiton (Crotamitex®);

- **Läusebefall:** Kokosöl, Pyrethrumextrakt (Goldgeist forte®); Pyrethroide (Permethrin-Shampoo) sind Mittel der 2. Wahl.

Keine Anwendung in der Schwangerschaft:

- Retinoide sind auch als Externa in der Schwangerschaft kontraindiziert.
- Auch kontraindiziert sind: Photochemotherapie mit 8-Methoxypsoralen; UVA-Bestrahlung, Fumarsäure. „Versehentliche" Anwendungen im 1. Trimester rechtfertigen keinen Schwangerschaftsabbruch.
- Aknetherapie mit Sexualhormonen ist kontraindiziert. „Versehentliche" Anwendungen im 1. Trimester rechtfertigen keinen Schwangerschaftsabbruch.
- 5-Fluorouracil ist kontraindiziert. „Versehentliche" Anwendungen im 1. Trimester rechtfertigen keinen Schwangerschaftsabbruch.
- Lithium extern ist kontraindiziert (Alternativen suchen). „Versehentliche" Anwendungen im 1. Trimester rechtfertigen keinen Schwangerschaftsabbruch. Bei fehlender Alternative ist eine Therapie möglich.

Fazit:

Geeignet in der Schwangerschaft sind:

- Penicilline, Cephalosporine, Makrolide in gesonderten Rezepturen;
- Clotrimazol und Nystatin;
- Kryotherapie und Trichloressigsäure;
- Chlorhexidin;
- Adstringenzien, z. B. Tannin (Tannalbin®);
- Polidocanol (z. B. Anaesthesulf®, Brand- und Wundgel Medice® N) Anwendung bei Pruritus;
- Kampfer und ätherische Öle;
- Salicylate, z. B. Squamasol®;
- Schwefelhaltige Präparate;
- Pyrethroide (Permethrin);
- Benzylbenzoat (Antiscabiosum®).
- Eine unbedingt notwendige Therapie mit Glucocorticoiden kann in der Schwangerschaft fortgesetzt werden; mütterlicher Nutzen überwiegt das fetale Risiko.
- Povidon-Jod, Chinolonol (Chinosol®), Clioquinol: kurzfristig anwenden; Cave: Schilddrüsenfunktionsstörungen beim Feten.

Literatur:

1. Bundesärztekammer, Mitteilungen der Arzneimittelkommission der Deutschen Ärzteschaft: Multiple aktinische Keratosen (Carcinoma in situ der Haut) nach langjähriger topischer Anwendung von Tacrolimus (Protopic®). Deutsches Ärzteblatt 2011; 108: B441–B442.
2. Kolb-Mäurer A, Bröcker EB: Therapie von Hautkrankheiten in Schwangerschaft und Stillzeit. Prakt Gyn. 2009; 14: 372–377.
3. Rote Liste 2009; Verlag Rote Liste® Service GmbH, Frankfurt/Main.

Desinfizientia/Antiseptika

Nachfolgende Präparate können in der Schwangerschaft angewandt werden:
- **Einzelstoffe:** Amosept®, Killavon®, Laudamonium®; Aktivin® DHH, Sterillium®;
- **Kombinationen:** Hexaquart® S, Skinman soft, Rutisept® extra.

Fazit: Jod und Jodverbindungen sind in der Schwangerschaft nach Möglichkeit zu vermeiden bzw. kleinflächige und kurzfristige Anwendung.

Literatur:

1. Rote Liste 2009; Verlag Rote Liste® Service GmbH, Frankfurt/Main.

Diagnostika, Farbstoffe

- In der Schwangerschaft keine Farbstoffe anwenden.
- Auf Markierungen während der Amniozentese mit Methylenblau, Indigokarmin und Evans-Blau verzichten.
- Erfolgte Anwendungen: keine Indikation zum Schwangerschaftsabbruch;
- Fluorescein und Indocyaningrün sind nicht kontraindiziert.

Literatur:

1. Rote Liste 2009; Verlag Rote Liste® Service GmbH, Frankfurt/Main.

Diagnostika, radiologische

- teratogene Schwellendosis: 50 mgy = 5 rad;
- mutagene Schwellendosis: nicht bekannt.

Empfehlungen:

- Röntgenuntersuchung des Unterbauchs nur in der 1. Zyklushälfte;
- „versehentliche" Röntgenuntersuchung des kleinen Beckens: keine Indikation zum Schwangerschaftsabbruch;
- Radioisotope sind in der Schwangerschaft kontraindiziert. Bei diagnostischer Anwendung ist ein Schwangerschaftsabbruch nicht indiziert; nach Therapie mit [131]Jod ist eine individuelle Entscheidung (Pharmakovigilanz-Beratungszentrum) zu treffen.
- Magnetresonanztomographie (MRT): radiologische Diagnostik der 1. Wahl in der Schwangerschaft. Das Kontrastmittel Mangafodipir (Teslascan®) sollte nicht angewendet werden.
- Bariumsulfat-Kontrastmittel können angewandt werden.
- Stabile Isotope können angewandt werden.

Literatur:

1. Rote Liste 2009; Verlag Rote Liste® Service GmbH, Frankfurt/Main.

Diuretika

Eine Langzeitanwendung in der Schwangerschaft bleibt besonderen mütterlichen Indikationen vorbehalten. Bei der Präeklampsie ist die Osmo-Onko-Therapie Therapie der 1. Wahl.

- **Furosemid:** kurzzeitige Anwendung, strenge Indikationsstellung; Stillzeit: kontraindiziert. Präparate sind z. B. Furanthril® Tabletten 40/500, Diurapid® Tabletten 0/500, Furobeta® 40/250/500, Lasix 40 mg Tabletten, Furo-CT 30 mg Retardkapseln; Initialdosis 40 mg/Tag. Beim Feten nimmt die Urinproduktion zu; keine signifikanten Veränderungen der fetalen Herzfrequenz.
- **Osmofundin® 15 % N Infusionslösung (100 und 250 ml):** kurzzeitige Anwendung, strenge Indikationsstellung, Rote Liste Gr. 5; Anwendung zur Prophylaxe eines Hirnödems; besonders Indikation: Glaukomanfall.
- **Mannitol-Infusionslösung 10/-15/-20:** Therapie und Prävention eines akuten Nierenversagens; Anwendung zur Hirndrucksenkung: in 15 Minuten 1 g Mannitol; besonders Indikation: Glaukomanfall: in 30 Minuten 2 g Mannitol.
- **Sorbitol-Infusionslösung 40:** Anwendung zur Hirndrucksenkung; zentralvenöse Kurzinfusion: 3–5-mal 125 ml/Tag in 20 Minuten.
-

Fazit: Diuretika sind in der Schwangerschaft selten indiziert. Bei der Präeklampsie ist die Osmo-Onko-Therapie Therapie der 1. Wahl.

Literatur:

1. Rote Liste 2009; Verlag Rote Liste® Service GmbH, Frankfurt/Main.

Entwöhnungsmittel

Alkoholabhängigkeit:
- Campral® (Acamprosat-Calcium); Rote Liste Gr. 4.

Nikotinabhängigkeit: Präparate enthalten Nicotin;
- Nicorette® Inhaler 10 mg; Nicorette günstiger als „Weiterrauchen"; Rote Liste Gr. 8;
- Nicorette® Kaugummi; MICROTAB 2 mg; Nicorette® Pflaster 8,3 mg/-16,6 mg/ -24,9 mg; nikofrenon® 10/-20/-30; NiQuitin® clear 7 mg/-14 mg/-21 mg transdermales Pflaster; NiQuitin® mint 2 mg/-4 mg Lutsch-Tabletten.

Nikotinabhängigkeit: Präparat enthält Vareniclin;
- Champix® 0,5 mg/-1mg Film Tabletten; Rote Liste Gr. 6.

Opiatabhängigkeit: Präparat enthält Levomethadon;
- L-Polamidon® Lösung zur Substitution.

Opiatabhängigkeit: Präparat enthält Buprenorphin;
- SUBUTEX® 0,4 mg/-2 mg/-8 mg.

Fazit: Alkohol-, Nikotin- und Opiatabusus sind schwerwiegende Noxen für das Kind. Entwöhnungsbehandlungen sind in der Schwangerschaft angezeigt.

Literatur:

1. Rote Liste 2009; Verlag Rote Liste® Service GmbH, Frankfurt/Main.
2. Schaefer C, Spielmann H, Vetter K: Arzneiverordnung in Schwangerschaft und Stillzeit. 7. Auflage, Urban & Fischer, 2006.

Fibrinolytika

Fibrinolytika können in der Schwangerschaft bei entsprechender Indikation eingesetzt werden.

Präparate sind:

- Alteplase (Actilyse®);
- Tenecteplase (Metalyse);
- Reteplase (Rapilysin®);
- Urokinase (rheotromb®);
- Streptokinase (Streptase®).

Fazit: Fallberichte liegen insbesondere für Urokinase, Streptokinase und Alteplase vor.

Literatur:

1. Rote Liste 2009; Verlag Rote Liste® Service GmbH, Frankfurt/Main.

Gichtmittel

Allopurinol: strenge Indikationsstellung; Beispiele sind:
- Allobeta® 100/-300 Tabletten;
- Allopurinol STADA® 300 mg Tabletten;
- Remid® 100 mg/-300 mg.

Fazit: Colchizin ist in der Schwangerschaft kontraindiziert; Allopurinol bedarf einer strengen Indikationsstellung.

Literatur:

1. Rote Liste 2009; Verlag Rote Liste® Service GmbH, Frankfurt/Main.

Gonadorelin-Analoga

Arzneimittel, z. B. Zoladex®:

- Rote Liste: kontraindiziert;
- Fallbericht: Chemotherapie, Radiotherapie plus Goserelin bis 17 SSW; gesundes Neugeborenes (Jiménez-Gordo et al. 2000).

Literatur:

1. Jiménez-Gordo AM, Espinosa E, Zamora P, Feliu J, Rodríguez-Salas N, González-Barón M: Pregnancy in a breast cancer patient treated with a LHRH analogue at ablative doses. Breast. 2000; 9: 110–112.

Grippemittel

Influenzaviren und Pneumokokken gelten als häufigste Ursache von Atemwegsinfektionen.

Influenza: plötzliches schweres Krankheitsgefühl; Schüttelfrost, Fieber >38 °C, Kopf- und Gliederschmerzen; differenzieren zwischen Grippe und grippalem Infekt;
bei besonders schwerem Verlauf: antivirale Therapie mit Neuraminidasehemmern (Oseltamivir 1–2-mal 75 mg täglich p. o. oder Zanamivir 2-mal 10 mg täglich inhalativ); frühzeitig innerhalb von 48 Stunden nach Beginn der Symptome.

Akute Bronchitis: meist viral bedingt; keine Indikation für Antibiotika.

Bakterielle Pneumonie (Streptococcus pneumoniae und Staphylococcus aureus): infolge Komplikation der Influenza: Betalaktam-Antibiotika plus Makrolide (Clindamycin) reduzieren Morbidität und Mortalität.

Empfehlungen zur Antibiotikatherapie: Aminopenizilline, Makrolide, Tetrazykline (kontraindiziert im 3. Trimester), Aminopenizilline plus Betalaktamaseinhibitor. Bei bekannter Kolonisation mit P. aeruginosa erfolgt die Therapie mit Acylureidopenizillinen plus Betalaktamaseinhibitor, Cephalosporinen, Carbapenemen.
Bei „einfachen" Erkältungskrankheiten können pflanzliche Mittel angewandt werden, z. B. Pfefferminzöl (Inspirol Heilpflanzenöl), Japanöl, JHP® Rödler Minzöl. Die Anwendung erfolgt in Form von Inhalationen; 3–4 Tropfen/Sitzung.

Mittel der 1. Wahl: Paracetamol; kurzzeitige Anwendung; relativ kontraindiziert im 3. Trimester:
• Basoplex® Erkältungs-Kapseln; Dosierung 3-mal 2 Kapseln/Tag über 2–3 Tage.

Mittel der 2. Wahl: Acetylsalicylsäure; kurzzeitige Anwendung; relativ kontraindiziert im 3. Trimester:
• Aspirin® Complex Granulat 500 mg; Rote Liste Gr. 5.

Linderung grippaler Infekte:
• InfectoGripp Rachenspray; enthält u. a. Dexpanthenol.

Homöopathika:
• Angi Truw® N Tabletten; Dosierung 3–6-mal 1 Tablette/Tag;
• Ferrum phosphoricum comp.; Dosierung 10 Streukugeln 2–4 stündlich;
• Gripp-Heel® Tabletten; 6-mal 1 Tablette/Tag;
• PASCOLEUCYN® Tabletten; Dosierung 6-mal 1 Tablette/Tag.

Neuraminidase-Hemmstoffe: Anwendung möglich,
• Oseltamivir®, Tamiflu®; Dosierung 75 mg/Tag (Tagessplitting: 30 mg plus 45 mg) über 10 Tage;
• Zanamivir (Relenza); 1 Blisterkammer enthält 5 mg Zanamivir; Dosierung 2-mal täglich 2 Inhalationen über 10 Tage.

Hydrogel-Komplex gegen Halsbeschwerden:
• GeloRevoice® Hals-Tabletten mit Hyaluronsäure.

Bronchialtee:

- Herb. Plantagnis lanc. 40,0;
- Flor. Verbasci 30,0;
- Rad. Althaeae 30,0;
- M. f. spec. 2 Teelöffel auf 0,25 l Wasser als Infus;
- Meersalz-Inhalation Eifelfango®.

Fazit: Am Beginn grippaler Infekte können Homöopathika hilfreich sein. Mittel der Wahl bei den Analgetika sind Paracetamol und Acetylsalicylsäure; kurzzeitige Anwendung; ASS <2 g/Tag. Zur Linderung kann Panthenol verordnet werden.

Literatur:

1. Abele U: Phytotherapie und Wickel-Anwendungen bei Erkältungskrankheiten. Report Naturheilkunde 2010; 14: 36–41.
2. Rote Liste 2009; Verlag Rote Liste® Service GmbH, Frankfurt/Main.
3. Spielmann H, Steinhoff R: Taschenbuch der Arzneimittelverordnung in Schwangerschaft und Stillperiode. Ein Nachschlagewerk für die tägliche Praxis. 3., überarbeitete und ergänzte Auflage, Verlag G. Fischer, Stuttgart, 1990.

Gynäkologika

Antimykotika, Antibiotika, Desinfektiva

Therapie der gestörten Vaginalflora (Petersen 2010):

- Ansäuerung: Vitamin C (frühzeitiger Beginn, bis zur Entbindung fortsetzen), Milchsäure, Joghurt-Einlagen (Effizienz fraglich); wichtig: Vermeidung vulvoanaler Mikroläsionen (Fetten des Anus vor dem Stuhlgang);
- Milchsäure: indiziert bei erhöhtem pH-Wert ohne Nachweis von Infektionserregern;
- Desinfektiva: Störung der Vaginalflora durch Mikroorganismen (Hefen, Bakterien);
- Laktobazillenpräparate: lokale postinflammatorische Therapie; Prävention fraglich;
- Antimykotika/Antibiotika: bakterielle Vaginose, Candida-Infektion, Erregernachweis; lokale und systemische Anwendung möglich; lokal verfügbar sind Metronidazol und Clindamycin:

Tab. 20: Antibiotika.

Wirkstoff	Präparate	Schwangerschaft (Hinweise)
Metronidazol	Arilin®/Clont® 250 mg Tablette	kontraindiziert im 1. Trimester
	Arilin®/Clont®/Vagimid® 100 mg vaginal	
	Flagyl®/Vagimid® 400/500 mg Tablette; bis maximal 2 g/Tag Vagi-Metro® Creme	
Clindamycin	Sobelin® Vaginalcreme	strenge Indikationsstellung im 1. Trimester

Tab. 21: Antimykotika.

Wirkstoff	Präparate	Schwangerschaft (Hinweise)
Clotrimazol	Antifungol® HEXAL® 1/-3/-6 Vaginalcreme; 1 g Clotrimazol enthält 100/20/10 mg	strenge Indikationsstellung im 1. Trimester, kein Hinweis auf Terato- und Embryotoxizität, wenig Studien
	Canesten® GYN 3-Tage-Therapie Vaginal-Tabletten	
	Canifug® Vaginalcreme /-2%; 100 g Clotrimazol enthält 2 g	
	Clotrimazol AL 2% Vaginalcreme	
Nystatin	Adiclair®, Biofanal® Vaginal-Tabletten; 1 Tablette enthält Nystatin 100.000 E	kann angewandt werden
	Nystatin fem JENAPHARM®; 1 Tablette enthält Nystatin 200.000 E	
	Nystatin „Lederle" Kombi; 1 Tablette enthält Nystatin 100.000 E; 1 g Vaginalcreme enthält Nystatin 100.000 E	
Ciclopirox-Olamin	Batrafen® Vaginalcreme	strenge Indikationsstellung, RL Gr. 1

Tab. 22: Antiseptika, Desinfektiva.

Wirkstoff	Präparate	Schwangerschaft (Hinweise)
Octenidine Hydrochlorid/ Phenoxyethanol	Octenisept® Vaginalspray	klinische Studie ohne Hinweis auf Terato- und Embryotoxizität, strenge Indikationsstellung im 1. Trimester
Policresulen	Albothyl® Vaginalzäpfchen	strenge Indikationsstellung, RL Gr. 4
Dequalinium-chlorid	Fluomycin® N Vaginal-Tabletten	kann angewandt werden, strenge Indikationsstellung im 1. Trimester
Hexetidin	Vagi-Hex® Vaginal-Tabletten	Kontraindiziert im 1. Trimester, RL Gr. 5 (keine ausreichenden Erfahrungen)

Tab. 23: Weitere Anwendungen.

Wirkstoff	Präparate	Schwangerschaft (Hinweise)
Progesteron	Crinone 8% Vaginalgel	kann angewandt werden
Ascorbinsäure	Vagi-C® Vaginal-Tabletten	kann angewandt werden
Lactobacillus-acidophilus	Gynoflor® Vaginal-Tabletten, Vagiflor® Vaginalzäpfchen	kann angewandt werden
Hyaluronsäure	Vulniphan® Vaginalovula	Scheidentrockenheit post partum
Hyaluronsäure	Gynomunal Vaginalgel®; Komplex aus 4 Komponenten: Liposomen, Hopfenextrakt, Hyaluronsäure, Vitamin E	Scheidentrockenheit post partum
Hyaluronsäure, Milchsäure	Premeno® Vaginalzäpfchen	Scheidentrockenheit post partum
Milchsäure	Gynofit® Milchsäure-Vaginalgel, Vagisan® Milchsäure	kann angewandt werden

- Metronidazol: Anaerobier, Gardnerella vaginalis;
- Clindamycin: Kolpitis (3–10-mal mehr Leukozyten als Epithelzellen ohne Erregernachweis;
- Präpartal eliminieren Antibiotika intravaginale B-Streptokokken nicht vollständig: intrapartale Prophylaxe!

Fazit: Bakterielle Vaginose: Mittel der 1. Wahl sind Metronidazol und Clindamycin. Bei Pilzinfektionen ist Nystatin Präparat der 1. Wahl.

Literatur:

1. Petersen EE: Gestörte Vaginalflora in der Schwangerschaft – wann behandeln? gynäkologie + geburtshilfe 2010: 18–21.
2. Schwiertz A: Gesunde Vaginalflora – alles eine Frage des Gleichgewichts. gynäkologie + geburtshilfe 2010: 16–18.

Uterotonika

Wehenhemmende Mittel, Bolustokolyse (z. B. Perfusor Bolustokolyse) mit Fenoterol (Partusisten):

- Herstellung:
  - 50 ml-Spritze mit 100 µg Fenoterol, physiologische Kochsalzlösung oder Glukoselösung (5 %);
  - 3–7 µg Fenoterol in bestimmten Zeitintervallen (2, 3, 6, 12, 24 Minuten) und entsprechend dem Körpergewicht;
  - Beginn in 3-minütigen Intervallen unter CTG-Kontrolle;
  - Dosisreduktion bei nachlassender Wehentätigkeit auf 6-minütige Intervalle;
  - Nach 12 h 12-minütige Intervalle;
  - Nach 24 h 24-minütige Intervalle.
- Dosierungsschema der Bolustokolyse:
  - Gewicht [kg] ≙ Bolusgröße [µg]: $\leq$60 ≙ 3/61–79 ≙ 4/$\geq$80 ≙ 5.
- Zusätzliche Medikation:
  - Fragmin 1-mal täglich (0,25–0,5 gewichtsadaptiert);
  - Beloc-Zok 1-mal 1 á 95 mg;
  - Betamethason (Celestan) 1-mal 12 mg (ab 24. SSW) an 2 Tagen einmalig;

Wehenhemmende Mittel, kontinuierliche i. v.-Tokolyse mit Fenoterol (Partusisten):

- Herstellung:
  - 500 ml E153, davon 50 ml ziehen → 450 ml;
  - mit 4 Ampullen Partusisten á 0,5 mg → 2 mg;
  - ggf. 1 Ampulle Magnesium 50 % → 5 g.
- Dosierungsschema der kontinuierlichen i. v.-Tokolyse (Beginn):
  - Gewicht [kg] ≙ Fenoterol [µg/min]: $\leq$60 ≙ 1,8/61–79 ≙ 2,4/$\geq$80 ≙ 2,8.

Grenzherzfrequenz < 120 SpM bzw. nach Verträglichkeit

- Zusätzliche Medikation:
  - Beloc-Zok 95 mg/Tag, 1-mal 1 Tablette
  - Fragmin 1-mal/Tag (0,25–0,5 gewichtsadaptiert)
  - Celestan 12 mg an 2 Tagen (ab 24 SSW)

Tab. 24: Infusionsbeispiele (Infusomat).

Tropfen/min	≙ ml/h	≙ µg/min
9	27	1,8
10	30	2,0
11	33	2,2
12	36	2,4
13	39	2,6
14	42	2,8
15	45	3,0
16	48	3,2 usw.

Wehenhemmende Mittel, Tokolyse mit Atosiban:
- Herstellung: Das 7,5 mg/l Konzentrat (5ml Durchstichflasche) mit 0,9%-iger (isotoner) NaCl-Lösung, Ringer-Laktatlösung oder 5%-iger Glucoselösung verdünnen. Dabei zuerst 10 ml der jeweiligen 100 ml-Infusionsflasche verwerfen und durch 10 ml des 7,5 mg/ml Konzentrats (entspricht 2-mal 5 ml Durchstichflaschen) ersetzen. Damit erhält man eine Konzentration von 75 mg Atosiban in 100 ml.

Tab. 25: Atosiban.

		Dosis	Regime	Infusionsrate
Bolus (initial)	7,5 mg/l Injektionslösung	6,75 mg	0,9 ml i. v. Bolus	über 1 Minute
hochdosierte Sättigungs-Infusion	7,5 mg/l Konzentrat zur Herstellung der Infusionslösung	18 mg/h	3 h i. v. Sättigungsinfusion 300 µg/min	24 ml/h
niedrigdosierte i. v. Infusion	7,5 mg/l Konzentrat zur Herstellung der Infusionslösung	6 mg/h	Intravenöse Infusion 100 µg/min bis zu 45 h	8 ml/h

Wehenhemmende Mittel, Tokolyse mit Nifedipin:
- Oral: Beginn 30 mg, dann 20 mg alle 4–6 h oder
- Sublingual: Beginn 10 mg, dann 10 mg alle 20 Minuten (maximal 40 mg/h) dann 10 mg alle 8 h.

Alternativen (Lungenreife):
- Ambroxol (1-mal 1.000 mg i.v./Tag über 3–5 Tage als Kurzinfusion auf 100 ml NaCl); Mucosolvan® Infusionslösungskonzentrat; Indikation: z. B. Diabetes mellitus mit Komplikationen.

Wehenfördernde Mittel, Oxytocin:
- Oxytocin (Orasthin®, Oxytozin-Ferring®, Oxytozin-Horm®, Syntocinon®); Octapeptid, im Hypothalamus gebildet, im Hypophysenhinterlappen gespeichert;
- ausschließlich myometriumstimulierende Wirkung; Myometrium: Überstimulierung möglich (Erhöhung des Basaltonus); antidiuretische Wirkung: „Wasserintoxikation" möglich;
- Dosierungen:
  - *sub partu* 3 I.E Oxytocin auf 500ml isotonische Infusionslösung (z. B. Ringer); allgemeine Dosierungsrichtlinie: 5–30 mE/min
  - *post partum* 1–2-mal 3–5 I. E. i. v. bei Atonie;
  - Laktationsperiode 2–5-mal 1 Sprühstoß-Syntocinon-Spray® (ca. 4 .I. E.) (ältere Angaben bei Spielmann und Steinhoff 1989).

Wehenfördernde Mittel, Dinoproston (Prostaglandin E2):
- pharmakologischer Synergismus aufgrund zervixreifender und wehenauslösender Effekte;
- MINPROSTIN® E2 Vaginalgel 1 mg/-2 mg: terminierte Geburt (vaginale Geburt in ca. 70%); >3 Applikationen in 25%; Initialdosis 1 mg, 1–2 mg nach 6 h (TMD

3 mg): CTG 1–2 h post appl.; Initialdosis von 2 mg bei Nulliparität und unreifer Zervix möglich (AWMF-Leitlinie 015/031) (TMD hier 4 mg): Oxytocin i. v. erst nach 6 h;

- MINPROSTIN® E2 Vaginal-Tabletten 3 mg: terminierte Geburt, Einsatz ab Bishop-Score >5, TMD 6 mg, Applikationsintervall >6 h: kurze Aktivphase mit Wehensturm möglich! Bei reifer Zervix erfolgt in 80–90 % eine vaginale Geburt.
- Prepidil® Gel 0,5 mg: terminierte Geburt: Dosierung siehe MINPROSTIN® E2 Vaginalgel;
- Propess® 10 mg vaginales Freisetzungssystem, 1 System enthält 10 mg Dinoproston: Zervixreifung/24 h ab 38 SSW, 10 mg PGE2-Vaginalinsert bei Bishop-Score <8, Freisetzungsrate 0,3–0,4 mg/h, Oxytocin 30 Minuten nach Entfernung des Inserts möglich; keine Kontraindikation bei vorzeitigem Blasensprung, Erfahrungen jedoch gering; CTG 20–30 Minuten post applicationem, nach Entfernung CTG-Kontrolle über 15 Minuten notwendig.

Zustand nach Sectio → Geburtseinleitung mit PGE2:

- Uterusrupturraten nach elektiver Re-Sectio, spontanem Weheneintritt, Geburtseinleitung ohne PG und Geburtseinleitung mit PG zwischen 0,5–2,5 %;
- Zervixreifung durch intrazervikale Applikation von 0,5 mg PGE2-Gel möglich (off-label-use, AWMF-Leitlinie 015/031 2006/2008).

Andere Prostaglandine und Derivate:

- Cergem® Vaginalzäpfchen, 1 Vaginalzäpfchen enthält Gemeprost 1 mg: Einleitung einer Schwangerschaftsbeendigung: Kontraindikationen: obstruktive Atemwegserkrankung, Glaukom; Cave: kardiovaskuläre Risikofaktoren (kontinuierliche Herz-Kreislauf-Überwachung)
- Nalador®-500 Pulver zur Herstellung einer Infusionslösung, 1 Amp. enthält Sulproston 500 mg: Einleitung von Abort und intrauterinem Fruchttod (IUFT), Atonie: Dosierung: Abort und IUFT Infusion von maximal 1.000 µg Sulproston in 10 h, Atonie 500 µg/30 min–1 h;
  - Kontraindikationen: Asthma bronchiale, spastische Bronchitis, kardiale und vaskuläre Vorschädigung (Z.n. Myokardinfarkt), Leberfunktionsstörung, Nierenfunktionsstörung, diabetische Ketoazidose (dekompensierter Diabetes), Thyreotoxikose, Epilepsie, Glaukom, Amnioninfektionssyndrom, Colitis ulcerosa, Sichelzellenanämie, Thalassämie, Erkrankungen des rheumatischen Formenkreises, vorausgegangene Uterusoperationen;
  - Nebenwirkungen: Hypotonie, Bradykardie, Brochokonstriktion, pulmonale Hypertonie, Lungenödem;
  - keine Bolusinjektion, auch nicht intrauterin, intramyometrial, intrazervikal (schwere kardiale Nebenwirkungen möglich!);
  - bei Nebenwirkungen: intensivmedizinische Überwachung über 24 h.

Abortinduktion mit Cergem®:

- 3-stündlich 1 mg bis 3 Dosierungen; TMD 3 mg; ggf. Wiederholung am darauffolgenden Tag; Erfolgsrate 98 %; Komplikationsrate 7,4 % (Sciosa et al. 2005);
- 3-stündlich 1 mg bis 5 Dosierungen; TMD 5 mg; ggf. Wiederholung am darauffolgenden Tag; Erfolgsrate 98 %; Komplikationsrate ca.1 % (Marinoni et al. 2007);
- Zervixreifung am Vorabend mit PGE2-Gel 0,25 mg/ml intrazervikal; ggf. erneut nach 12 h; bei gereifter Zervix Weheninduktion mit Sulproston (Nalador®)-Infusion 250 µg/h (4,17 µg/min) über 6 h; ggf. Wiederholung nach 12 h (Kunz 2004);

- Cave: Sulproston wirkt wenig zervixerweichend.
- Zustand nach Sectio: Gefahr insbes. der „stillen" Uterusruptur; zeitlich verzögerte Diagnose häufig; erhöhte Atoniegefahr bei möglicher Placenta accreta, increta, percreta.

Methylergometrinhydrogenmaleat:
- Methergin® Injektionslösung: Atonie: Kontraindikationen: ischämische Herzerkrankungen, Präeklampsie, Eklampsie, Sepsis; nur Mittel der 2. Wahl beim Stillen: Dosierung: 1–3 Ampullen täglich, bei Atonie höhere Dosierung möglich;
- Methylergometrin-Rotexmedica.

Misoprostol-Cyprostol®/Cytotec® (in Deutschland vom Markt genommen):
- Prostaglandin-E1-Analogon, Tabletten oral 200 µg, maximale Bioverfügbarkeit nach 12 Minuten;
- zugelassene Indikation: Prävention und Therapie von Gastro-Duodenalulcera unter Applikation nichtsteroidaler Antiphlogistika;
- keine broncho-vaskulären Nebenwirkungen; sublinguale, vaginale und rektale Applikation möglich;
- Dosierung: eine Viertel Tablette vaginal alle 6 h oder eine halbe Tablette oral alle 4 h zur Geburtseinleitung; nach vaginaler Applikation Hyperstimulationssyndrom häufiger (ca. 7 %); Applikation auch bei vorzeitigem Blasensprung in Terminnähe möglich;
- Dosierung: 2 Tabletten oral/vaginal alle 4 h bei „missed abortion"; Applikation an 2 Tagen günstig (Hou et al. 2010);
- Dosierung: 3 Tabletten oral bei unvollständigem Abort;
- Dosierung: 3 Tabletten oral/sublingual/rektal bei Atonie; bis 5 Tabletten (1.000 µg rektal);
- Dosierung: 2 Tabletten oral/vaginal 2 h zum „Zervixpriming" vor einem chirurgischen Eingriff;
- Misoprostol absolut kontraindiziert bei Z. n. Sectio;
- Oxytocin frühestens 4 h nach Misoprostol-Applikation.
- Behandlungsrichtlinien (WHO, RCOG): Cytotec® geeignet für Zervixpriming, missed Abortion, Geburtseinleitung, Termination im 1. und 2. Trimester.
- Verfügbar ist auch Arthotec® (forte): 1 Tablette enthält 200 µg Misoprostol plus 1/2 bis 1/3 der Tageshöchstdosis Diclofenac; Anwendung z. B. 1–2 h vor IUP-Entfernung.

Fazit: Tokolytika der 1. Wahl sind Atosiban, Fenoterol, Nifedipin. Für die postpartale Oxytocin-Anwendung gibt es Einschränkungen bei Präeklampsie und mütterlichen Herzerkrankungen.

Literatur:

1. Briese V, Bolz M, Reimer T: Krankheiten in der Schwangerschaft. De Gruyter Verlag, 2010.
2. Fiala C, Safar P: Misoprostol in Geburtshilfe und Gynäkologie. Frauenarzt. 2003; 44: 882–884.
3. Marinoni E, Santoro M, Vitagliano MP, Patella A, Cosmi EV, Di Iorio R: Intravaginal gemeprost and second-trimester pregnancy termination in the scarred uterus. Int J Gynaecol Obstet. 2007; 97: 35–39.

4. Hou S, Zhang L, Chen Q, Fang A, Cheng L: One- and two-day mifepristone-misoprostol intervals for second trimester termination of pregnancy between 13 and 16weeks of gestation. Int J Gynaecol Obstet. 2010 Aug 10. [Epub ahead of print]
5. Newmann SJ, Dalve-Endres A, diedrich JT, Steinauer JE, Meckstroth K, Drey EA: Cervical preparation for second trimester dilation and evacuation. Cochrane Database Syst Rev. 2010 Aug 4; 8: CD007310.
6. Kunz J: Erfahrungen mit der vorzeitigen Schwangerschaftsbeendigung im zweiten Trimenon am peripheren Spital. Praxis 2004; 93: 1135–1142.
7. Marinoni E, Santoro M, Vitagliano MP, Patella A, Cosmi EV, Di Iorio R: Intravaginal gemeprost and second-trimester pregnancy termination in the scarred uterus. Int J Gynaecol Obstet. 2007; 97: 35–39.
8. Scioscia M, Vimercati A, Pontrelli G, Nappi L, Selvaggi L: Patients' obstetric history in midtrimester termination of pregnancy with gemeprost: does it really matter? Eur J Obstet Gynecol Reprod Biol. 2007; 130: 42–45.
9. Spielmann H, Steinhoff R: Taschenbuch der Arzneimittelverordnung in Schwangerschaft und Stillperiode. Ein Nachschlagewerk für die tägliche Praxis; 2., durchgesehene und ergänzte Auflage. G. Fischer Verlag, Stuttgart, 1989.
10. http://www.misoprostol.org; aufgerufen am 16. 08. 2010.

Laktationshemmer

Bromocriptin:

- Indikationen u. a. sekundäres Abstillen aus medizinischen Gründen, Milchstau, beginnende Mastitis in der Stillperiode, Laktationshemmung post abortem;
- „versehentliche" Gaben in der Frühschwangerschaft sind keine Abbruchindikation;
- Dosierungen:
  - primäres und sekundäres Abstillen: Tag 1 morgens und abends je 1,25 mg Bromocriptin, danach 2-mal 2,5 mg über 14 Tage;
  - Milchstau: Einmaldosis 2,5 mg, ggf. Wiederholung nach 6–12 h; Stillen nicht unterbrechen;
  - Mastitis puerperalis: 3-mal 2,5 mg pro Tag über 3 Tage, danach 2-mal 2,5 mg über 11 Tage;
  - Präparate in Tabletten-Form: Bromocriptin AbZ 2,5 mg; Bromocriptin beta® 2,5; Bromocriptin-CT 2,5 mg; Bromocriptin-ratiopharm® 2,5 mg; Pravidel® 2,5 mg.

Cabergolin:

- Dostinex®, 1 Tablette enthält Cabergolin 0,5 mg; primäres Abstillen innerhalb 24 h post partum mit 1-mal 2 Tabletten.

Fazit: Dostinex® ist für das primäre Abstillen geeignet.

Progesteron

Frühgeburtsprävention mit Progesteron:

Aktuelle Datenlage: Progesteron senkt Frühgeburtsrisiko und Rate der untergewichtigen Frühgeborenen (SGA, small for gestational age); keine nachgewiesenen Effekte bei Mehrlingsschwangerschaften.

Arzneimittel:
- Progesteron:
  - Utrogest® Kapseln; 1 Kapsel enthält Progesteron 100 mg;
  - Crinone® 8% Vaginalgel;
- Hydroxyprogesteron:
  - Progesteron-Depot JENAPHARM Injektionslösung; 1 Ampulle enthält Hydroxy-progesteroncaproat 250 mg;
  - Proluton® Depot Injektionslösung; 1 ml ölige Lösung enthält Hydroxyprogester-oncaproat 250 mg.

Besondere Indikation:
ACOG (American College of Obstetricians and Gynecologists), SOGC (Society of Obstetricians and Gynecologists of Canada):
- Anwendung von Progesteron nach erfolgreicher Tokolyse mit dem Effekt der Schwangerschaftsverlängerung: tertiäre Prävention;
- primäre Prävention einer Frühgeburt mit Progesteron bei vorausgegangener Frühgeburt;
- sekundäre Prävention einer Frühgeburt mit Progesteron bei „zufällig" festgestellter Zervixverkürzung <15mm.

Praktische Hinweise:
- Schwangere mit anamnestisch vorausgegangener Frühgeburt: Option A: 250 mg Hydroxyprogesteron/Woche ab 16–20 SSW; Option B: 100 mg Progesteron/Tag ab 24 SSW; vaginale Applikation vorteilhaft;
- Schwangere mit einer Zervix <15 mm: 200 mg Progesteron/Tag (Effekt durch 1 Studie belegt);
- Mehrlingsschwangerschaften: gleiche Indikationen;
- tertiäre Prävention nach erfolgreicher Tokolyse: Option A: 341 mg Hydroxyprogesteron 2-mal pro Woche; Option B: 400 mg Progesteron/Tag.

Fazit: Progesteron ist möglicherweise zur Frühgeburtsprävention geeignet; geringstes Nebenwirkungsprofil für die tägliche vaginale Applikation von natürlichem Progesteron. Progesteron ist nicht für die Akutsituation geeignet. Je nach Risiko werden 100 mg bei Schwangeren mit vorausgegangener Frühgeburt, 200 mg bei Zervixverkürzung und 400 mg bei einem Zustand nach erfolgreicher Tokolyse empfohlen; Studienlage noch unzureichend.

Literatur:
1. Dodd JM, Flenady VJ, Cincotta R, Crowther CA: Progesterone for the prevention of preterm birth: a systematic review. Obstet Gynecol 2008; 112: 127–134.
2. Rode L, Langhoff-Roos J, Andersson C, Dinesen J, Hammerum MS, Mohapelra H, Tabor A: Systematic review of progesterone for the prevention of preterm birth in singleton pregnancies. Acta Obstet Gynecol Scand 2009; 88: 1180–1189.
3. Tita ATN, Rouse DJ: Progesterone for preterm birth prevention: an evolving intervention. Am J Obstet Gynecol 2009; 200: 219–224.

Hämorrhoidenmittel

Tab. 26: In der Schwangerschaft geeignete Hämorrhoidenmittel.

Wirkstoff	Präparate	Dosierungen	Besonderheiten
Hamamelis	Posterine® Salbe Posterine® Zäpfchen	2-mal täglich auftragen 2-mal 1 Supplement/Tag	Ethanol 60 %; maximal 2 Wochen; kleinflächig anwenden
	Hamamelis-Salbe 10 %	1–3-mal täglich auftragen	enthält Erdnussöl
Benzocain	Anaesthesin® N Zäpfchen	1–3-mal 1 Supplement/Tag	Anwendung auch bei Pruritus, Analfissuren
Quinosocain	Haenal® akut Creme	2-mal täglich auftragen	Cetylalkohol; Anwendung auch bei anorektalem Symptomenkomplex
Lidocain	LidoPosterine® Salbe	2-mal täglich auftragen; maximale Anwendung 3 Tage	Rote Liste Gr. 4 Anwendung auch bei Proktitis, Fissuren, Fisteln, Abszessen
	LidoPosterine® Zäpfchen	2-mal 1 Supplement	
	Posterisan® akut Salbe/Zäpfchen		
Prednisolon	Bismolan®-H Corti Salbe/Suppositorien		Anwendung auch bei rezidivierender Proktitis; ggf. Kombination mit Salofalk Supp. 250/500 mg
Policresulen	Faktu® Salbe/Zäpfchen	2-mal täglich auftragen, 2–3-mal 1 Supplement/Tag	strenge Indikationsstellung; Rote Liste Gr. 1
Wollwachs/ Vaselin	Eulatin® NH Salbe	2–3-mal täglich auftragen, 2–3-mal 1 Supplement/Tag	enthält Alkohol; Anfertigung ohne Alkohol möglich

- Hydrocortisonacetat; Posterisan® corte Salbe/Zäpfchen: strenge Indikationsstellung, Rote Liste Gr. 6;
- Fluocortolon/Lidocain; Doloproct® Creme/Zäpfchen: kontraindiziert im 1. Trimester; Anwendung bei Hämorrhoiden, Proktitis, Analekzem;
- Glyceroltrinitrat; Rectogesic® 4 mg/g Rektalsalbe: strenge Indikationsstellung; Anwendung bei Analfissuren; NW: selten Hypotonie; Dosierung 2-mal täglich 2,5 cm Salbenstrang auftragen.

Fazit: Bei Fissuren ist Glyceroltrinitrat geeignet. Bei rezidivierender Proktitis sind Glucocorticoide indiziert. Benzocain lindert lokal Schmerzen.

Literatur:

1. Rote Liste 2009; Verlag Rote Liste® Service GmbH, Frankfurt/Main.

Hepatika

Mariendistel: Adjuvans bei chronisch entzündlichen Lebererkrankungen:
- Alepa forte Kapseln (Alepafort®); Dosierung 1 Kapsel morgens;
- Ardeyhepan® Tabletten; Dosierung 2-mal 1 Tablette;
- Carduus marianus Kapseln; Dosierung 3-mal 1–2 Kapseln.

Fragaria: Anregung (Unterstützung) der Lebertätigkeit:
- Hepatodoron® Tabletten; Dosierung 1–2-mal täglich unzerkaut vor den Mahlzeiten 1–2 Tabletten.

Kalium-Eisen-Phosphat: allgemeine Lebererkankungen:
- Gelum®-Tropfen; 3-mal täglich 20 Tropfen.

Ornithin: gestörte Leberfunktion:
- Hepa-Merz® Granulat 3000/-6000; strenge Indikationsstellung; Dosierung 1–3-mal täglich 1–2 Beutel.

Zinkacetat: Therapie des Morbus Wilson:
- Wilzin® 25 mg/-50 mg; konsequente Fortsetzung einer Therapie in der Schwangerschaft; Dosierung 3-mal 50 mg.

Artischocke: Völlegefühl, Reizdarm, dyspeptische Beschwerden:
- Königsartischocke®; Hepar-SL® forte; Dosierung 2–3-mal 1 Tablette/Tag.

Homöopathika: Unterstützung der Leberfunktion:
- Hepa-Gastreu® N R7 Tropfen; strenge Indikationsstellung; Dosierung 3–6-mal täglich 5 Tropfen;
- Hepar-Hevert® Leber-Tabletten SL; 3-mal 1 Tablette/Tag;
- Hepar-Hevert® Lebertropfen; 1–3-mal 5–10 Tropfen/Tag.

Fazit: Adjuvanzien bei chronisch entzündlichen Lebererkrankungen sind Präparate der Mariendistel, z. B. Alepa forte Kapseln. Bei Völlegefühl helfen Ernährungsempfehlungen und Artischocken-Präparate.

Literatur:

1. Rote Liste 2009; Verlag Rote Liste® Service GmbH, Frankfurt/Main.

Hormonantagonisten/Antiöstrogene

Arzneimittel: Antiöstrogene: Tamoxifen; Therapie des Mammakarzinoms; z. B. Nolvadex® 20 mg Film Tabletten; Tamoxifen 10 mg/-20 mg/-30 mg/-40 mg HEXAL® Film-Tabletten.

Schwangerschaftskomplikationen: Flüssigkeitsretention.

Fetale Risiken: Hinweise auf Teratogenität (kraniofaziale Fehlbildungen) und Embryotoxizität; karzinogenes Potenzial, d. h. Langzeitbeobachtung bis zum 20. Lebensjahr.

Abbruchindikation bei Applikation im 1. Trimester: Schwangerschaftsabbruch möglich; Fehlbildungsdiagnostik.

Stillperiode: wahrscheinlich kompatibel.

Langzeitrisiken: karzinogenes Potenzial.

Nebenwirkungen: Thromboembolien, Alopezie, Flüssigkeitsretention, Hypercalcämie.

Besondere Indikationen: Ovulationsinduktion mit Tamoxifen (20 mg/Tag); bisher keine Fehlbildungen beobachtet.

Therapieempfehlungen: in der Schwangerschaft kontraindiziert.

Für die Praxis: geplante Schwangerschaft 2 Monate nach Tamoxifen-Therapie.

Andere Antiestrogene: Toremifen, Fulvestrant; keine klinischen Erfahrungen bezüglich Schwangerschaft.

Fazit und Kategorisierung aus klinischer Sicht: Risikobeurteilung noch nicht möglich. Serielle Fallberichte: gesunde Neugeborene; beobachtet wurden u. a. kraniofaziale Fehlbildungen (Berger und Clericuzio 2008), Goldenhar-Syndrom, indifferente Genitalentwicklung, vaginales Adenom im 2. Lebensjahr. Tamoxifen kann Ovulation auslösen (Koca et al. 2010)

- Kategorie 3 = embryotoxisches und/oder teratogenes Risiko; mütterliches Erkrankungsrisiko bestimmt die Indikation;
- P2 = Postnatalfaktor: karzinogene Effekte.

Literatur:

1. Berger JC, Clericuzio CL: Pierre Robin sequence associated with first trimester fetal tamoxifen exposure. Am J Med Genet A. 2008; 146A: 2141–2144.
2. Koca T, Akgun Z, Baskaya Yucel S, Zerman Dag N, Teomete M: Pregnancy a short time after multimodal therapy for bilateral breast cancer: a case report and review of literature. J Oncol Pharm Pract. 2010 Sep. 21. [Epub ahead of print]
3. Schaefer C, Spielmann H, Vetter K: Arzneiverordnung in Schwangerschaft und Stillzeit. 7. Auflage, Urban & Fischer, 2006.

Hypnotika/Sedativa

Nachfolgend werden Beruhigungsmittel und Medikamente für Schlafstörungen aufgeführt, die in der Schwangerschaft angewandt werden können. Schlafstörungen haben hauptsächlich exogene Ursachen. Die medikamentöse Therapie, Schlafmittel und Tagessedativa, stellt grundsätzlich die letzte Wahl dar. Dauermedikationen sind kontraindiziert. Vorher sollte versucht werden, die Schlafhygiene zu verbessern. Ursachen von Schlafstörungen sind u. a.:

- unregelmäßiger Schlaf-Wach-Rhythmus,
- Coffein,
- Abend-Mahlzeiten,
- Lärm und Licht,
- Alltagsprobleme.

Mittel der 1.Wahl: Doxylamin (z. B. Hoggar® Night). Bei persistierenden Schlafstörungen können Benzodiazepine kurzzeitig verordnet werden; Cave: Abhängigkeit. Benzodiazepine sind in der Stillzeit zu vermeiden.
Extrakte der Baldrianwurzel gelten als kontraindiziert, da keine ausreichenden systematischen Untersuchungen vorliegen. Dennoch werden diese Präparate häufig eingenommen. Für NERVENKAPSELN-ratiopharm® Weichkapseln (Trockenextrakt aus der Baldrianwurzel) wird lediglich auf eine strenge Indikationsstellung in der Schwangerschaft verwiesen; Cave: Auszugsmittel Ethanol 96%; Ethanol 40% bei Vivinox® Day Beruhigungsdragees.
Extrakte der Passionsblume gelten ebenfalls als kontraindiziert. Kontraindiziert ist auch Diphenhydramin. Phenobarbital ist bei Schlafstörungen in der Schwangerschaft kontraindiziert.

Alternativen: ätherische Öle; Weleda Lavendelöl 10%; Dosierung 2–3-mal täglich 3–5 Tropfen einreiben; Anwendung bei nervöser Unruhe und bei Einschlafstörungen.

Tab. 27: Hypnotika/Sedativa, die auch in der Schwangerschaft angewandt werden können; grundsätzlich strenge Indikationsstellung.

Wirkstoff	Präparate	Dosierungen	Besonderheiten
Doxylamin	Gittalun® Trink-Tabletten	1 Tablette 0,5–1 h vor dem Schlafengehen; TMD 2 Tabletten	Kontraindikation: bekannte Überempfindlichkeit gegenüber Antihistaminika, Phäochromozytom; eingeschränktes Reaktionsvermögen
	Hoggar® Night Tabletten	1 Tablette 0,5–1 h vor dem Schlafengehen; TMD 2 Tabletten	
	Schlaf Tabs ratiopharm® 25 mg Tabletten	1–2 Tabletten 0,5 h vor dem Schlafengehen	
	Valocordin®-Doxylamin	20–30 Tropfen 0,5–1 h vor dem Schlafengehen	

Tab. 27 (Fortsetzung)

Wirkstoff	Präparate	Dosierungen	Besonderheiten
Benzo-diazepine – Lormetazepam	Ergocalm® 1,0/2,0 Tabs	0,5–2 mg	Vorsicht im 3. Trimester, da Entzugssymptome beim Neugeborenen möglich; Anwendungsbeschränkung bei endogener Depression
Benzo-diazepine – Midazolam	Dormicum® 7,5 mg Film-Tabletten	1–2 Film-Tabletten	kontraindiziert bei Schlafapnoe-Syndrom
Benzo-diazepine – Nitrazepam	DORMO-PUREN® Tabletten	1 Tablette enthält Nitrazepam 5 mg; 0,5–1 Tablette	kontraindiziert bei Myasthenia gravis
Benzo-diazepine – Zaleplon	Sonata 5 mg/-10 mg Hartkapseln	5–10 mg	Indikation: Einschlafstörungen
Benzo-diazepine – Zolpidem	Zoldem® 10 Film-Tabletten; Zolpidem-neuraxpharm® 5 mg/-10 mg Film-Tabletten	5–10 mg	Kurzzeitbehandlung von Schlafstörungen
Benzo-diazepine – Zopiclon	Zopiclon-ratiopharm® 3,75 mg/-7,5 mg Film-Tabletten	3,75–7,5 mg	Kurzzeitbehandlung von Schlafstörungen; keine Kombination mit Lithium

Tab. 28: Sedativa, Anxiolytika, Hypnotika in der Schwangerschaft.

Wirkstoff	Bewertungen für die Schwangerschaft
Alprazolam	keine eindeutigen Hinweise auf Teratogenität
Buspiron	keine eindeutigen Hinweise auf Teratogenität
Diazepam/Flunitrazepam/ Lorazepam/Lormetazepam	geringe Risikoerhöhung: LKGS, intestinale Atresien, Mikrozephalie
Zaleplon	keine Hinweise auf Teratogenität; sehr wenig exponierte Schwangere
Zolpidem	keine Hinweise auf Teratogenität; wenig exponierte Schwangere (ca. 100)
Zopiclon	keine Hinweise auf Teratogenität
Phenobarbital	Hinweise auf Teratogenität: kardiale Fehlbildungen, Gesichtsdysmorphien
Pregabalin	Hinweise auf Teratogenität im Tierversuch: Spina bifida, Skelettanomalien

Fazit: Bei Schlafstörungen ist Doxylamin Mittel der 1. Wahl; Benzodiazepine sind nur Reserve. Für Extrakte aus der Baldrianwurzel gibt es keine systematischen Untersuchungen. Bei besonders belastenden Einschlafstörungen kann kurzzeitig Zaleplon (Sonata) angewandt werden (keine ausreichenden Daten, Ausnahmeindikation).

Literatur:

1. Rohde A, Schaefer C: Psychopharmakotherapie in Schwangerschaft und Stillzeit. Verlag Thieme, 3. Auflage, 2009. ISBN 978-3-13-134333-8.
2. Rote Liste 2009; Verlag Rote Liste® Service GmbH, Frankfurt/Main.

Hypophysen-, Hypothalamushormone

Diabetes insipidus: Desmopressin zur Therapie des Vasopressin sensitiven Diabetes insipidus auch in der Schwangerschaft notwendig.

- Desmogalen® Nasenspray; Dosierung 10–20 µg = 1–2 Sprühstöße;
- Desmopressin TAD® 10 µg/Dosis Nasenspray; Desmospray Nasenspray;
- Desmotabs 0,1 mg/-0,2 mg Tabletten; Dosierung 3-mal 1 Tablette/Tag;

ADH-Mangel: Desmopressin auch zur Therapie eines passageren ADH-Mangels in der Schwangerschaft.

- Minirin® 0,1 mg/-0,2 mg Tabletten; Dosierung TD 0,2–1,2 mg; Stillen möglich;
- Minirin® Nasenspray; Dosierung 1–2 Sprühstöße;
- Minirin® parenteral; 1 Ampulle enthält 4 µg; Dosierung: i. m., i. v., s. c. 1–4 µg/Tag;
- Oxytocin: Weheninduktion, Atonie; Oxytocin, Syntocinon®.

Fazit: Desmopressin ist auch in der Schwangerschaft bei Diabetes insipidus und ADH-Mangel indiziert.

Literatur:

1. Rote Liste 2009; Verlag Rote Liste® Service GmbH, Frankfurt/Main.

Immunmodulatoren

Ausreichende Erfahrungen aufgrund klinischer Studien existieren nicht. Ein erhöhtes Fehl- und Frühgeburtenrisiko ist möglich.

- **Interferon alpha:** strenge Indikationsstellung; in Kombination mit Ribavarin kontraindiziert. Präparate sind z. B. IntronA®, Roferon®;
- **Interferon beta:** kontraindiziert, Rote Liste Gr. 5;
- **Interferon gamma:** Pegasys®: strenge Indikationsstellung; Rote Liste Gr. 5;
- **Kolonie-stimulierende Faktoren (CSF):** strenge Indikationsstellung; Rote Liste Gr. 5. Präparate sind z. B. Biograstim®, Granocyte, Neulasta®, Neupogen®, Ratiograstim;
- **Immunstimulanzien:**
  - Copaxone®; Anwendung bei Multipler Sklerose; kontraindiziert, Rote Liste Gr. 5.
- **Immunsuppressiva:**
  - Azathioprin, Ciclosporin, Tacrolimus, Sirolimus: Anwendung bei strenger Indikationsstellung in der Schwangerschaft möglich.
  - Monoklonale Antikörper: Natalizumab (TYSABRI®); Anwendung bei schubförmiger Multipler Sklerose möglich, falls eindeutig erforderlich.

Fazit: Immunmodulatoren können aus mütterlicher Indikation in der Schwangerschaft angewandt werden.

Literatur:

1. Rote Liste 2009; Verlag Rote Liste® Service GmbH, Frankfurt/Main.

Immunglobuline

Unspezifische Immunglobuline

Für Immunglobuline bestehen spezifische Indikationen; z. B. idiopathische thrombozytopenische Purpura (ITP), Multiple Sklerose. Immunglobuline können während der gesamten Schwangerschaft und im Wochenbett angewandt werden. Hohe Dosierungen sind z. B. 400 mg/kg Körpergewicht.

Präparate sind z. B.: Beriglobin®, Pentaglobin®.

Aufgrund vermehrter Berichte über Thromboembolien im Zusammenhang mit Octagam® ordnete das Paul-Ehrlich-Institut am 15. 09. 2010 das Ruhen der deutschen Zulassung befristet bis zum 31. 03. 2011 an.

Spezifische Immunglobuline

- Tollwut: Berirab®, Tollwutglobulin Merieux®;
- Cytomegalie: Cytotect®;
- Hepatitis B: Hepatect®, Hepatitis B Immunglobulin Behring;
- Tetanus: Tetagam®, TETANOBULIN;
- Varizellen: Varicellon®, Varitect®.
- Anti-D Immunglobuline: PARTUBULIN SDF, Rhesonativ®, Rhophylac; Anti-D-Prophylaxe bei allen Ereignissen, die zum Übertritt von Fetalblut in den maternalen Kreislauf führen, z. B. Abortus imminens. Bei einer Erstprophylaxe in frühen Schwangerschaftswochen erfolgt eine Wiederholung nach 28 SSW.

Fazit: In der Schwangerschaft kann der Einsatz unspezifischer und spezifischer Immunglobuline unabhängig von der Schwangerschaftswoche indiziert sein, z. B. erfolgt bei unzureichendem Schutz gegen Tetanus die kombinierte aktive und passive Immunisierung.

Literatur:

1. Rote Liste 2009; Verlag Rote Liste® Service GmbH, Frankfurt/Main.

Impfstoffe

Empfehlungen für die Schwangerschaft

- **Röteln:** Impfung vor der Schwangerschaft empfohlen; bei Impfung perikonzeptionell oder im 1. Trimester keine Indikation zum Schwangerschaftsabbruch; Impfung seronegativer Schwangerer umstritten;
- **Influenza:** Impfung empfohlen; Analgetika, z. B. Paracetamol und ASS, können die Wirkung der Grippeimpfung mindern;
  - Grippeimpfung ab dem 2. Trimester; bei erhöhter gesundheitlicher Gefährdung Grippeimpfung ab dem ersten Trimester (RKI, Epid Bull 2010; 30: 279).
- **Diphtherie/Tetanus:** Impfung bei unzureichendem Impfschutz;
- **Hepatitis B:** Impfung bei unzureichendem Impfschutz;
- **Poliomyelitis:** Impfung bei unzureichendem Impfschutz möglich;
- **Pneumokokken:** Impfung bei Indikation möglich;
- **Gelbfieber:** Impfung bei Reisen in Endemiegebiete;
- **Cholera:** Impfung bei Reisen in Endemiegebiete;
- **Typhus:** Impfung bei Reisen in Endemiegebiete;
- **Hepatitis A:** Impfung bei Reisen in Endemiegebiete; Impfung von Risikogruppen;
- **Hämophilus-Influenza-B:** Impfung nicht empfohlen;
- **FSME:** Impfung nicht empfohlen;
- **Masern/Mumps:** Impfung nicht empfohlen; bei Impfung perikonzeptionell oder im 1. Trimester; keine Indikation zum Schwangerschaftsabbruch;
- **Varizellen:** Impfung nicht empfohlen; bei Impfung perikonzeptionell oder im 1. Trimester; keine Indikation zum Schwangerschaftsabbruch;
- **Tollwut:** Simultanimpfung bei Tollwutverdacht;
- **HPV:** Impfung, keine Gefahr für unmittelbar nachfolgende Schwangerschaft (Studien mit Cervarix®). Gegenwärtig ist davon auszugehen, dass ein Zeitintervall zwischen Impfung und Eintritt der Schwangerschaft >90 Tage betragen soll.

Reisen: Auch bei kurzfristigen Reisen haben Auffrischimpfungen gegen Tetanus, Diphtherie und Polio eine Schutzwirkung, die innerhalb von 3 Tagen eintritt. Auch eine Hepatitis-A-Impfung ist kurz vor Reiseantritt aufgrund der langen Inkubationszeit von Hepatitis A noch sinnvoll. Eine Immunität tritt nach 2 Wochen ein. Bei einer Einreisevorschrift für eine Gelbfieber-Impfung, muss diese mehr als 10 Tage vor Einreise erfolgt sein.

- Für die Reiseimpfung stehen u. a. zur Verfügung:
  - kombinierte Hepatitis A/B-Vakzine: Twinrix®;
  - kombinierte Hepatitis B/Typhus-Vakzine: Hepatyrix®.

Fazit: In der Schwangerschaft keine Impfung mit Lebendimpfstoffen. Impfstatus nach Möglichkeit präkonzeptionell überprüfen. Hepatitis B: Impfung bei unzureichendem Impfschutz.

Literatur:

1. Rote Liste 2009; Verlag Rote Liste® Service GmbH, Frankfurt/Main.

Kardiaka

Glykoside

- Digitoxin, Digoxin, β-Acetyldigoxin: strenge Indikationsstellung in der Schwangerschaft; Teratogenität und Embryotoxizität sind nicht bekannt; besondere Indikation für Digoxin bei paroxysmaler fetaler Tachykardie. Individuelle Dosisüberwachung beachten. Stillen möglich;
- Proscillaridin: sehr strenge Indikationsstellung, nach Möglichkeit vermeiden.

Koronarmittel

- Nitrate: strenge Indikationsstellung; gilt für Schwangerschaft und Stillzeit; d. h. mütterliche Indikation entscheidend. Nitrate sind auch in der Schwangerschaft bei Angina pectoris Mittel der 1.Wahl; besondere Indikation: Nitroderm TTS® 5 mg/-10 mg zur Tokolyse (off-label-use).
- Nifedipin: Anwendung nach 20 SSW möglich.
- Metoprolol, z. B. Beloc-Zok® 47,5/95 mg: koronare Protektion bei Tokolyse; bei Langzeitanwendung in der Schwangerschaft fetale Wachstumsrestriktion möglich.

Literatur:

1. Rote Liste 2009; Verlag Rote Liste® Service GmbH, Frankfurt/Main.

Laxantia

- **Basistherapie:** Ballaststoffe (Leinsamen 2–3-mal pro Tag 1 Esslöffel mit reichlich Flüssigkeit, Kleie, Flohsamenschalen), 2 l Flüssigkeit am Tag. Körperliche Aktivität unterstützt die Darmmotilität. Die Kombination Magnesium plus Vitamin C ist ein ebenso probates Mittel. Dabei kann Vitamin C stufenweise auf ≥ 2 g/Tag gesteigert werden.
- **Lactulose:** (Cave: Flüssigkeitsverlust!) ein schwer spaltbares Disaccharid mit osmotischer Wirkung, das in moderater Anwendung gut verträglich ist. Es wirkt laxierend und verhindert die Absorption von Ammoniak aus dem Gastrointestinaltrakt. Präparate: Bifinorma Sirup®, Bifiteral®, Lactuflor®, Lactuverlan®, Tulotract®. Eugalac Sirup®, Lactulade®;
- **Agar-Agar:** 4–16 g/Tag p. o., Carboxymethyl- Cellulose 1–6 g/Tag p. o.;
- **Salinische Abführmittel:** z. B. Glaubersalz, Bittersalz, Karlsbader Salz; kontraindiziert bei Schwangeren mit Herz-Kreislauf- und Nierenerkrankungen. Präparate: Glaubersalz 10–20 g isotone Lösung 3,2 %, Magnesiumsulfat-Bittersalz 10–20 g isotone Lösung 4 %;
- **Macrogol:** ein osmotisch wirkendes Laxans, wird nicht enteral resorbiert; Präparate: Dulcolax M Balance®, Glandomed®, Laxofalk®;
- **Anthrachinon-Derivate:** in der Schwangerschaft als sicher anzusehen; Präparate: Folia sennae (Pursennid®), Rhizoma rhei, Cortex frangulae;
- **Rizinusöl (Oleum ricini):** 15–30 ml nach Bedarf. Reizung der Dünndarmschleimhaut durch Ricinolsäure. Nur kurzfristig anwenden!
- **Bisacodyl:** Diphenylmethan-Derivat, wirkt stimulierend auf die Dickdarmperistaltik; Bisacodyl wird nur zu 5 % resorbiert; Dosierung: 10–15 mg/Tag p. o. Präparate: Dulcolax®, Godalax®, Laxagetten®, Laxbene®, Med-Laxan®, Neodrast®, Obstilax®, Serax®, Stadalax®, Vinco®. Die Wirkungsweise basiert auf dem schnelleren Transport des Darminhalts sowie eines verringerten Wasserentzugs; die Plazentagängigkeit ist noch unklar. Ein fetotoxisches Risiko ist nicht bekannt. Bisacodyl kann kurzfristig auch in der Schwangerschaft eingesetzt werden.
- **Kontraindiziert sind:** Aloe-haltige Abführmittel, Paraffinum subliquidum (hemmt die intestinale Resorption fettlöslicher Vitamine), Ducosat (Natrium-dioctylsulfosuccinat).

Fazit: Lactulose ist Präparat der 1. Wahl; salinische Abführmittel und Macrogol sind 2. Wahl.

Literatur:

1. Ford F: Constipation in pregnancy. Pract Midwife. 2008; 11: 28–31.
2. Rote Liste 2009; Verlag Rote Liste® Service GmbH, Frankfurt/Main.
3. Spielmann H, Steinhoff R: Taschenbuch der Arzneimittelverordnung in Schwangerschaft und Stillperiode. Ein Nachschlagewerk für die tägliche Praxis. 3., überarbeitete und ergänzte Auflage, Verlag G. Fischer, Stuttgart, 1990.

Lipidsenker

Neue Forschungsergebnisse unterstreichen, dass die Cholesterinfreisetzung in der Leber in erster Linie genetisch bedingt ist. Es handelt es sich um eine Variante des SORT1-Gens. Individuen mit einer verstärkten (aktiven) SORT1-Genvariante neigen zur erhöhten Cholesterin-Expression der Leber in den Blutkreislauf. Damit steigt das Risiko für einen Myokardinfarkt. Über die Aktivität von SORT1 in der Schwangerschaft ist nichts bekannt. Sollte es Schwangere mit einer erhöhten SORT1-Aktivität geben, so wären in diesem Falle Maßnahmen der Ernährungstherapie unzureichend. Dennoch ist eine gesunde Ernährung ein wichtiger Bestandteil der Prävention.

Aufgrund der Zunahme des metabolischen Syndroms, bereits in der Adoleszenz, werden Mediziner häufiger mit Fragen zur Anwendung von Lipidsenkern in der Schwangerschaft konfrontiert werden.

Grundsatz: Mütterliche Gefährdung steht im Vordergrund.

Indikationen für Lipidsenker:
- primäre oder kombinierte Hyperlipidämie;
- homozygote familiäre Hypercholesterinämie;
- kardiovaskuläre Prävention.

Die Zahl von Patientinnen mit bekannter familiärer Hypercholesterinämie wird sich aufgrund zunehmender Untersuchungen des Fettstoffwechsels – bereits im frühen Lebensalter – erhöhen. Humane und tierexperimentelle Studien verweisen auf das besondere Problem von Neugeborenen, deren Mütter an familiärer Hypercholesterinämie erkrankt sind. Diese Kinder weisen später eine frühzeitige Tendenz zur Arteriosklerose auf. Hinsichtlich einer Risikoabschätzung stehen sich mütterliche und neonatale Erkrankung und noch nicht geklärtes fetales Risiko gegenüber. Unter diesem Gesichtspunkt fordern Avis et al. (2009) Studien mit Lipidsenkern in der Schwangerschaft durchzuführen, um die postnatale Entwicklung abschätzen zu können.

Fazit: Lipidsenker sind entsprechend der Arzneimittelsicherheit in der Schwangerschaft kontraindiziert. Bei einem erheblichen mütterlichen Risiko ist eine strenge Indikationsstellung gegeben. Andererseits könnten Statine dazu beitragen, eine frühzeitige Arteriosklerose der Kinder von Müttern mit familiärer Hypercholesterinämie zu verhindern.

Literatur:

1. Avis HJ, Hutten BA, Twickler MT, Kastelein JJ, van der Post JA, Stalenhoef AF, Vissers MN: Pregnancy in women suffering from familial hypercholesterolemia: a harmful period for both mother and newborn? Curr Opin Lipidol. 2009; 20: 484–490.

Colestyramin

Arzneimittel: Gallensäure bindende Mittel, nicht resorbierbare Ionenaustauscherharze, Anwendung bei intrahepatischer Cholestase; Dosierung ca. 8 g/Tag über 14 Tage.

Stillperiode: Colestyramin kompatibel; Abstillen bei Ursodeoxycholsäure.

Langzeitrisiken: keine bekannt.

Therapieempfehlungen: In einer Vergleichsstudie zur Behandlung der intrahepatischen Cholestase erwies sich Ursodesoxycholsäure (8–10 mg/kg), z. B. Ursochol® effektiver als Colestyramin (8 g/Tag) (Kondrackiene et al. 2005).

Für die Praxis: Colestyramin HEXAL® 4 g Beutel; Dosierung 2-mal 1 Beutel.

Literatur:

1. Kondrackiene J, Beuers U, Kupcinskas L: Efficacy and safety of ursodeoxycholic acid versus cholestyramine in intrahepatic cholestasis of pregnancy. Gastroenterology. 2005; 129: 894–901.

Fibrate

Arzneimittel: Wirkstoffe Clofibrat, Etofibrat, Etofyllinclofibrat, Bezafibrat, Fenofibrat und Gemfibrozil.

Wirkungsmechanismen:
- erhöhte Aktivität der Lipoproteinlipase;
- Hemmung der Cholesterin-Synthese und der Expression der VLDL-Transportformen.

Therapieempfehlungen:
- Fibrate gelten als kontraindiziert in der Schwangerschaft. Eine strenge Indikationsstellung (RL Gr. 5) wird gefordert. Aufgrund der Nebenwirkungen stellen die Fibrate keine Alternative zu den Statinen dar.
- Etofibrat, Lipo-Merz® Retard, 1 Kapsel enthält Etofibrat 500 mg, RL Gr. 4, Dosierung 1-mal täglich 1 Kapsel.

Fazit: Eine „versehentliche" Anwendung in der Schwangerschaft ist keine Indikation zum Schwangerschaftsabbruch.

Statine

Statine, Cholesterinsynthese-Inhibitoren, werden bei Fettstoffwechselstörungen als Lipidsenker eingesetzt. Statine sind Immunmodulatoren und Plaque-Stabilisatoren.

Vertreter sind:
- Atorvastatin: Lipitor;
- Fluvastatin: Lescol, Vastin;
- Lovastatin: Mevacor;
- Pravastatin: Pravachol;
- Simvastatin: Lipex, Simvar, Zocor.

Insbesondere für Simvastatin und Pravastatin konnten Vorteile in der Sekundärprävention kardiovaskulärer Erkrankungen verzeichnet werden. In der Schwangerschaft ist auch zu bedenken, dass eine maternale Hypercholesterolämie bereits eine fetale Arteriosklerose begünstigt. Nebenwirkungen sind Neurotoxizität (Aufmerksamkeits-Defizit, Gedächtnisverlust beschrieben), Myopathien (Fluvastatin mit geringster Myopathie-Häufigkeit; Prävention mit Q10 eventuell möglich), Rhabdomyolyse, Hepatotoxizität (Kontrolle der Leberwerte). Statine erhöhen möglicherweise das Diabetes (Gestationsdiabetes)-Risiko (75 g oGTT). Fehlbildungen des ZNS und der Extremitäten wurden beschrieben (Edison und Muenke 2004). Simvastatin führt beim Feten zur Senkung der Mavelonsäure-Spiegel.

- In Deutschland gelten Statine seit der Markteinführung in der Schwangerschaft als kontraindiziert. Es haben sich sowohl im Tierversuch als auch beim Menschen teratogene Wirkungen gezeigt; eine differenzierte und eingehendere Betrachtungsweise ist notwendig.
- Internationale Einstufung (Australian Drug Evaluation Committee, ADEC 2005): Kategorie D nach FDA (Federal Register 1980; 44: 37434–67). Unter Berücksichtigung des fetalen Risikos können Statine bei erheblicher und überwiegender Gefährdung der Mutter (z. B. drohender Myokardinfarkt, Schlaganfall) eingesetzt werden.
- **Einstufung nach Briggs et al. (2008):** Kategorie X (Federal Register 1980; 44: 37434-67); teratogenes und embryotoxisches Risiko überwiegt offenbar jeglichen mütterlichen Nutzen; prä- und postkonzeptionell kontraindiziert.
- **Rote Liste:** kontraindiziert, Hemmung der für den Feten essenziellen Cholesterinbiosynthese; Daten unzureichend; bei Applikation Kontrazeption angezeigt.
- **Ergebnisse serieller Fallberichte:** „kein entwicklungstoxisches Risiko" (Schaefer et al. 2006): Ein Schwangerschaftsabbruch bei prä- und postkonzeptioneller Applikation von Statinen ist nicht angezeigt.
- Motherrisk Team at the Hospital for Sick Children in Toronto (MOTHERISK UPDATE) 2003: Teratogenität für Pravastatin und Simvastatin unwahrscheinlich.
- **Kürzlich publiziert (Statine und Schwangerschaft):**
  - Statine in der Frühschwangerschaft erhöhen Risiko für ZNS-Anomalien (Holoprosencephalus) (Haas und Muenke 2010);
  - Teratogenität wenig wahrscheinlich; dennoch keine Applikation von Statinen prä- und postkonzeptionell. Autoren verweisen andererseits auf fetales Atheroserisiko bei maternaler Hypercholesterolämie (Dukic et al. 2009);
  - Hypothese: Statine als Therapieansatz zur Verminderung der Abortrate bei Schwangeren mit Antiphospholipid-Syndrom (APL) (Girardi 2009);
  - In Diskussion: Statin-Therapie bei Adipositas und PCOS (Hoeger 2009);
  - NICE-Guidelines: Es fehlen Longitudinalstudien zu Schwangerschaft und familiärer Hypercholesterolämie (NICE Clinical Guideline August 2008).

Fazit: Die bisherige Datenlage (serielle Fallberichte) kann ein teratogenes Risiko für Statine nicht sicher belegen. Wenn möglich, sollten Statine in der Schwangerschaft nicht appliziert werden (Kazmin et al. 2007) – zu bedenken ist aber eine mütterliche Gefährdung aufgrund manifester Fettstoffwechselstörungen. Bei „unbedingter Notwendigkeit einer mütterlichen Statin-Applikation" sollten Pravastatin und Simvastatin verabreicht werden; zusätzliche Applikation von Vitamin E.
"Limited evidence from animal and human studies indicates that statins should not be taken during pregnancy. If a patient is inadvertently exposed during pregnancy, however, termination does not appear to be medically indicated." (Hosokawa et al. 2003).

Literatur:

1. Adverse Drug Reactions Advisory Committee (ADRAC): Statins contraindicated in pregnancy. Australian Adverse Drug Reactions Bulletin 2005; 24 (1) Feb.
2. Briggs GG, Freeman RK, Yaffe SJ: Drugs in Pregnancy and lactation. Lippincott, Wolters Kluwer/Williams & Wilkins, Philadelphia 2008, ISBN-13: 978-0-7817-7876-3.
3. Dukić A, Zivancević-Simonović S, Varjacić M, Dukić S: Hyperlipidemia and pregnancy. Med Pregl. 2009; 62 Suppl 3: 80–84.
4. Edison RJ, Muenke M: Central nervous system and limb anomalies in case reports of first-trimester statin exposure. N Engl J Med. 2004; 350: 1579–1582.
5. Girardi G: Pravastatin prevents miscarriages in antiphospholipid antibody-treated mice. J Reprod Immunol. 2009; 82: 126–131.
6. Haas D, Muenke M: Abnormal sterol metabolism in holoprosencephaly. Am J Med Genet C Semin Med Genet. 2010; 154C: 102–108.
7. Hoeger KM: Polycystic ovary syndrome, inflammation, and statins: do we have the right target? J Clin Endocrinol Metab. 2009; 94: 35–37.
8. Hosokawa A, Bar-Oz B, Ito S: Use of lipid-lowering agents (statins) during pregnancy. Can Fam Physician. 2003; 49: 747–749.
9. Kazmin A, Garcia-Bournissen F, Koren G: Risks of statin use during pregnancy: a systematic review. J Obstet Gynaecol Can. 2007; 29: 906–908.
10. Schaefer C, Spielmann H, Vetter K: Arzneiverordnung in Schwangerschaft und Stillzeit. 7. Auflage, Urban & Fischer, 2006.
11. http://guidance.nice.org.uk/; aufgerufen am 12. 08. 2010.

Magen-Darm-Mittel

Antidiarrhoika:
- Kohlepräparate: Kohle-Compretten®, Kohle-Hevert®, Birkenkohle comp.;
- Loperamid: strenge Indikationsstellung; bisher keine Hinweise auf Teratogenität und Embryotoxizität; kurzzeitige Anwendung initial 4 mg; z. B. Imodium® Hartkapseln;
- Saccharomyces boulardii: Perenterol; z. B. Perenterol® 50 mg Kapseln; Dosierung 3–4-mal 2–4 Kapseln;
- Laktobazillen: InfectoDiarrstop® LGG Mono Beutel; Dosierung 2-mal 1 Beutel/Tag Unterstützung der Darmflora;
- Mutaflor® mite/Mutaflor Kapseln;
- Rephalysin® C, magensaftresistent; morgens und abends 2 Tabletten;
- Hylak® N Lösung; Dosierung 3-mal 2 ml/Tag;
- Paldaflor® Kau-Tabletten; Dosierung 1–3-mal 3 Tabletten/Tag;
- Symbioflor® 1 Tropfen; 3-mal 30 Tropfen/Tag.

Maldigestion:
- Pangrol® 10.000–40.000; Dosierung $\geq$1 Kapsel vor der Mahlzeit;
- Pankreatan® 10.000–36.000; Dosierung 2–4 Kapseln/Mahlzeit;
- Enzym Lefax® Kau-Tabletten; Dosierung 3-mal 2 Tabletten/Tag;
- Riopan® Magen-Gel; in der Schwangerschaft kurzfristig 1–4 Beutel/Tag; bzw. mehrmals täglich 1 Kautablette.

H2-Rezeptorenblocker:
- Cimetidin: keine Hinweise auf Teratogenität und Embryotoxizität;
- Famotidin: strenge Indikationsstellung, Rote Liste Gr. 4;
- Ranitidin: strenge Indikationsstellung, Rote Liste Gr. 4–5.

Protonenpumpenhemmer:
- Omeprazol: strenge Indikationsstellung, Hinweise auf Teratogenität und Embryotoxizität;
- Esomeprazol: strenge Indikationsstellung;
- Pantoprazol: strenge Indikationsstellung, Rote Liste Gr. 4.

Ulcus-Therapie:
- Sucralfat: strenge Indikationsstellung, Rote Liste Gr. 4; z. B. 4-mal täglich 1 Tablette Sucralfat-ratiopharm® 1.000 mg.

Antiphlogistika:
- Mesalazin, Sulfasalazin, Budesonid: Therapie in der Schwangerschaft bei chronisch entzündlichen Darmerkrankungen konsequent fortsetzen;
- Betnisol® Rektal-Instillation, Colifoam® Rektalschleim: Anwendung bei akuten Phasen einer Proktitis auch in der Schwangerschaft.

Prokinetika zur Verbesserung der Motilität des Gastrointestinaltraktes:
- Iberogast®: Mittel der 1. Wahl;
- Metoclopramid (z. B. Cerucal®): kontraindiziert im 1. Trimester; strenge Indikationsstellung, Rote Liste Gr. 4.

Fazit: Diarrhoe: Loperamid möglich. Bei einer akuten Gastritis ist Cimetidin Mittel der 1. Wahl. Chronisch entzündliche Darmerkrankungen werden konsequent auch in der Schwangerschaft, z. B. mit Sulfasalazin behandelt.

Literatur:

1. Candelli M, Carloni E, Armuzzi A, Cammarota G, Ojetti V, Pignataro G, Santoliquido A, Pola R, Pola E, Gasbarrini A: Role of sucralfate in gastrointestinal diseases. Panminerva Med 2000; 42: 55–59.
2. Rote Liste 2009; Verlag Rote Liste® Service GmbH, Frankfurt/Main.

Migränemittel

Analgetika (Präparate der 1. Wahl):
- Paracetamol (500–1.000 mg/Tag): Medikament der 1. Wahl während der gesamten Schwangerschaft; Hinweise auf geringfügig erhöhte Asthmainzidenz der Kinder.

Analgetika (Präparate der 2. Wahl):
- ASS 500–1.000 mg/Tag (z. B. als Brause-Tabletten Aspirin® plus C, Aspisol® i. v. in Akutsituationen);
- Indometacin 50–150 (200) mg/Tag;
- Ibuprofen 200–500 (800) mg/Tag (TMD: 1.200 mg);
- Metimazol 500–2.000 mg/Tag;
- Diclofenac 50–150 mg/Tag;
- Naproxen 500–1.250 mg/Tag.

Medikamente der 3. Wahl:
- Triptane (Sumatriptan): ca. 1.000 Fallbeobachtungen ohne Hinweis auf Teratogenität und Embryotoxizität; strenge Indikationsstellung;
- Sumatriptan (Imigran®) Injektion zu 6 mg (maximal 12 mg/24 h), p. o. 25–100 mg/Tag, 20 mg als Nasenspray oder 25 mg als Supplement;
- Sumatriptan-Mepha Lactab 25–50 mg (TMD 200 mg/24 h).

Prophylaxe:
- Metoprolol (Beloc®, Beloc-Zoc®), initial 50 mg/Tag, Erhaltungsdosis 100–150(200) mg/Tag;
- Propranolol (Dociton®), initial 40 mg/Tag, Erhaltungsdosis 120 mg–160 mg/Tag;
- ASS 100 (200) mg/Tag plus Magnesium 600 mg/Tag.

Weitere Migränemittel:
- Petadolex® Kapseln, kontraindiziert; Rote Liste Gr. 2;
- Almogran® 12,5 mg Film-Tabletten; Dosierung 1-mal 1 Tablette/Tag: Rote Liste Gr. 4;
- MAXALT® 5 mg/-10 mg; Einmaldosis 10 mg; Rote Liste Gr. 4;
- Naramig® 2,5 mg Film-Tabletten; Einmaldosis 2,5 mg; Rote Liste Gr. 4;
- Natil®-N 5 mg/-10 mg Kapseln; Einmaldosis 10 mg; Rote Liste Gr. 4;
- Relpax® 20 mg/-40 mg Film-Tabletten; Einmaldosis 20–40 mg: Rote Liste Gr. 4.

Homöopathika:
- Antimigren® Tabletten; Dosierung maximal 12 Tabletten/Tag.

Fazit:
- Paracetamol (500–1.000 mg/Tag): Mittel der 1. Wahl; kurzzeitig besonders im 3. Trimester;
- ASS (500–1.000 mg/Tag): Mittel der 2. Wahl; kurzzeitig besonders im 3. Trimester;
- Triptane; Sumatriptan (Imigran®) p. o. 25–100 mg/Tag: Mittel der 3. Wahl;
- Metoprolol (Belok-Zoc®); 100–150(200) mg/Tag.

Literatur:

1. Briese V, Bolz M, Reimer T: Krankheiten in der Schwangerschaft. De Gruyter 2010.

Mund- und Rachentherapeutika

Nachfolgende Präparate können in der Schwangerschaft empfohlen werden:
- Kamillosan® Mund- und Rachenspray;
- Dontisolon® D Mundheilpaste;
- Mint-Lysoform® Lösung;
- Dynexan® Zahnfleischtropfen;
- Parodontal®-Mundsalbe;
- Glandomed® Lösung
- Ratanhia comp. Lösung;
- Glandosane®/-aromatisiert Spray;
- Hexoral® Lösung 0,1 %;
- Saliva natura® Pumpspray;
- Hexoral® Spray 0,2 %.

Fazit: In der Schwangerschaft werden pflanzliche Präparate bevorzugt, z. B. Kamillosan®.

Literatur:

1. Rote Liste 2009; Verlag Rote Liste® Service GmbH, Frankfurt/Main.

Myorelaxanzien

- Mittel der 1. Wahl sind Pancuronium und Suxamethonium;
- Niedrige Dosierungen anwenden.

Nahrungsergänzungsmittel

Nahrungsergänzungsmittel sind Produkte im Grenzbereich zwischen Arzneimitteln und Lebensmitteln, Konzentrate von Nährstoffen und sekundären Pflanzenstoffen. Nahrungsergänzungsmittel unterliegen nicht dem Arzneimittelgesetz. Es ist davon auszugehen, dass 80–90% der Schwangeren Nahrungsergänzungsmittel einnehmen. Ärztliche Nachfragen und Beratungen sind unbedingt erforderlich. Kombinatorische Wirkungen, auch mit Medikamenten sind weitestgehend unbekannt.

In der Nahrungsergänzungsmittelverordnung (NemV) sind die Vitamine und Mineralstoffe aufgeführt, die als Nährstoffe für die Herstellung von Nahrungsergänzungsmitteln in Deutschland verwendet werden dürfen:

- Vitamine/Provitamine: Vitamin C, Vitamin E, Folsäure, Beta-Carotin;
- Calcium, Magnesium, Selen, Chrom, Eisen, Zink;
- Vitaminoide: Coenzym Q10, Alpha-Liponsäure;
- Fettsäuren/Phospholipide: Omega-3-Fettsäuren;
- Aminosäuren/-Abkömmlinge/Peptide: L-Cystein, L-Glutathion, L-Carnitin;
- Kohlenhydrate: Inulin, Oligofructose;
- Sekundäre Pflanzenstoffe: Lycopin, Phytoöstrogene;
- Pflanzenextrakte: Obst-/Gemüsekonzentrate;
- Sonstige: Bierhefe, Algen, probiotische Kulturen, Kreatin.

Nahrungsergänzungsmittelverordnung (NemV): Verordnung, die die rechtlichen Grundlagen zur Herstellung, zum Vertrieb und zur Anwendung von Nahrungsergänzungsmitteln in der Bundesrepublik Deutschland festlegt; u. a. Positivliste von Vitaminen und Mineralstoffen, die zur Herstellung von Nahrungsergänzungsmitteln verwendet werden dürfen. Höchstmengen von Vitaminen und Mineralstoffen sind in der NemV nicht festgelegt.

Nahrungsergänzungsmittel, Mineralstoffe:
- Calciumpräparate (Rote Liste 2010)
  - Biolectra® Calcium 500, Calcipot® Kau-Tabletten (150 mg), Calcitrat® Tabletten 200 mg, Calcium AL 500/-1.000 Brause-Tabletten;
  - Kombination mit Vitamin D2/D3: Biolectra® Calcimed D3, Calcigen® D 600 mg/400 I. E. oder -D-forte 1.000 mg/880 I. E. Brause-Tabletten.
- Kaliumpräparate (Rote Liste 2010)
  - Kalinor®, 1–2 Brause-Tabletten/Tag, Oralpädon® 240 Neutral/-240 Erdbeere/-240 Apfel-Banane: 1–2 Beutel nach jedem Stuhlgang zur Rehydration und Elektrolytsubstitution bei Diarrhö.
- Magnesiumpräparate (Rote Liste 2010)
  - Biolectra® Magnesium 365 fortissimum Brause-Tabletten (365 mg Mg^{2+}/Tabletten);
  - Magnesium-Diasporal 300 Granulat 296 mg (Zitrat);
  - Magnerot A 500 Granulat 500 mg (Aspartat).
- Fluor
  - Fluoretten 0,25/0,5/1 mg;
  - Zymafluor 0,25 mg plus Vitamin D 400 I. E.
- Jod
  - Labordiagnostik: TSH: 0,4–4 mI.U./l; FT3: 2,8–7,1 pmol/l; FT4: 12–22 pmol/l; Jod im Urin: 100–500 µg/24 h.

- Präparate: Jodetten 100/150/200 µg; Jodetten Henning 1-mal pro Woche 1.530 µg; Jodid-ratiopharm 100/200 µg.
- Selen
  - Selen MSE organisch gebunden in Spirulina platensis, 1 Tablette = 50 µg Selen;
  - Cefasel 100/300µg;
  - Selenase 50 peroral Trinklösung;
  - Selenase 300 RP Tabletten.
- Zink
  - ZINKOTASE® 1 Tablette = 25 mg Zink, Wirkstoff: Zinkbis(hydrogen-DL-Aspartat), Dosierung: 25 mg/Tag, empfohlene tägliche Zufuhr 15 mg.

Nahrungsergänzungsmittel, Vitamin A:

- Empfohlene Zufuhr: 0,8–1,2 mg; Retinol-Äquivalent 2.600–3.960 I. E.;
- Therapeutische Zufuhr (kontraindiziert in der Schwangerschaft): 1–10 mg; Retinol Äquivalent 3.300–33.000 I. E. (Schmiedel 2010); 5.000 I. E. sollten in der Schwangerschaft nicht überschritten werden;
- Bei kontinuierlicher Überschreitung von 25.000 (33.000) I. E. (10.000 RE, 10 mg)/ Tag Fehlbildungen möglich;
- Vorsicht: Leber in der Schwangerschaft meiden – auch wegen der Schwermetallbelastung; 100 g Leber: ca. 50.000–100.000 I. E. Vitamin A;
- Schwangeren nach Möglichkeit kein Vitamin A verordnen;
- Mangelsituation in der Schwangerschaft: nein.
- Vitamin A als Medikament:
  - Isotretinoin: Einnahme von 3/10.000 Frauen zur antiacne Medikation im fertilen Alter;
  - Schwangerschaft während der Isotretinoin-Behandlung: Abbruchrate: 84 %;
  - Fehlbildungsrisiko bei Isotretinoin-Medikation im 1. Trimester: 10–30 %; Abortrate: 3 %, Totgeburtenrate: 2 %;
- Fetales Isotretinoin-Syndrom:
  - craniofaciale Fehlbildungen;
  - Fehlbildungen des Zentralnervensystems;
  - kardiale Fehlbildungen;
  - Thymusaplasien.

Nahrungsergänzungsmittel, β-Carotin:

- Retinol- und Retinoläquivalent/Vitamin A/Beta-Carotin:
  - 1 RE (Retinoläquivalent) = 1 µg Retinol (Vitamin A);
  - 1 RE (Retinoläquivalent) = 6 µg Beta-Carotin;
  - 1 RE (Retinoläquivalent) = 12 µg andere Provitamin-A-Karotinoide;
  - 1 RE (Retinoläquivalent) = 3,33 I. E. Vitamin A;
  - 3,33 I. E. Vitamin A = 1 µg Vitamin A;
  - Umrechnung: 0,3 mg Vitamin A = 1.000 I. E. (Normale Zufuhr 0,75–1,2 mg/Tag);
  - 0,99 mg Vitamin A = 3.300 I. E. Vitamin A = 1 mg Retinol (Vitamin A) = 1.000 RE (Retinoläquivalente) = 6 mg Beta-Carotin = 12 mg andere Karotinoide;
- Empfohlene Zufuhr: Empfehlungen für die präventive Zufuhr von β-Carotin: 2–6 mg/Tag (DGE, US National Cancer Institute);
- Mangelsituation in der Schwangerschaft: nein;
- Therapeutischer Dosierungsbereich: 15–45 mg/Tag; zum Vergleich: 100 g Spinat enthalten 4,7 mg β-Carotin.

Nahrungsergänzungsmittel, Vitamin B1 (Thiamin, Aneurin):
- Empfohlene Zufuhr: 1–1,3 mg; Schwangerschaft: 1,5–2,0 mg/Tag;
- Therapeutische Zufuhr (kontraindiziert in der Schwangerschaft; nur bei nachgewiesenem Mangel): 1–300 mg (Schmiedel 2010);
- Labordiagnostik: Mangel bei Diabetes und Alkoholkonsum;
  - Serum: 20–70 µg/l; Vollblut: 32–95 µg/l;
- Präparat: Betabion 100 mg Tabletten.
- Mangelsituation in der Schwangerschaft: nein.
- Wechselwirkungen: Schwarzer Tee vermindert die Aufnahme von Vitamin B1.

Nahrungsergänzungsmittel, Vitamin B2 (Riboflavin):
- Empfohlene Zufuhr: 1,2–1,5 mg; Schwangerschaft 1,6–2,2 mg;
- Therapeutische Zufuhr (kontraindiziert in der Schwangerschaft; nur bei nachgewiesenem Mangel): 1–400 mg (Schmiedel 2010);
- Mangelsituation in der Schwangerschaft: nein.
- Labordiagnostik: Serum: 136–170 µg/l;
- Präparat: Vitamin B2 10 mg Jenapharm Tabletten.

Nahrungsergänzungsmittel, Vitamin B3 (Niacin, Nikotinamid, Nikotinsäure, PP-Faktor):
- Empfohlene Zufuhr: 13–17 mg;
- Therapeutische Zufuhr (kontraindiziert in der Schwangerschaft; nur bei nachgewiesenem Mangel): 10–4000 mg (Schmiedel 2010);
- Labordiagnostik: Serum: 8–52 µg/l;
- Präparat: Nikotinsäureamid 200 mg Jenapharm Tabletten.

Nahrungsergänzungsmittel, Pantothensäure (Vitamin B5):
- „Wundheilungsvitamin";
- Empfohlene Zufuhr: 6 mg;
- Therapeutische Zufuhr mittels Hautsalben möglich;
- Labordiagnostik: Serum: 0,2–2,0 mg/l;
- Mangelsituation in der Schwangerschaft: nein;
- Präparat: Panthenol 100 mg Jenapharm Tabletten.

Nahrungsergänzungsmittel, Vitamin B6 (Pyridoxin):
- Mikrozytäre Anämie auch bei Vitamin-B6-Mangel möglich.
- Empfohlene Zufuhr: 1,2–1,6 mg; Schwangerschaft: 2,5–5,0 mg/Tag;
- Therapeutische Zufuhr (kontraindiziert in der Schwangerschaft; nur bei nachgewiesenem Mangel): 1,5–300 mg;
- Schwangerschaft und Stillzeit: 25 mg/Tag nicht überschreiten (Schmiedel 2010);
- Therapie bei erhöhten Homozysteinwerten: Vitamin-B6-Therapie in Kombination mit Vitamin B12 und Folsäure;
- Mangelsituation in der Schwangerschaft: möglich;
- Therapie des Karpaltunnelsyndroms mit Vitamin B6;
- Überdosierungen: Neurologische Störungen >500 mg/Tag;
- Labordiagnostik: Serum: 5–30 µg/l; Vollblut: 11–30 µg/l;
- Präparat: Vitamin B6 Jenapharm/Hevert Tabletten.

Nahrungsergänzungsmittel, Biotin (Vitamin B7, Vitamin H):
- Empfohlene Zufuhr: 75–150 µg/Tag;
- Therapeutische Zufuhr: 2,5–10 mg/Tag;

- Labordiagnostik: Serum: >200 ng/ml;
- Präparate: Biotin-ratiopharm Tabletten 5 mg; Gabunat forte Tabletten 10 mg.

Nahrungsergänzungsmittel, Folsäure (Vitamin B9):
- Empfohlene Zufuhr: 400–800 µg;
- Therapeutische Zufuhr: 1–5 mg;
- Labordiagnostik:
  - Serum: 4–30 nmol/l; ≥4 ng/ml (marginal: 3,5–4,5 ng/ml)
  - Homzystein im Serum: <15 µmol/l;
- Präparate: siehe Kapitel Folsäure.
(siehe auch Kapitel Folsäure)

Nahrungsergänzungsmittel, Vitamin B12 (Cobalamin):
- Empfohlene Zufuhr: 3–5 µg;
- Therapeutische Zufuhr: 10–3.000 µg (Schmiedel 2010);
- Vorkommen: vor allem in Leber (cave: Vitamin A) und Nieren; weitere Quellen: Fleisch, Fisch, Eier, Milch, Käse; z. B.; 100 g Kalbsleber enthalten 60 µg Vitamin B12, 100 g Lachs 3 µg Vitamin B12;
- Funktionen: Blutbildung, Folsäuremetabolismus, ZNS-Entwicklung;
- Verbesserte Absorption des Vitamins: Nahrungsaufnahme auf mehrere kleine Portionen pro Tag verteilen;
- Mangelsituation in der Schwangerschaft: möglich.
- Risiken bei Mangel: Homocystinurie (gestörte Methyl-Cbl-Synthese) und Methylmalonazidämie (gestörte Adenosyl-Cbl-Synthese);
- Symptome eines Vitamin-B12-Mangels: Anämie, Thrombozytopenie, Müdigkeit, Neuropathie, Gedächtnisstörung, Depression;
- Labordiagnostik: Serum: 200–900 pmol/l;
- Präparate: siehe auch Folsäure;
  - Cytobion Dragees 300 µg;
  - B12 „Ankermann" Dragees 1.000 µg;
  - B12 „Ankermann" Tropfen 50 µg in 1ml;
  - B12 „Ankermann" Injektionslösung 100/1.000 µg;
  - Vitamin B12 forte-Hevert Injekt 3.000 µg.

Nahrungsergänzungsmittel, Vitamin C (Ascorbinsäure):
- Empfohlene Zufuhr: 100–200 mg; (mindestens 70 mg/Tag);
- Schwangere ab 4. Monat 110 mg/Tag; Stillperiode 150 mg/Tag; Raucher 150 mg/Tag; Mehrbedarf auch bei Diabetes mellitus;
- Therapeutische Zufuhr: 500–2.000 mg in der Schwangerschaft; außerhalb der Schwangerschaft bis 60 g;
- Mangel: Infektionen, Zahnfleischentzündungen;
- Mangelsituation in der Schwangerschaft: bei Diabetes mellitus und Malnutrition, möglich bei Raucherinnen;
- Überdosierung: 1–2 g werden gut toleriert; führt u. U. zu Übelkeit, Meteorismus, Diarrhö;
- Wechselwirkung mit gerinnungshemmenden Medikamenten: Wirkungshemmung durch Vitamin C;
- Labordiagnostik: Serum: 2–20 mg/l;
- Präparate: Ascorbinsäure-Pulver 1 Teelöffel ca. 3–4 g.

Nahrungsergänzungsmittel, Vitamin D (Cholekalziferol = Vitamin D3):
- Empfohlene Zufuhr: 10–15 µg (400–600 I. E./Tag Vitamin D für Schwangere;
- therapeutische Zufuhr (nur bei nachgewiesenem Mangel): 400–2.000 I. E.;
- bisher keine nachteiligen Berichte bei 2.000 I. E./Tag in der Schwangerschaft;
- Einheiten: 1 µg Vitamin D3 = 40 I. E. Vitamin D3, 1 I. E. Vitamin D = 0,025 µg reines kristallines Vitamin D3;
- Mangelsituation in der Schwangerschaft: ja;
- Überdosierung: toxische Reaktionen ab 500 µg/Tag bzw. 1.000 µg Vitamin D3/Tag;
- Labordiagnostik:
  - Serum: 50–300 nmol/l 25-Hydroxy-Vitamin D (Calzediol);
  - Serum: 35–80 ng/l 1,25-Dihydroxy-Vitamin D (Calzitriol);
- Präparate:
  - Dekristol® Tabletten 400 I. E. Colecalciferol-Trockenextrakt;
  - Dekristol® 20.000, Kapseln 20.000 I. E.;
  - D3-Vicotrat-Injektion 100.000 I.E;
  - taxofit® Calcium 850 plus D_3 (1 Tablette enthält 850 mg Calcium; 5 µg (200 I.E) Vitamin D_3; 85 µg Vitamin K_1; 1 mg Kupfer; 525 µg Fluor; 400 µg Folsäure).

Nahrungsergänzungsmittel, Vitamin E (Tokopherol):
- Tokopherol: Alpha-Tocopherol, β-Tocopherol, γ-Tocopherol, δ-Tocopherol; Tocotrienole sind weniger wirksam als Tokopherole;
- Alpha-Tocopherol: Weizenkeim-, Sonnenblumen-, Maiskeimöl; 100 g Mandel ohne Schale enthalten 25 mg Vitamin E (577 kcal); 100 g Pinienkerne 13,7 mg Vitamin E (689 kcal); 100 g Haselnuss 10,1 mg Vitamin E (636 kcal); weitere Tocopherol-Quellen: Vollkorngetreideerzeugnisse, Leguminosen;
- Empfohlene Zufuhr: 11–15 (15–20) mg, 15–21 I. E.;
- Therapeutische Zufuhr (kontraindiziert in der Schwangerschaft; nur bei nachgewiesenem Mangel): 100–800 mg, 140–1.120 I. E. (Autoimmunerkrankungen) (Schmiedel 2010) 1 I. E. = 0,7 mg, 1 mg = 1,4 I. E.;
- Empfehlung für die Schwangerschaft:
  - 1 g einfach ungesättigte Fettsäuren → Vitamin E erhöht um 0,3 mg;
  - 1 g zweifach ungesättigte Fettsäuren → Vitamin E erhöht um 0,6 mg;
  - 1 g dreifach ungesättigte Fettsäuren → Vitamin E erhöht um 0,9 mg;
- Hemmung der Thrombozyten-Aggregation;
- Mangelsituation in der Schwangerschaft: nein;
- Mangel bei besonderen Situationen: Alkoholismus, parenterale Ernährung, chronische Pankreatitis, chronische Hepatitis, chronische Cholestase, Mukoviszidose;
- Labordiagnostik: Serum: 5–18 mg/l;
- Präparate:
  - Optivit 67–671 mg;
  - E-Vitamin-ratiopharm 600–400 mg;
  - E-Vitamin-Hevert Kapseln 200 mg.

Nahrungsergänzungsmittel, Vitamin K (Phyllochinon):
- Empfohlene Zufuhr: 60–80 µg;
- Therapeutische Zufuhr (kontraindiziert in der Schwangerschaft; nur bei nachgewiesenem Mangel): 2–10 mg; Symptome einer Überdosierung sind nicht bekannt;

- Labordiagnostik:
  - Quick-Wert: 70–130%;
  - INR: 0,80–1,24;
- Präparate:
  - KA-VIT Tropfen 20 mg;
  - Konakion MM 2/10 mg Ampullen.

Nahrungsergänzungsmittel, weitere Nährstoffe:
- Präparat zur Regulation des Fettstoffwechsels
  - apimanu Guglipid® ayurveda; Regulation des Cholesterins und der Triglyzeride, senkt LDL-Cholesterol.
- Eicosapentaensäure (EPA) und Docosahexaensäure (DHA)
  - Labordiagnostik: Omega-3-Fettsäuren: 200–400 mg/l; Omega-3-Index >4% (EPA/DHA-Anteil an Gesamtfettsäuren).
  - Präparate: Ameu-Kapseln 120 mg; Omacor Kapseln 840 mg; Omega-3-loges Kapseln 504 mg.
- Präparat zur Stabilisierung des Stoffwechsels und der Abwehrkräfte
  - Crosmin® Granatapfel mit Lycopin plus Selen (10 µg/Kapsel).
- Präparat gegen Migräne
  - Migravent® Kapseln: Magnesiumoxid 150 mg plus Riboflavin (Vitamin B2) 100 mg plus Coenzym Q10 37,5 mg/Kapsel; geeignet zur Migräne-Prophylaxe; Dosierung 2-mal 1–2 Kapseln/Tag.

Tab. 29: Vitaminpräparate für Schwangere (Quelle: ÖKO-TEST 2010).

Präparat	Preis/Tag in Euro	Inhaltsstoffe	Folsäure (400µg) enthalten	Jod enthalten	auffällig erhöht
Gyn Vital gravida	0,85	8 Vitamine, 3 Mineralstoffe, DHA	Ja	Ja	Nein
Femibion Schwangerschaft 1	0,57	10 Vitamine, 1 Mineralstoff	Ja	Ja	Folsäure* (800 µg)
Femibion Schwangerschaft 2	0,87	10 Vitamine, 1 Mineralstoff, DHA	Ja	Ja	Vitamin E
Folio	0,07	2 Vitamine, 1 Mineralstoff	Ja	Ja	Vitamin B12
Das gesunde Plus Folsäure 600 plus B6 plus B12	0,07	3 Vitamine	Ja	Nein	Folsäure* (600 µg)
Folio forte	0,10	2 Vitamine, 1 Mineralstoff	Ja	Ja	Folsäure* (600 µg), Vitamin B12, Zink
Mammut Nr. 2 Folsäure plus Zink plus D	0,21	4 Vitamine, 2 Mineralstoffe	Ja	Ja	Vitamin B12, Vitamin D, Zink

* eigene Bewertung: korrekt

Fazit: Gegenwärtig ist eine Substitution in der Schwangerschaft von Eisen, Folsäure, Vitamin D und Jod angezeigt. Umfangreiche Blutspiegelbestimmungen stehen aktuell aus. Einfache mit Folsäure und Jod zusammengesetzte Präparate bevorzugen; Substitution von Vitamin D wird uneinheitlich empfohlen.

• Folsäure: 600 μg Nahrungsfolat plus 400 μg synthetische Folsäure.

Literatur:

1. Steinert J: Vitaminpräparate für Schwangere. ÖKO-TEST 2010; Nr. 10: 40–45.
2. ROTE LISTE® Service GmbH, Frankfurt/Main, 2010
3. Schmiedel, V: Quickstart Nährstofftherapie. Verlag Hippokrates, 2010. ISBN 978-3-8304-5432-8

Inhaltsstoffe von Nahrungsmitteln

Langkettige Omega-3-Fettsäuren: Mehrfach ungesättigte Fettsäuren (MUFS) sind durch >2 Doppelbindungen gekennzeichnet. Entsprechend der Stellung der ersten Doppelbindung vom Methylende erfolgt die Einteilung in n-9, n-6 und n-3-MUFS. Linolsäure (C18:2, n-6, LA) und Linolensäure (C18:3, n-3, HLA) sind essenziell für den Menschen. Die Ursache ist die bei Säugetieren fehlende Δ-12- bzw. Δ-15-Desaturase.

• Natürliche Quellen für n-3-MUFS: Rapsöl, Leinöl, Walnussöl, Fettreiche Kaltwasserfische, z. B. Thunfisch, Hering, Lachs.
• Kaltwasserfische enthalten:
  – Eicosapentaensäure (C20:5, n-3, EPA);
  – Docosapentaensäure (C22:5, n-3, DPA);
  – Docosahexaensäure (C22:6, n-3, DHA).
• Empfehlung zur täglichen Aufnahme von Omega-3-Fettsäuren: 0,3 g n-3-LC-MUFS, 0,5 g n-3-LC-MUFS (Prävention von kardiovaskulären Erkrankungen),1 g n-3-LC-MUFS (American Heart Association), angestrebtes Verhältnis zwischen n-6- und n-3-Fettsäuren = 1:1 bis 1:2.
• Positive Auswirkungen der n-3-LC-MUFS:
  – Protektion des Gefäßendothels;
  – verminderte Thrombozytenaggregation und -adhäsion;
  – Absenkung der Serumtriglyzeride;
  – Erhöhung des HDL-Cholesterol;
  – Entzündungshemmung.

Tab. 30: 100 g Fisch, Fettgehalt und Omega-3-Fettsäuren.

100 g Fisch	Fettgehalt in g	DHA in g	EPA in g
Hering	17,8	0,68	2,04
Thunfisch	15,5	2,29	1,08
Lachs	13,6	2,15	0,71
Makrele	11,9	1,12	0,63

Quelle: Briese V: Ernährungsberatung in der Schwangerschaft, de Gruyter, 2010

HS-Omega-3-Index-Biomarker für Herz-Kreislauferkrankungen: Er gibt den prozentualen Anteil der Fischöl-Fettsäuren Eicosapentaensäure (EPA) und Docosahexaensäure (DHA) in Erythrozyten an; Korrelation mit den Gewebespiegeln.
- Optimaler HS-Omega-3-Index: 8–11%;
- Deutschland ca. 5% vs. Japan ca. 10%.

Regelmäßiger Verzehr von fettem Seefisch oder von Fischölkonzentraten, z. B. Omega3-loges®, kann den Omega-3-Index erhöhen.

Vitamine:

Tab. 31: Übersicht Vitamine.

Fettlösliche Vitamine	Wasserlösliche Vitamine
Vitamin A (Retinol)	Niacin
Vitamin D (Calciferol)	Biotin
Vitamin E (Tokopherol)	Folsäure
Vitamin K	Pantothensäure
	Vitamin C (Ascorbinsäure)
	Vitamin B1 (Thiamin)
	Vitamin B2 (Riboflavin)
	Vitamin B6 (Pyridoxin)
	Vitamin B12 (Cyanocobalamin)

Tab. 32: Vitamin-C-Gehalte in Lebensmitteln in mg/100 g (Heseker und Heseker, 2007).

Lebensmittel	Vitamin-C-Gehalt in mg
Acerola	1.700
Sanddornsaft	265
Johannisbeere, schwarz	177
Paprika	140
Brokkoli	115
Grünkohl	105
Blumenkohl	64
Erdbeere	57
Orange	45
Tomate	20
Apfel	12
Kartoffel, gekocht	12
Banane	11
Zwiebel	7

Mineralien:

- Kalium
  - Empfohlene Zufuhr: 2–4 g/Tag, z. B. 1 Orange (125 g) 180 mg Kalium; 100 g Linsen 810 mg Kalium;
  - Risiken bei Mangel: Müdigkeit, Schwindel, Muskelschwäche, kardiale Arrhythmien;
  - Senkung des Blutdrucks und des Blutzuckerspiegels möglich;
  - Überdosierungen: Herzrhythmusstörungen, Schwäche und Angstzustände.
- Magnesium
  - Empfohlene Zufuhr: in der Schwangerschaft 600–800 mg/Tag.
- Kalzium
  - Empfohlene Zufuhr: in der Schwangerschaft 1200–1500 mg/Tag.
  - Überdosierungen: kein erhöhtes Nierensteinrisiko wie bisher angenommen; 2 g/Tag möglich.
- Zufuhrempfehlungen für weitere Mineralien:
  - Natrium: 5–6 g, eher 3 g/Tag;
  - Eisen: in der Schwangerschaft 30 mg;
  - Zink: in der Schwangerschaft 15–20 mg;
  - Jod: in der Schwangerschaft 200 µg/Tag (neuere Empfehlung auch nur 100 µg/Tag);
  - Selen: in der Schwangerschaft 75–150 µg/Tag;
  - Kupfer: in der Schwangerschaft 1,5–2,0 mg/Tag;
  - Mangan: in der Schwangerschaft 2–5 mg/Tag;
  - Fluor: in der Schwangerschaft 1 mg/Tag (geringere Dosierung bei fluoridiertem Trinkwasser);
  - Chrom: in der Schwangerschaft 100–200 µg;
  - Molybdän: in der Schwangerschaft 100–250 µg;
  - Phosphor: in der Schwangerschaft 1200–1500 mg.

Fazit: Mangelsituationen in der Schwangerschaft: Eisen, Folsäure, Vitamin D, (Jod), (Magnesium), (Fluorid).

Literatur:

1. Bérard A, Azoulay L, Koren G, Blais L, Perreault S, Oraichi D: Isotretinoin, pregnancies, abortions and birth defects: a population-based perspective. Brit J Clin Pharmacol DOI: 10.1111/j.1365-2125.2006.02837.
2. Heseker B, Heseker H: Nährstoffe in Lebensmitteln. Umschau Zeitschriftenverlag, Sulzbach, 2007.
3. Institute of Medicine. dietary Reference Intakes for Vitamin C, Vitamin E, Selenium and Carotinoids. National Academy Press, Washington, D.C., 2000.
4. Mandl J, Szarka A, Banhegyi G: Vitamin C: update on physiology and pharmacology. Br J Pharmacol 2009; 157: 1097–1110.
5. Stahl A, Heseker H: Vitamin C: Physiologie, Vorkommen, Analytik, Referenzwerte und Versorgung in Deutschland. Ernährungs-Umschau 2010; 57: 134–140.
6. http://www.gesundheit.gs/vitamin-a-retinol.htm; zugegriffen am 1. 10. 2010

Folsäure

(siehe dazu auch Kapitel „Folsäure" in Briese V: Ernährungsberatung in der Schwangerschaft, de Gruyter, 2010)

Folatbedarf über Nahrungsaufnahme problematisch:
- Folatbedarf in der Schwangerschaft: 600 µg Monoglutamat pro Tag;
- Folatäquivalent: „In Lebensmitteln enthaltene Folate und synthetisch hergestellte Folsäure werden unterschiedlich schnell aufgenommen und vom Körper umgewandelt. Um dieser unterschiedlichen Bioverfügbarkeit Rechnung zu tragen, werden ihre Gehalte international als Folatäquivalente angegeben: 1 Mikrogramm Folatäquivalent entspricht 1 Mikrogramm Nahrungsfolat oder 0,5 Mikrogramm synthetischer Folsäure." (www.bfr.bund.de/cd/8902);
- Nahrungsfolat: hitzelabil, lichtempfindlich, oxidationsanfällig, zerfällt im sauren Milieu; Schutz z. B. durch Vitamin C;
- Folsäure-Bioverfügbarkeit: 50 %; originäre Monoglutamate: >90 %; Polyglutamate: <20 %;
- Enzympolymorphismus und gestörter Folatstoffwechsel: Punktmutation der 5, 10-Methylentetrahydrofolat-Reduktase (MTHFR); Mutation der Methyltetrahydrofolate- Homocystein-S-Methyltransferase (MTR); MTR-Funktion nur in Verbindung mit Methylcobalamin (zentrales Cobaltatom), Derivat des Vitamin B12;
- Serumfolat in ng/ml:
  - marginale Versorgung: 3,5−4,5;
  - mangelhafte Versorgung: <3,5.
- Besondere Mangelsituationen bei:
  - Alkoholismus;
  - Malabsorptionsstörungen;
  - Verabfolgung von Methotrexat, Antibiotika, Azetylsalizylsäure, Antikonvulsiva und Cholestyramin.
- Toxizität ab einer Dosis >15 mg pro Tag über ca. 1 Monat möglich;

Richtlinien zur Vorbeugung von Neuralrohrdefekten (Stoll et al: Ernährung in der Schwangerschaft, Enke, Stuttgart, 1998):
- Primärprophylaxe:
  - folsäurereiche Nahrung; frisches Gemüse, Früchte, Vollkornprodukte, kontinuierliche Einnahme von 0,8 mg (DGE: 0,6 mg) Folsäure pro Tag;
- Sekundärprophylaxe:
  - 4 mg oder 5 mg Folsäure täglich als Monopräparat 12 Wochen präkonzeptionell bis 8 Wochen postkonzeptionell; danach weiter 400 µg Folsäure/Tag (DGE) bis 30 SSW.

Genetics Committee of the Society of Obstetricians and Gynaecologists of Canada and the Motherrisk Program: Pre-conceptional vitamin/folic acid supplementation 2007:
- Option A: Patientinnen ohne Risiko, mit Kinderwunsch und guter Compliance (level II-2-A):
  - folatreiche Ernährung, tägliche Supplementation mit einem Multivitamin-Folsäurepräparat (0,4−1,0 mg);
  - 8−12 Wochen präkonzeptionell, während der Schwangerschaft und 4−6 Wochen post partum bzw. während der Stillperiode.

- Option B: Patientinnen mit gesundheitlichen Risiken, wie Epilepsie, Diabetes mellitus Typ 1, Adipositas mit einem BMI >35 kg/m^2, mit Neuralrohrdefekten belastete Anamnese (level II-2-A):
  - folatreiche Ernährung, tägliche Supplementation mit einem Multivitaminpräparat, das 5 mg Folsäure enthält;
  - 12 Wochen präkonzeptionell bis 10–12 Wochen postkonzeptionell;
  - 0,4–1,0 mg Folat während der Schwangerschaft und 4–6 Wochen post partum bzw. während der Stillperiode.
- Option C: Patientinnen mit negativer Compliance, mit Suchtgefahren, wie Rauchen, Alkohol, Drogen, mit häufigen Selbstmedikationen (Level III-B):
  - Aufklärung und umfassende Beratung;
  - Multivitaminpräparat mit 5 mg Folsäure.

Folsäurepräparate (®) mit Angabe des Folsäuregehalts (Rote Liste 2010; Dosierung >5 mg/Tag in Schwangerschaft kontraindiziert):
- aktuelle DGE-Empfehlung: 600 µg Folatäquivalente täglich in der Schwangerschaft.

Tab. 33: Folsäure-Präparate.

Folsäure-Präparat	Dosierung
Folsan 0,4/5 mg	1 Tablette enthält Folsäure 0,4/5 mg
Folverian 0,4/5 mg	1 Tablette enthält Folsäure 0,4/5 mg
Lafol	1 Kapsel enthält Folsäure 0,4 mg
Folsäure plus Vitamin B12	
Folgamma	1 Tablette enthält Cyanocobalamin 25 µg plus Folsäure 1,5 mg
Folsäure plus Eisen	
Ferro-Folsan	1 Tabletten enthält Fe^{2+} 85 mg plus Folsäure 0,85 mg
Ferrosanol gyn	1 Kapsel enthält Fe^{2+} 80 mg plus Folsäure 1 mg
Folicombin	1 Tablette enthält Fe^{2+} 40 mg plus Folsäure 0,5 mg
Hämatopan F	1 Tablette enthält Fe^{2+} 22 mg plus Folsäure 0,2 mg
Plastulen Duo	1 Kapsel enthält Fe^{2+} 102 mg plus Folsäure 0,5 mg
Tardyferon	1 Dragee enthält Fe^{2+} 80 mg plus Folsäure 0,35 mg
Folsäure plus Eisen plus Vitamin B12	
Eryfer comp	1 Kapsel enthält Fe^{2+} 50 mg plus Folsäure 0,2 mg plus Cyanocobalamin 300 µg
Ferro-Folgamma	1 Kapsel enthält Fe^{2+} 37 mg plus Folsäure 5 mg (!)plus Cyanocobalamin 10 µg
ferro sanol comp	1 Kapsel enthält Fe^{2+} 30 mg plus Folsäure 0,5 mg plus Cyanocobalamin 2,5 µg
Folsäure plus Jodid	
Folsäure-Jodid-Tabletten	1 Tablette enthält Folsäure 0,4 mg plus Jodid 0,2 mg (0,1–0,15 mg ausreichend!)

Tab. 33 (Fortsetzung)

Folsäure-Präparat	Dosierung
Folsäure plus Eisen plus Jod	
NeoVin®	1 Tablette enthält Folsäure 0,4 mg
Folsäure plus Omega-3-Fettsäuren	
Femibion plus Metafolin®	1 Kapsel enthält Folsäure 0,4/0,8 mg (Empfehlung für Schwangere 0,4 mg, DGE) plus Docosahexaensäure (DHA) 400 mg;
	Femibion 400 Folsäure plus Metafolin® enthält Folsäure, Vitamine (Vitamin E 25 mg), Jod und die ungesättigte Omega-3-Fettsäure DHA 200 mg (Docosahexaensäure);
	Präparat wird nach 12 SSW bis zum Ende der Stillzeit empfohlen; Femibion 800 Folsäure plus Metafolin in den ersten 8 SSW
Folsäure plus Omega-3-Fettsäuren plus Vitamin E	
NOBILIN OMEGA 3	1 Kapsel enthält zusätzlich Omega-3-Fettsäuren 330 mg plus Vitamin E 30 mg
Folsäure plus Eisen plus Jod plus Omega-3-Fettsäuren	
NeoVin® plus DHA	1 Tablette enthält Folsäure 0,4 mg plus 200 mg DHA
Multivitamin/Mineralien-Präparat plus Omega-3-Fettsäuren	
GynVital®	1 Tablette enthält Folsäure 0,4 mg plus 200 mg DHA u. a.
Folsäure-Hochdosis	
Leucovorin® 15 mg Tabletten	1 Tablette enthält 15 mg Folinsäure

Folsäure – Wechselwirkungen mit anderen Medikamenten:
- Hemmung der Folsäureresorption durch Zytostatika (z. B. Imurek bei Morbus Crohn), Antiepileptika, Sulfonamide.

Eisen und Folsäure – Wechselwirkungen mit anderen Medikamenten:
- Hemmung der Wirkung von Methyldopa.

Eisen – Wechselwirkungen mit anderen Medikamenten/Nährstoffen:
- Eisensalze vermindern die Resorption von Thyroxin;
- NSAR plus Eisen: Schleimhautreizung des Gastrointestinaltraktes;
- Hemmung der Eisenresorption durch Phosphate, Phytate, Oxalate, Milch, Kaffee, Tee, durch Magnesium- und Calcium-Ergänzungspräparate;
- Eisenapplikation bei Anemia perniciosa: nur in Verbindung mit Vitamin B12.

Erhöhtes Asthmarisiko für Kinder von Müttern mit Folsäuresubstitution (Whitrow et al. 2009; Research Centre for the Early Origins of Health and Disease, Robinson Institute, University of Adelaide, Adelaide, South Australia, Australia):
- Ergebnis: Folsäure-Supplementation im 3. Trimester: moderat erhöhtes Asthmarisiko der Kinder nach 3 und 5 Jahren (RR = 1,26; RR = 1,32);
- Bestätigung eines geringfügig erhöhten Asthmarisikos durch eine umfangreiche retrospektive Studie (Kohorte n = 32.077 Kinder) (Håberg et al. 2009).

Konzept der differenzierten Folsäure/Folat (5-MTHF, Methyltetrahydrofolat)-Substitution (Peschel 2010):

- Erythrozytenfolat (EFS)-Zielwert: 906 nmol/l;
- prä-/perikonzeptionelle Substitution: Femibion® Schwangerschaft 800 µg (A). Folsäure plus Metafolin; EFS-Zielwert nach 4 Wochen erreicht.
- postkonzeptionelle Substitution ab 13 SSW: Femibion® Schwangerschaft 400 µg Folsäure plus Metafolin plus alle B-Vitamine, Vitamin C, E, Jod, DHA 200 mg (cave: Vitamin-E-Substitution nicht erforderlich) (B).

Fazit: Weil Schwangerschaften nicht immer geplant sind, ist allen Frauen, die schwanger werden könnten, eine Folsäuresupplementierung von 600 µg pro Tag zu empfehlen. Die Supplementierung sollte mindestens 4 Wochen vor der Konzeption und während des ersten Drittels der Schwangerschaft erfolgen; keine Leitlinien; Angaben zwischen 200 und 800 µg präkonzeptionell und 400–800 µg postkonzeptionell.

- Gynäkologische Vorsorgeuntersuchungen beinhalten auch eine Ernährungsberatung (Hinweise; tägliches Folat-Supplement ca. 400 µg).
- Frauen, die bereits ein Kind mit Neuralrohrdefekt haben, sollten bei erneutem Kinderwunsch bereits vor der Konzeption 4 mg Folsäure pro Tag bis 8 SSW supplementieren.
- Folsäure-Supplementation nur bis 30 SSW; keine Leitlinien (3. Trimester?)
- Stillperiode: Folsäure 400 µg/Tag (auch 1 mg/Tag empfohlen);
- Ein erhöhtes Asthmarisiko der Kinder durch mütterliche Folsäure-Supplementation ist noch nicht ausreichend validiert.

Literatur:

1. Christensen B, Arbour L, Tran P, Leclerc D, Sabbaghian N, Platt R, Gilfix BM, Rosenblatt DS, Gravel RA, Forbes P, Rozen R: Genetic polymorphisms in methylenetetrahydrofolate reductase and methionine synthase, folate levels in red blood cells, and risk of neural tube defects. Am J Med Genet 1999; 84: 151–157.
2. De Re V, Cannizzaro R, Canzonieri V, Cecchin E, Caggiari L, De Mattia E, Pratesi C, De Paoli P, Toffoli G: MTHFR polymorphisms in gastric cancer and in first-degree relatives of patients with gastric cancer. Tumour Biol. 2010; 31: 23–32.
3. Doolin MT, Barbaux S, McDonnell M, Hoess K, Whitehead AS, Mitchell LE: Maternal genetic effects, exerted by genes involved in homocysteine remethylation, influence the risk of spina bifida. Am J Hum Genet 2002; 71: 1222–1226.
4. Håberg SE, London SJ, Stigum H, Nafstad P, Nystad W: Folic acid supplements in pregnancy and early childhood respiratory health. Arch Dis Child. 2009; 94: 180–184.
5. Hazra A, Selhub J, Chao WH, Ueland PM, Hunter DJ, Baron JA: Uracil misincorporation into DNA and folic acid supplementation. Am J Clin NuTropfen 2010; 91: 160–165.
6. Kurzwelly D, Knop S, Guenther M, Loeffler J, Korfel A, Thiel E, Hebart H, Simon M, Weller M, Linnebank M, Herrlinger U: Genetic variants of folate and methionine metabolism and PCNSL incidence in a German patient population. J Neurooncol. 2010 17. [Epub ahead of print]
7. Peschel P: Prä- und Perikonzeptionelle Substitution schützt Mutter und Kind. Gyne 2010; 31: 9.
8. Pudel V, Müller MJ: Leitfaden der Ernährungsmedizin. Schriftenreihe der Dr. Rainer Wild-Stiftung. Springer Verlag, Berlin, Heidelberg, New York, 1998.

9. Stellungnahme der deutschen Gesellschaft für Ernährung (DGE) Folsäure und Schwangerschaft, 01. 04. 2002; Beratungspraxis 04/2002.
10. Whitrow MJ, Moore VM, Rumbold AR, Davies MJ: Effect of supplemental folic acid in pregnancy on childhood asthma: a prospective birth cohort study. Am J Epidemiol. 2009; 170: 1486–1493.
11. Wilson RD, Johnson JA, Wyatt P, Allen V, Gagnon A, Langlois S, Blight C, Audibert F, Désilets V, Brock JA, Koren G, Goh YI, Nguyen P, Kapur B; Genetics Committee of the Society of Obstetricians and Gynaecologists of Canada and The Motherrisk Program: Pre-conceptional vitamin/folic acid supplementation 2007: the use of folic acid in combination with a multivitamin supplement for the prevention of neural tube defects and other congenital anomalies. J Obstet Gynaecol Can. 2007; 29: 1003–1026.

Eisen, Magnesium, Jod

Eisen:
- Eisenbedarf in der Schwangerschaft (DGE):
  - Basisempfehlung 19–50 Jahre: 15 mg plus 15 mg = 30 mg/Tag;
  - Eisensubstitutionen nüchtern und ca. 30 Minuten vor einer Mahlzeit.
- Vorbehalte gegenüber einer generellen Eisensubstitution:
  - Präeklampsie-Risiko bei Hämatokrit-Anstieg;
  - Cave: hereditäre Hämochromatose; jeder 400. Bundesbürger homozygot;
  - Empfehlung: vor einer Eisensubstitution → diagnostische Abklärung (Hb, Serum-Ferritin);
  - Ferritin-Bestimmung bei Patientinnen mit symptomatischer Herzinsuffizienz;
  - Eisenmangel (Definition: Ferritin 30–99 ng/ml oder 100–300 ng/ml plus Transferrinsättigung <20%); Therapie: Eisencarboxymaltose (Ferinject®) i. v.

Magnesium:
- Magnesiumsubstitution bei Serumkonzentrationen <0,8 mmol/l: Substitution >300 mg/Tag über >4 Wochen.
- Magnesiumsubstitution (Angaben in mmol, mval, mg): z. B. Magnesiumcitrat-Trinkgranulat enthält 1.830 mg Magnesiumcitrat (Briese V: Ernährungsberatung in der Schwangerschaft, de Gruyter, 2010).
- Risikogruppen für Magnesiummangel/überdurchschnittlicher Magnesiumbedarf:
  - Schwangerschaft, Stillperiode;
  - Hypertonus;

Tab. 34: Magnesiumgehalt verschiedener Magnesiumsalze (Auswahl).

Magnesiumsalz	Gehalt an reinem Magnesium
Citrat: 1.830 mg	295,7 mg/12,0 rnmol/l/24,0 mval
Oxid: 250 mg	150,8 mg /6,1 mmol/l/12,2 mval
Hydrogenaspartat: 1.803 mg	122,0 mg/5,0 mmol/10,0 mval
Carbonat: 347 mg	100 mg /4,1 mmol/8,2 mval
Adipat: 347 mg	50,0 mg/2,0 mmol/4,0 mval
Orotat: 500 mg	33,0 mg/1,3 mmol/2,6 mval

- – Abort- und Frühgeburtsrisiko;
- – Ausdauer- und Leistungssportlerinnen.
- • Erhöhte renale Magnesiumausscheidung:
  - – Chronische Nierenerkrankungen;
  - – Diabetes;
  - – Diuretika-Therapie;
  - – Alkoholabusus.
- • Verminderte Resorptionskapazität:
  - – Chronisch entzündliche Darmerkrankungen (CED);
  - – Dünndarmteilresektionen;
  - – Diarrhö.
- • Besondere Indikation; Magnesium-Applikation bis <29 SSW (Knight und Gardener 2010):
  - – Frühgeburten-Risiko, drohende Frühgeburt;
  - – Neuroprotektion, signifikante Reduktion von Cerebralparesen und motorischen Dysfunktionen;
  - – Magnesium wirkt antiinflammatorisch (tierexperimentelle Ergebnisse, Burd et al. 2010).

Jod:
- • Deutschland nicht mehr ausgesprochenes Jodmangelgebiet; Milchprodukte mit höheren Jodgehalten; tägliche Jodaufnahme 100–200 µg; DGE-Empfehlungen für tägliche Jodaufnahme in der Schwangerschaft: 230 µg.
- • Verzehr von 5 g Salz: 100 µg Jodaufnahme.
- • In der Schwangerschaft wird eine Jod-Supplementation von 100 µg empfohlen; keine Leitlinie.

Fazit: Magnesium, Jod und Eisen können in ausreichender Menge über die Nahrung zugeführt werden. Verzehrsstudien zeigen jedoch, dass in der Schwangerschaft mit einem Mangel zu rechnen ist.
- • Supplementationen: Magnesium 300 mg, Jod 100 (230) µg, Eisen 30 mg.

Literatur:

1. Burd I, Breen K, Friedman A, Chai J, A. Elovitz MA: Magnesium sulfate reduces inflammation-associatedbrain injury in fetal mice. Am J Obstet Gynecol 2010; 202: 292.e1–9.
2. Knight DB, Gardener GJ: What gestation cut-off should be used for magnesium sulfate treatment of women threatening to deliver preterm? Am J Obstet Gynecol doi: 10.1016/j.ajog.2009.09.010

Zink

- • Plasma-Zinkgehalt 70–110 µg/dl;
- • Schwangerschaft und Stillzeit: tägliche Zufuhrempfehlungen 10 mg/Tag;
- • Risikogruppen: Patienten mit chronisch entzündlichen Darmerkrankungen, Kurzdarm- und Malabsorptionssyndrom oder einer HIV-Infektion;
- • Präparat, z. B. Zink-Aspartat, Unizink® 50 (Zink plus Vitamin C); Anwendung bei Zinkmangelzuständen: Zinkorotat, Zinkorot® 25.

Selen

- Gesamtkörperbestand für Selen 10–20 mg;
- Selengehalt im Urin 10–30 µg/l (selenarme Gebiete in Europa); extremer Selenmangel in Deutschland selten;
- Selen kann nicht oder nur in geringer Menge gespeichert werden.
- Endemische Kardiomyopathie bei einer Selenzufuhr <10 µg/Tag;
- Coxsackie-Virus-Virulenz erhöht bei Selenmangel;
- Intoxikation bei einer Selenaufnahme von 3–7 mg/Tag; Tolerable Upper Level of Intake, UL = 300 µg Selen/Tag; NOAEL (No Observed Adverse Effect Level) = 850 µg Selen/Tag; UL = 300 µg Selen/Tag gilt auch für Schwangere;
- Schwangerschaft und Stillzeit: Zufuhrempfehlungen: 30–70 µg/Tag; Selenmangel bei einer Zufuhr <20 µg/Tag; Symptom: Makrozytose der Erythrozyten, gestreifte Fingernägel;
- Risikogruppen für Selenmangel: Veganer, Maldigestion, Malabsorption, Kurzdarmsyndrom, Mukoviszidose, chronisch entzündlichen Darmerkrankungen.

Fazit: In der Schwangerschaft sind Zink- und Selenmangel möglich. Tolerable Upper Level of Intake, UL = 25 mg Zink/Tag; UL = 300 µg Selen/Tag. Schwangere mit einem Malabsorptions-Syndrom gehören zu den Risikogruppen eines Zink- bzw. Selenmangels.

Literatur:

1. Schuchardt P, Hahn A: die Bedeutung von Eisen, Zink und Selen in der Ernährung des Menschen. Ernährungs Umschau 2010; 57: 538–549.

Orthomolekulare Substitution

Präeklampsie-Prävention in der Schwangerschaft: Supplementationen mit Omega-3-Fettsäuren, Kalzium, Magnesium, Vitamin C (bis 1.000 mg) und E (bis 400 I. E. = 400 mg) erwiesen sich als ineffektiv; nur Acetylsalicylsäure 60–100 mg/Tag für Prävention geeignet. Barton und Sibai (2008) plädieren für eine intensivierte Schwangerenberatung.

Substitution nach bariatrischen Operationen: Folsäure-, Vitamin B12- und Eisensubstitution nach Spiegelbestimmungen; prä- und perikonzeptionell Folsäure 1mg/Tag.

Thrombose-Prävention in der Schwangerschaft:
- Folsäure, Vitamin B6, Vitamin E, Omega-3-Fettsäuren (2–4 g/Tag) verringern das Thromboserisiko;
- Eiweißspaltende Enzyme pflanzlichen Ursprungs (z. B. Bromelain) verringern die Blutviskosität.
- Im Ginkgo enthaltene Flavonoide hemmen die Thrombozytenkonzentration.
- Bromelain und Ginkgo: keine Studien in der Schwangerschaft; im 1. Trimester nicht anwenden.

HIV-Infektion der Mutter:
- Multivitaminpräparate: Verbesserung des maternofetalen Outcomes (Mehta und Fawzi 2007, Kawai et al. 2010).

Substitution mit L-Carnitin:
- Risiken für L-Carnitinmangel: vegetarische Ernährung sowie Nierenerkrankungen;
- L-Carnitin-Synthese aus L-Lysin und L-Methionin; zusätzlich erforderlich sind Vitamin C, B6, B12, Niacin, Folsäure und Eisen; täglicher L-Carnitin-Bedarf in Abhängigkeit von der körperlichen Belastung 200–1.200 mg;
- Carnitinsubstitution in der Schwangerschaft? → keine Studien dazu, Empfehlungen:
  - L-Carnitin unterstützt die Lungenreife beim Kind;
  - Frühgeborene können L-Carnitin noch nicht synthetisieren;
  - mögliche Prävention von Fehlgeburten, Plazentainsuffizienz und Gestationsdiabetes.

Rhinitis:
- 3-mal 500 mg Vitamin C/Tag;
- 3-mal 5–10 mg Zink/Tag.

Asthma bronchiale:
- Magnesium 300–600 mg/Tag;
- Omega-3-Fettsäuren 1–2 g/Tag.

Rheuma:
- Omega-3-Fettsäuren 1–2 g/Tag;
- Magnesium 300–600 mg/Tag;
- Vitamin C 2g;
- Vitamin E 800 I. E.;
- Selen 100 µg;
- Zink 20 mg;
- Vitamin D 1.000 I. E.

Lumboischialgie:
- Vitamin E 400–800 I. E./Tag

Zervikalsyndrom:
- Vitamin E 400–800 I. E./Tag;
- Vitamin B1 100–300 mg.

Diabetes mellitus:
- Vitamin E 400 I. E.;
- Zink 15–20 mg;
- Magnesium 300–600 mg/Tag;
- Vitamin C 500 mg.

Neurodermitis:
- Selen 100 µg;
- Zink 15–20 mg.

Fazit:
Empfohlene Substitutionen in der Schwangerschaft:
- Folsäure 400 (800) µg/Tag prä- und perikonzeptionell, Fortsetzung während der Schwangerschaft mit 400 µg; Empfehlung für alle Schwangere;

- Folsäure 1 mg/Tag, prä- und perikonzeptionell bis 8 SSW, danach 400 μg/Tag; Empfehlung für adipöse Schwangere;
- Folsäure 4–5 mg/Tag, prä- und perikonzeptionell bis 8 SSW, danach 400 μg/Tag; Empfehlung für mütterliche Erkrankungen mit einem erhöhten Fehlbildungsrisiko, z. B. Epilepsie; Empfehlung bei anamnestisch bekanntem Indexfall;
- Jod 100 μg;
- Eisensubstitution nur bei Indikation: Hb <6,8 mmol/l;
- Docosahexaensäure (DHA) 200 mg/Tag.

Literatur:

1. Church MW, Jen KL, Dowhan LM, Adams BR, Hotra JW: Excess and deficient omega-3 fatty acid during pregnancy and lactation cause impaired neural transmission in rat pups. Neurotoxicol Teratol 2008; 30: 107–117.
2. Erkkola M, Kaila M, Nwaru BI, Kronberg-Kippilä C, Ahonen S, Nevalainen J, Veijola R, Pekkanen J, Ilonen J, Simell O, Knip M, Virtanen SM: Maternal vitamin D intake during pregnancy is inversely associated with asthma and allergic rhinitis in 5-year-old children. Clin Exp Allergy. 2009; 39: 875–882.
3. Mehta S, Fawzi W: Effects of vitamins, including vitamin A, on HIV/AIDS patients. Vitam Horm 2007; 75: 355–383.
4. Goodstine SL, Zheng T, Holford TR, Ward BA, Carter D, Owens PH, Mayne ST: dietary (n-3)/(n-6) Fatty Acid Ratio: Possible Relationship to Premenopausal but Not Postmenopausal Breast Cancer Risk in U.S. Women. J Nutr 2003; 133: 1409–1414.
5. Kawai K, Kupka R, Mugusi F, Aboud S, Okuma J, Villamor E, Spiegelman D, Fawzi WW: A randomized trial to determine the optimal dosage of multivitamin supplements to reduce adverse pregnancy outcomes among HIV-infected women in Tanzania. Am J Clin Nutr 2010; 91: 391–397.
6. Koletzko B, Lien E, Agostoni C, Böhles H, Campov C, Cetin I, Decsi T, Dudenhausen JW, Dupont C, Forsyth S, Hoesli I, Holzgreve W, Lapillonne A, Putet G, Secher NJ, Symonds M, Schmiedel, V: Quickstart Nähstofftherapie. Verlag Hippokrates, 2010. ISBN 978-3-8304-5432-8:
7. Szajewska H, Willatts P, Uauy R: The roles of long-chain polyunsaturated fatty acids in pregnancy, lactation and infancy: review of current knowledge and consensus recommendations. J Perinat Med 2008; 36: 5–14.
8. Mosley BS, Cleves MA, Siega-Riz AM, Shaw GM, Canfield MA, Waller DK, Werler MM, Hobbs CA: National Birth Defects Prevention Study: Neural tube defects and maternal folate intake among pregnancies conceived after folic acid fortification in the United States. Am J Epidemiol. 2009; 169: 9–17.
9. Müller SD: L-Carnitin aus ernährungsmedizinischer und ernährungswissenschaftlicher Sicht. EHK 2004; 597–608.
10. Pacheco SS, Braga C, Souza AI, Figueiroa JN: Effects of folic acid fortification on the prevalence of neural tube defects. Rev Saude Publica. 2009; 43: 565–571.
11. Rumbold A, Crowther CA: Vitamin C supplementation in pregnancy. Cochrane Database Syst Rev 2005; 18: CD004072.
12. Yashodhara BM, Umakanth S, Pappachan JM, Bhat SK, Kamath R, Choo BH: Omega-3 fatty acids: a comprehensive review of their role in health and disease. Postgrad Med J 2009; 85: 84–90.

Antioxidatives Potenzial

- Wichtige Faktoren: Ernährung, Nahrungsergänzungsmittel, sozioökonomischer Status, Malnutrition, Raucherstatus und Alkoholkonsum;
- Supplementationen können auch prooxidativ wirken (wissenschaftliche Evidenz unzureichend).

Laborparameter für eine Aussage zum antioxidativen Potenzial:
- Plasma-Redox-Marker sind:
  - α-Tocopherol-Konzentration;
  - Trolox (Vitamin E-Derivat) – equivalent antioxidative capacity (TEAC);
  - Retinol;
  - β-Carotin;
  - freie Thiolgruppen;
  - Harnsäure;
  - Thiobarbitursäure – reaktive Substanzen (thiobarbituric acid-reactive substances, TBARS).
- Neu: nicht invasive Messung des antioxidativen Potenzials der Haut anhand der Carotinoide als Markersubstanzen (Skalierung von 0–10).

Es gibt Hinweise für den Nutzen einer mütterlichen Fischöl-Substitution: Langkettige ungesättigte Omega-3-Fettsäuren (n-3 long chain polyunsaturated fatty acids, n-3 LC-PU-FAs) sind auch für die Entwicklung des heranreifenden Zentralnervensystems essenziell:
- Studie zum „verbesserten Fischölstatus" ab 22 SSW (Krauss-Etschmann et al. 2007): 0,5 g Docosahexaensäure (DHA), 0,15 g Eicosapentaensäure (EPA) plus 400 μg Methyltetrahydrofolat(MTHF);
- Placebo kontrollierte Studie; Ergebnis:
  - Signifikante Verbesserung des mütterlichen DHA- und EPA-Status;
  - Kombination DHA/EPA plus MTHF verbessert nochmals den „Fischölstatus".
- Andererseits entstanden nach Auswertung einer placebokontrollierten Studie zur Fischöl-Applikation in der Schwangerschaft Zweifel an einer Erhöhung des antioxidativen Potenzials durch DHA/EPA (Franke et al. 2010):
- Erhöhter oxidativer Stress (TBARS) zu Beginn des 3. Trimesters (ca. 30 SSW) infolge von Fischölkapseln nachgewiesen.

β-Carotin-Supplementation (5–40 mg/Tag): erhöht nicht das antioxidative Potenzial (Elmadfa et al. 2004); eine Intervention mit 5 mg β-Carotin/Tag über 5 Wochen führte zur Verminderung der Vitamin-C-Serumkonzentrationen. 5 mg β-Carotin über 5 Wochen wirken prooxidativ.

Vitamin-A-Supplementation: günstigere Belege gibt es für Vitamin A: Die Nabelarterien-Vitamin-A-Konzentrationen als Indiz für die Höhe des Vitamin-A-Plazentatransfers korrelieren positiv mit der postnatalen neuromotorischen Entwicklung (Zhang et al. 2009); Cave: noch kein Hinweis für Vitamin-A-Applikationen in der Schwangerschaft; weitere Studien abwarten.

Präeklampsie/kardiale Fehlbildungen: Ergebnis aktueller Fall-Kontroll-Studien (Klemmensen et al. 2009 Smedts et al. 2009); Ergebnisse von Fragebögen unter Berücksichtigung von Ernährung und Supplementation:

- Vitamin-C-Aufnahme von 275 mg/Tag reduzierte die Präeklampsierate signifikant; OR 0,70 (0,40–1,23): bezogen auf die Kontrollgruppe – Vitamin-C-Aufnahme von 130–170 mg/Tag; < 70 mg/Tag: OR 1,21 (0,83–1,75);
- Vitamin-E-Aufnahme von >18 mg/Tag: erhöhtes Präeklampsie/Eklampsie/HELLP-Risiko; OR 1,46 (1,02–2,09); Referenzgruppe: Vitamin-E-Aufnahme 10.5–13,5 mg/Tag;
- Vitamin-E-Supplemente erhöhen möglicherweise die Inzidenz kardialer Fehlbildungen (Smedts et al. 2009);
- Eine Vitamin-E-Supplementation zusätzlich zu einer hohen nutritiven Vitamin-D-Aufnahme von mehr als 14,9 mg/Tag im empfängnisbereiten Zeitraum ist assoziiert mit einem bis zu 9-fach erhöhten Risiko für das Auftreten einer koronaren Herzerkrankung (KHK).

Fazit: Gegenwärtig gibt es keine gesicherten Erkenntnisse zur Optimierung des antioxidativen Schutzes in der Schwangerschaft. Die tägliche Gemüsezufuhr ist von besonderer Bedeutung. Für Fischöl und Vitamin A gibt es erste Hinweise. Eine Kombination DHA/EPA plus MTHF (MTHF-Folat) verbessert nochmals den „Fischölstatus".

Eine Vitamin-E-Supplementation kann gegenwärtig nicht befürwortet werden; möglicherweise muss die empfohlene tägliche Vitamin-E-Zufuhr in der Schwangerschaft auf 10–12 mg/Tag beschränkt werden; Cave: erhöhtes Präeklampsie-Risiko.

Literatur:

1. Elmadfa I, Rust P, Majchrzak D, Wagner KH, Genser D, Lettner R, Pinter M: Effects of beta-carotene supplementation on free radical mechanism in healthy adult subjects.Int J Vitam Nutr Res. 2004; 74: 147–152.
2. Franke C, Demmelmair H, Decsi T, Campoy C, Cruz M, Molina-Font JA, Mueller K, Koletzko B: Influence of fish oil or folate supplementation on the time course of plasma redox markers during pregnancy. Br J NuTropfen 2010; 9: 1–9.
3. Klemmensen A, Tabor A, Østerdal ML, Knudsen VK, Halldorsson TI, Mikkelsen TB, Olsen SF: Intake of vitamin C and E in pregnancy and risk of pre-eclampsia: prospective study among 57 346 women. BJOG. 2009; 116: 964–974.
4. Krauss-Etschmann S, Shadid R, Campoy C, Hoster E, Demmelmair H, Jiménez M, Gil A, Rivero M, Veszprémi B, Decsi T, Koletzko BV: Nutrition and Health Lifestyle(NUHEAL) Study Group: Effects of fish-oil and folate supplementation of pregnant women on maternal and fetal plasma concentrations of docosahexaenoic acid and eicosapentaenoic acid: a
5. European randomized multicenter trial. Am J Clin NuTropfen 2007; 85: 1392–400.
6. Smedts HP, de Vries JH, Rakhshandehroo M, Wildhagen MF, Verkleij-Hagoort AC, Steegers EA, Steegers-Theunissen RP: High maternal vitamin E intake by diet or supplements is associated with congenital heart defects in the offspring. BJOG. 2009; 116: 416–423.
7. Thompson JM, Wall C, Becroft DM, Robinson E, Wild CJ, Mitchell EA: Maternal dietary patterns in pregnancy and the association with small-for-gestational-age infants. Br J NuTropfen 2010; 9: 1–9.
8. Zhang-mal, Chen K, Wei-malP, Qu P, Liu YX, Chen J, Li TY: Perinatal Vitamin A Status in Relation to Neurodevelopmental Outcome at two Years of Age. Int J Vitam Nutr Res. 2009; 79: 238–249.

L-Arginin

Arginin ist eine essenzielle Aminosäure. Es erfolgt die Zufuhr über die Nahrung; Bildung auch vom Körper selbst. L-Arginin: physiologischer Vorläufer von NO; Anwendungen bei schwangerschaftsinduzierter Hypertonie; erhöhte NO-Produktion durch L-Arginin (Facchinetti et al. 1999a). Weitere Anwendungen von L-Arginin: Diabetes (Stimulation der Insulinausschüttung), Immunstimulation, Wundheilung, Hemmung der Thrombozytenaggregation (Facchinetti et al. 1999b, Neri et al. 2000).

Therapiebeispiele:

- Infusion: L-Arginin 20 g/500 ml/2 h vormittags über 5 Tage (Neri et al. 2006);
- Placebo kontrollierte, verblindete Studie: Patienten mit Gestationshypertonie (Präeklampsie) und Proteinurie (n = 28, >300 mg/24 h) und Patienten mit Gestationshypertonie und Proteinurie (n = 46); Randomisierung: L-Arg (20 g/500 ml über 5 Tage, gefolgt von 4 g/Tag für 2 Wochen oder Placebo (Facchinetti et al. 2007); Dosierung auch 30 g/500ml; Ergebnis: L-Arginin verlängerte die Tragzeit; Reduktion des systolischen und diastolischen Blutdrucks signifikant stärker als in der Placebogruppe (kleine Fallzahl!);
- Infusion: L-Arginin 20 g/500 ml/2 h senkt den Blutdruck innerhalb von 30–40 Minuten; keine negative Beeinflussung der fetalen Herzaktion (Neri et al. 2004);
- chronische bzw. moderate Hypertonie: L-Arginin 4g/Tag p. o. 3-mal 1g/Tag p. o. über 10–12 Wochen; Prävention einer Präeklampsie in kleiner Studie möglich (Neri et al. 2010).

Fazit: Eine schwangerschaftsinduzierte Hypertonie kann sowohl bei Patientinnen mit einer antihypertensiven Vorbehandlung als auch ohne diese Vorbehandlung mit L-Arginin-Infusionen behandelt werden. Aussagen zur Präeklampsie-Prävention sind noch nicht möglich. Cave: keine Leitlinien!

Literatur:

1. Facchinetti F, Longo M, Piccinini F, Neri I, Volpe A: L-arginine infusion reduces blood pressure in preeclamptic women through nitric oxide release. J Soc Gynecol Investig. 1999a; 6: 202–207.
2. Facchinetti F, Neri I, Piccinini F, Marietta M, Torelli U, Bruschettini PL, Volpe A: Effect of L-arginine load on platelet aggregation: a comparison between normotensive and preeclamptic pregnant women. Acta Obstet Gynecol Scand. 1999b; 78: 515–519.
3. Facchinetti F, Saade GR, Neri I, Pizzi C, Longo M, Volpe A: L-arginine supplementation in patients with gestational hypertension: a pilot study. Hypertens Pregnancy. 2007; 26: 121–130.
4. Gröber, U: Der taxofit-Vitalstoff-Check – Gesund und fit mit Vitaminen, Mineralien und weiteren bioaktiven Stoffen. Knaur Ratgeber Verlage, München, 2004
5. Neri I, Piccinini F, Marietta M, Facchinetti F, Volpe A: Platelet responsiveness to L-arginine in hypertensive disorders of pregnancy. Hypertens Pregnancy. 2000; 19: 323–30.
6. Neri I, Blasi I, Facchinetti F: Effects of acute L-arginine infusion on non-stress test in hypertensive pregnant women. J Matern Fetal Neonatal Med. 2004; 16: 23–26.
7. Neri I, Jasonni VM, Gori GF, Blasi I, Facchinetti F: Effect of L-arginine on blood pressure in pregnancy-induced hypertension: a randomized placebo-controlled trial. J Matern Fetal Neonatal Med. 2006; 19: 277–281.

8. Neri I, Monari F, Sgarbi L, Berardi A, Masellis G, Facchinetti F: l-Arginine supplementation in women with chronic hypertension: impact on blood pressure and maternal and neonatal complications. J Matern Fetal Neonatal Med. 2010 Oct 20. [Epub ahead of print]
9. http://www.arginin.org; aufgerufen am 25. 10. 2010.

Narkosemittel

Narkotika:

- Halothan: Uterusrelaxation, Blutungsrisiko, neonatale Atemdepression und Kreislaufdepression; wurde bei Schulterdystokien angewandt;
- Enfluran: Kreislaufdepression, nur noch selten angewandt;
- Isofluran: leichte Elevation neonataler Bilirubinwerte;
- Desfluran: geringste Verstoffwechselung unter den halogenierten Inhalationsnarkotika;
- Sevofluran: geeignet als Einleitungsnarkotikum;
- Lachgas: schnell wirkendes Analgetikum.

Injektionsnarkotika:

- Etomidat: neonatale Atemdepression;
- Ketamin: kontraindiziert bei Hypertonie, Präeklampsie;
- Propofol: neonatale Atemdepression; keine Langzeitsedierung bei Schwangeren; neonatales Propofolsyndrom möglich;
- Thiopental-Natrium: neonatale Atemdepression.

Lokalanästhetika:

- Bupivacain: Medikament der 1. Wahl;
- Lidocain: wird am häufigsten angewandt;
- Präparate mit Adrenalinzusatz sind nicht kontraindiziert.

Fazit: Gegenwärtig sind die Peridural- und Spinalanästhesie „Narkoseverfahren" der 1. Wahl in der Schwangerschaft. Die geringste Verstoffwechselung weist Desfluran auf.

Literatur:

1. Rote Liste 2009; Verlag Rote Liste® Service GmbH, Frankfurt/Main.
2. Schaefer C, Spielmann H, Vetter K: Arzneiverordnung in Schwangerschaft und Stillzeit. 7. Auflage, Urban & Fischer, 2006.

Neuropathiepräparate

Tab. 35: Therapie von Neuropathien in der Schwangerschaft.

Wirkstoff	Präparate	Dosierungen	Besonderheiten
α-Liponsäure	Alpha-Lipogamma® 600 oral Film-Tabletten;	300–600 mg/Tag	Anwendung bei diabetischer Polyneuropathie
	Alpha-Lipon AL 600 Film-Tabletten;		
	Tromlipon® 300/-600 Film- Tabletten;		
	Alpha-Vibolex® 300 mg Kapseln/-600 mg HRK Kapseln;		
	entsprechend Infusionslösungskonzentrate		
Vitamin B	Medivitan® Neuro Film-Tabletten	3-mal 1 Tablette/Tag	Thiamin 100 mg
Vit. B1 = Thiamin	milneuron® NA Weichkapseln	3-mal 1 Kapsel/Tag	Pyridoxin 90 mg
Vit. B6 = Pyridoxin	Neuro-ratiopharm® N Film-Tabletten	1–3-mal 1 Tablette/Tag	Thiamin 100 mg Pyridoxin 100 mg
	Neuro STADA 100 mg/100 mg Film-Tabletten	1–3-mal 1 Tablette/Tag	Thiamin 100 mg Pyridoxin 100 mg
	Neuro STADA uno Tabletten	1-mal 1 Tablette/Tag	Thiamin 300 mg Pyridoxin 300 mg
	Neuro-Vibolex® 200 Film-Tabletten	1-mal 1 Tablette/Tag	Thiamin 100 mg Pyridoxin 200 mg
Cytidin/Uridin	Keltican® N Kapseln	2-mal 1–2 Kapseln/Tag	Anwendung bei Myopathien

Fazit: Thiamin und Pyridoxin sind Mittel der 1. Wahl in der Schwangerschaft.

Literatur:

1. Rote Liste 2009; Verlag Rote Liste® Service GmbH, Frankfurt/Main.

Ophthalmika

Anwendungsmöglichkeiten in der Schwangerschaft:

Lokaltherapeutika:
- Herba-Vision® Augentrost; 1–2 Tropfen/Tag in den Bindehautsack bei gereizten Augen; auch anwendbar: Herba-Vision® Blaubeere/Kamille, Herba-Vision® Augenbad;
- Bepanthen-Augensalbe;
- Hylogel®-Augentropfen;
- Pan-Ophtal® Gel Augengel;
- Ophtal® Z Augentropfen;
- Sophtal POS® N Augentropfen.

Antibiotika/Antiinfektiva: strenge Indikationsstellung;
- Azyter® Augentropfen; enthält Azithromycin; Dosierung 2-mal 1 Tropfen/Tag über 3 Tage; Mittel der 1. Wahl;
- Aureomycin® Augensalbe; enthält Chlortetracyclin: kontraindiziert im 3. Trimester; strenge Indikationsstellung;
- Gentamicin-Augensalben/Augentropfen; z. B. Gentamicin-POS®; Gent-Ophtal®;
- Polymyxin B; Polyspectran® Salbe/Tropfen;
- Erythromycin; Ecolicin® Salbe/Tropfen.

Corticoide: strenge Indikationsstellung; Langzeitanwendungen bei zwingender mütterlicher Indikation möglich,
- Dexamethason Salbe/Tropfen;
- Prednisolon Salbe/Tropfen.

Mydriatika: strenge Indikationsstellung.

Virustatika: strenge Indikationsstellung,
- Aciclovir; Acic®-Ophtal®; Virupos®; Zovirax® Augensalbe;
- Trifluridin; Triflumann® Augentropfen.

Antiallergika: strenge Indikationsstellung:
- Allergo-COMOD®; Allergocrom®; Alomide®; Cromo AI-1A-Pharma®; Cromo CT; CromoHEXAL®; Crom-Ophtal® sine; Cromo-ratiopharm Augentropfen.

Antiglaukomatosa: Glaukommittel werden entsprechend der amerikanischen Nomenklatur in Kategorie C (fehlende kontrollierte Studien; keine Hinweise auf Teratogenität und Embryotoxizität) eingeordnet.
Pilocarpin galt lange Zeit als Medikament der 1. Wahl; z. Zt. Rote Liste Gr. 5. Über ein signifikantes Auftreten von Fehlbildungen bei den Kindern wurde nicht berichtet. Nach der aktuellen Literatur kommen nach einer retrospektiven Auswertung in der Schwangerschaft Betablocker, alpha2-adrenerge Substanzen, Cholinergika und Carboanhydrasehemmer zur Anwendung. Eine fetale Schädigung konnte nicht nachgewiesen werden. Einige Patientinnen nahmen im 1. Trimester Prostaglandin-Analoga; Fehlbildungen bei den Feten wurden ebenfalls keine nachgewiesen. Gegenwärtig werden Betablocker als Medikamente der 1. Wahl empfohlen. In einer kontrollierten Studie wurde keine fetale Wachstumsrestriktion festgestellt.

Vorliegend erfolgt eine Präparate-Auswahl für die Schwangerschaft auf der Basis der Roten Liste; Gr. 1 (bis maximal 4) bzw. mit der Angabe „strenge Indikationsstellung":

- Betarezeptorenblocker:
  - Arteoptic®, Rote Liste Gr. 4;
  - Timolol-POS®, strenge Indikationsstellung, keine ausreichenden Erfahrungen;
  - Vistagan® Liquifilm, Rote Liste Gr. 4.
- Cholinergika:
  - Clonid-Ophtal®, bei Anwendung Kurz vor Geburt-Atemdepression beim Neugeborenen nicht auszuschließen, besser keine Anwendung sub partu;
  - Isopto®-Carbachol;
  - Pilomann®-Öl;
  - Sperscarpin®.
- Kombinationen:
  - Combigan®;
  - Ganfort®, keine hinreichenden Daten;
  - Glauco Biciron®;
  - Normoglaucon®.

Fazit: Hinsichtlich Antibiotika sind Azithromycin und Erythromycin Mittel der 1. Wahl. Falls Corticoide notwendig sind, sollten Dexamethason und Prednisolon angewandt werden. Antiglaukomatosa: Betablocker, alpha-2-adrenerge Substanzen, Cholinergika und Carboanhydrasehemmer können in der Schwangerschaft zur Anwendung kommen.

Literatur:

1. Rote Liste 2009; Verlag Rote Liste® Service GmbH, Frankfurt/Main.

Otologika

Tab. 36: Otologika, die in der Schwangerschaft verordnet werden können.

Substanzgruppe	Präparate	Dosierung	Besonderheiten
Anästhetika	Phenazon; Otalgan®	träufeln, 3–4-mal täglich	Anwendung bei Otitis externa
Antibiotika	Ciprofloxacin; Ciloxan 3 mg/ml Ohrentropfen; Panotile® Cipro 1,0 mg/ 0,5 ml Ohrentropfen	0,5 ml 12-stündlich	Anwendung bei akuter Otitis externa und chronischer eitriger Otitis media
Corticoide	Dexamethason; Otabacid® N Ohrentropfen	3–4-mal täglich 2–4 Tropfen	Gehörgangsekzem
Corticoide/ Antibiotika	Polymyxin B/Dexamethason;	3–5-mal täglich 1 Tropfen	kontraindiziert im 1. Trimester
	Dexa-Polyspectran®; Polyspectran® HC Salbe	1–2-mal täglich salben	
Glycerol	Otodolor® soft	nach Bedarf 2–3 Tropfen	Anwendung bei Reizungen des äußeren Gehörgangs
Ölsäure	Cerumenex® N Tropfen	3–5 Tropfen	Anwendung bei Ceruminalpfropf; ausspülen nach 20–30 Minuten
Olivenöl	Levisticum H 10%	mehrmals täglich getränkte Watte	Homöopathikum; Anwendung bei Otitis media, Neuritis

Fazit: Phenazon (Otalgan®) ist Mittel der 1. Wahl. Linderung auch durch Glycerol (Otodolor®), Ölsäure (Cerumex®) und Olivenöl (Levisticum) möglich.

Literatur:

1. Rote Liste 2009; Verlag Rote Liste® Service GmbH, Frankfurt/Main.

Phytopharmaka

Langfristige Anwendung kontraindiziert: keine ausreichenden Daten, kurzzeitige Anwendung möglich (alkoholische Extrakte beachten!),

- Aescin, Aloe, Baldrian, Bärentraubenblätter, Echinacea purpurea, Efeublätter, Eichenrinde, Goldmohnkraut, Haferkraut, Mäusedornwurzelstock, Myrrhe, Passionsblumenkraut, Rosskastaniensamen, rotes Weinlaub, Sennes, Thymiankraut, Uzarawurzel.

Anwendung möglich:

- Apfelpulver: Diarrhö;
- Kokosöl: antiparasitäres Mittel;
- Flohsamenschalen: Obstipation;
- Goldrutenkraut: Harnweginfekte;
- Hamamelis: Hämorrhoiden;
- Ingwer: Hyperemesis gravidarum, Antemetikum;
- Johanniskraut: Antidepressivum (strenge Indikationsstellung);
- Lipopharm®: Pflanzlicher Cholesterinsenker; 1 Weichkapsel enthält Phospholipide aus Sojabohnen 300 mg, Dosierung 3-mal 2 Kapseln (kontraindiziert im 1. Trimester);
- Melissenblätter: lokales Virustatikum, Herpes labialis;
- Pektin: Diarrhö;
- Pfefferminzöl: Meteorismus;
- Primelwurzel: Expektoranz.

Fazit: Für Phytopharmaka gibt es wenige Sammelinformationen; klare Aussagen für die Schwangerschaft sind kaum möglich.

Literatur:

1. Smollich M, Jansen AC: Arzneimittel in Schwangerschaft und Stillzeit. Verlag Hippokrates, 2. Auflage, 2010. ISBN 978-3-8304-5479-3

Psychopharmaka

Hauptsächliche Indikationen der Psychopharmaka sind Psychosen, Depressionen, Angst- und Zwangsstörungen. Ausführliche Beschreibungen bei Rohde und Schaefer (2009).
- Substanzgruppen der Psychopharmaka:
  - Antidepressiva;
  - Neuroleptika;
  - Psychoanaleptika;
  - Tranquilizer;
  - Mittel zur Phasenprophylaxe und Schlafmittel.
- Therapie der Psychosen mit Neuroleptika: u. a. Risperidon, Olanzapin, Clozapin, Amisulprid, Quetiapin, Flupenthixol, Fluphenazin, Haloperidol.
- Therapie von Depressionen, Angst- und Zwangsstörungen: Antidepressiva.
- Notwendige Dosierungen sind individuell sehr unterschiedlich.
- Bisher gibt es keine Evidenz basierten Untersuchungen zur Langzeitwirkung auf den kindlichen Organismus.

Geplante Schwangerschaft:
- Aufklärung über Rezidiv, humangenetische Beratung, Pränataldiagnostik und Auswahl des Medikaments (Rohde und Schaefer 2009);
- vorübergehendes Absetzen des Psychopharmakons (z. B. 1. Trimester): individuelle Entscheidung;
- niedrig dosierte Behandlung mit einem bisher bewährten Psychopharmakon oft sinnvoll;
- psychiatrische Überwachung, Serumspiegelkontrollen;
- Cave: Depressionen in der Schwangerschaft und post partum können lebensbedrohlich sein!

Merke: Atypische Neuroleptika bieten den Vorteil der „therapeutischen Aufdosierung". In Schwangerschaft und Stillzeit Monotherapie bevorzugen. Keine Phasenprophylaxe mit Antikonvulsiva (z. B. Valproinsäure).

Schizophrenie:
- 1. Generation antipsychotischer Präparate: Promethazin, Chlorpromazin, Prochlorperazin, Haloperidol, Perphenazin, Trifluoperazin, Loxapin, Thioridazin, Flupenthixol, Fluphenazin;
- 2. Generation antipsychotischer Präparate: Clozapin, Risperidon, Olanzapine, Quetiapin, Ziprasidon, Aripiprazol, Paliperidon.

Derzeit gibt es keine gesicherten Hinweise auf eine Assoziation zwischen der Anwendung antipsychotischer Präparate in der Schwangerschaft und einem erhöhten Fehlbildungsrisiko; limitierte Datenlage (Einarson und Boskovic 2009).

Therapiebeispiele (Schizophrenie):
- Clozapin, Leponex® 25/50/100 mg, Rote Liste = Gr. 4, kardiale Nebenwirkungen: Myokarditis, Kardiomyopathie, Dosierung: 200–450 mg/Tag;
- Paroxetin, Paroxat® 10–40 mg, erhöhte Blutungsgefahr bei Kombination mit ASS, Dosierung: 20 mg/Tag;

- Phenothiazinderivate, Proneurin® 25 mg, Rote Liste = Gr. 4, Dosierung: 25–200 mg/Tag;
- Lorazepam (Benzodiazepine), Tavor®, strenge Indikationsstellung in der Schwangerschaft, Dosierung: 0,5–2,5 mg/Tag in 3 Einzeldosen;
- Butyrophenonderivate, Haloperidol 20 Holsten®, Rote Liste = Gr. 6, (Nebenwirkungen: Bein- und Beckenvenenthrombosen), Dosierung: 3–15 mg/Tag, Eunerpan® (Melperon-HCl) 10–100 mg, Rote Liste = Gr. 4, Dosierung: 50–100 mg/Tag, MEL-PUREN® Lösung, Rote Liste = Gr. 4; 5 ml enthält Melperon-HCl 25 mg, Dosierung: 25–100(200) mg/Tag, Pipamperon-neuraxpharm® 40/120 mg, Rote Liste Gr. 4, Dosierung: 40–120 mg/Tag;
- Aripiprazol, ABILIFY® 5–30 mg, Rote Liste Gr. 6 (Tierversuch teratogen), Dosierung: 15 mg/Tag;
- Amisulprid, Amisulid 50–100 mg, Rote Liste Gr. 5, Wechselwirkung Makrolide, Erythromycin, Dosierung: 400–800 mg/Tag;
- Olanzepin, Olanzepin AL 2,5–20 mg Film-Tabletten, Rote Liste = Gr. 4, Dosierung: 5–20 mg/Tag;
- trizyklische Neuroleptika, Fluanxol® Dragees 2/5 mg, Rote List = Gr. 1, Akut- und Langzeitbehandlung schizophrener Psychosen, Dosierung: 5–20 mg/Tag;
- Risperidon, Risperidon AbZ 0,5–4 mg, Rote Liste Gr. 5, Dosierung: 4–6 mg/Tag, Wechselwirkungen: Betarezeptorenblocker;
- Sertindol, Serdolect® 4–20 mg, Rote Liste Gr. 4, Dosierung: 12–20 mg/Tag,
- Lithiumsalze, kontraindiziert in den ersten 4 Schwangerschaftsmonaten und in der Stillzeit, Wechselwirkungen mit Methyldopa. Diuretika hemmen Lithiumausscheidung. Intoxikationen bei Serumspiegel >2 mval/l (Hämodialyse ab 4–5 mval/l).
- Depotpräparate:
  - Fluphenazindecanoat, Dapotum® D Injektionslösung, Rote Liste Gr. 4, Dosierung: 12,5 mg–100(250) mg i. m., Applikations-Intervall 2 Wochen, Lyogen® Depot 50/100, Rote Liste Gr. 4, Dosierung: 25–100 mg i. m., Applikations-Intervall 2–4 Wochen;
  - Perphenazinenantat, Decentan® Depot, Rote Liste Gr. 3, Langzeittherapie und Rezidivprophylaxe bei schizophrenen Psychosen, Dosierung: 50–200 mg i. m., Applikations-Intervall 2 Wochen;
  - Fluspirilan, Fluspi® Stechampullen, Rote Liste Gr. 4, 1 Ampulle enthält 6 ml = 12 mg, Dosierung: 4–12 mg i. m., Applikations-Intervall wöchentlich;
  - Flupentixoidecanoat, Fluanxol Depot 2 % 0,5 ml/1ml (10–20 mg), Rote Liste Gr. 1, Dosierung: 0,5–3 ml i. m., Applikations-Intervall 2–4 Wochen.

Kasuistik: 36-jährige Schwangere mit einer Schizophrenie; Poly-Pharmakotherapie: Risperidon, Quetiapin, Mirtazapin, Thioridazin, Diazepam,Hydroxyzin, Clomipramin, Fluvoxamin, Alprazolam, Carbamazepin, Biperiden, Haloperidol, Ampicillin plus Sulbactam, Enoxaparin, Oxerutin: gesundes Neugeborenes ohne Fehlbildungen (Yaris et al. 2004).

Fazit und Kategorisierung aus klinischer Sicht:
- Kategorie 1 = kein Verdacht auf embryotoxische oder teratogene Effekte aus klinischer Sicht; mütterliches Erkrankungsrisiko bestimmt die Indikation;
- P2 = Postnatalfaktor: unzureichende Informationen (ZNS-Entwicklung).

Merke: Bemerkungen zur Bewertung einiger Wirkstoffe für die Schwangerschaft; z. T. nur unzureichende Beobachtungen bzw. sehr wenig ausgewertete Schwangerschaftsverläufe: „verzerrte" Informationslage; differenzierte Risikobewertung unmöglich, d. h., Angaben zu nachfolgend aufgeführten Wirkstoffen beruhen auf Studien und Fallserien, die bei anderen Präparaten noch fehlen.

Tab. 37: Medikation.

Wirkstoff	Hinweise
Amitriptylin	tierexperimentell: vereinzelt Hinweise auf Teratogenität
Citalopram	höchste Plazentapassage unter den SSRI
Clomipramin	geringe Risikoerhöhung: kardiale Fehlbildungen, Septumdefekte
Fluoxetin	geringe Risikoerhöhung: kardiale Fehlbildungen, Septumdefekte; zweithöchste Plazentapassage unter den SSRI
MAO-Hemmer (Moclobemid, Tranylcypromin)	können mütterliche Hypertonie verstärken
Paroxetin	geringe Risikoerhöhung: kardiale Fehlbildungen, Septumdefekte
Sertralin	geringste Plazentapassage unter den SSRI
Aripiprazol	tierexperimentell: vereinzelt Hinweise auf Teratogenität: Zwerchfellhernien, Skelettanomalien
Clozapin	erhöht Fertilitätsrate, Diabetesrisiko
Haloperidol	tierexperimentell: vereinzelt Hinweise auf Teratogenität nach hohen Dosen: Spaltbildungen, Mikrozephalie
Olanzapin	keine eindeutigen Hinweise auf Teratogenität und Embryotoxizität (>200 Schwangerschaften); 4 Fälle von Spina bifida, erhöhtes Diabetesrisiko
Perphenazin	tierexperimentell: Hinweise auf Teratogenität nach sehr hohen Dosen: Spaltbildungen
Thioridazin	tierexperimentell: Hinweise auf Teratogenität: Spaltbildungen
Ziprasidon	geringe Risikoerhöhung: kardiale Fehlbildungen

Literatur:

1. Einarson A, Boskovic R: Use and safety of antipsychotic drugs during pregnancy. J Psychiatr Pract. 2009; 15: 183–192.
2. Rohde A, Schaefer C: Psychopharmakotherapie in Schwangerschaft und Stillzeit. Verlag Thieme, 3. Auflage, 2009. ISBN 978-3-13-134333-8.
3. Yaris F, Yaris E, Kadioglu M, Ulku C, Kesim M, Kalyoncu NI: Use of polypharmacotherapy in pregnancy: a prospective outcome in a case. Prog Neuropsychopharmacol Biol Psychiatry. 2004; 28: 603–605.

Antidepressiva

Depressive Störungen zählen zu den führenden Erkrankungsursachen. Schwangere Frauen leiden häufiger an Ängsten und Depressionen als bislang angenommen. Belastende Lebensereignisse können in der Schwangerschaft unverarbeitet zu einem ernsthaften Belastungssyndrom werden.

- Die Prävalenz der Depressionen in der Schwangerschaft schwankt zwischen 6,5%–12,9%; Major Depressionen 1,0%–5,6%. Prävalenzraten pro Trimester: 7,4%–11,0% im 1. Trimester; 8,5%–12,8% im 2. Trimester; 8,0%–12,0% im 3. Trimester. Nahezu 50% der Schwangeren haben Erfahrungen mit Angstsymptomen; 37% mit depressiven Verstimmungen. 10–15% aller Mütter erkranken an einer Wochenbett-Depression; hohe Rate an Depressionen bei Eltern im ersten Jahr nach der Geburt eines Kindes.
- Patientinnen mit unbehandelten Depressionen nehmen seltener Sprechstunden im Rahmen der Schwangerenberatung wahr. Allein daraus resultieren häufiger maternale und neonatale Komplikationen; erhöhtes suizidales Risiko.
- Bei einer diskontinuierlichen Einnahme verordneter Antidepressiva in der Schwangerschaft ist in 68–75% mit einer Exazerbation *in graviditate* zu rechnen; vs. 26% bei kontinuierlicher Einnahme. Das Risiko einer Exazerbation ist bei mangelhafter Compliance perikonzeptionell besonders hoch!
- In aktuellen Publikationen, einschließlich Metaanalyse, werden SSRIs als Medikamente der 1. Wahl zur Therapie von Depressionen in der Schwangerschaft empfohlen. Fluoxetin ist das am besten untersuchte Medikament; gering erhöhtes Risiko für kleinere Fehlbildungen; kein erhöhtes Risiko für große Fehlbildungen (Krüger 2007).

(Selektive) Serotonin-Wiederaufnahmehemmer (SSRI, selective serotonin reuptake inhibitor): Eingeräumt werden frühere Mitteilungen über kardiale Fehlbildungen, Fehlbildungsraten 1–3% bei SSRI-Patientinnen, bei Applikation im 1. Trimester sowie Mitteilungen über erhöhte SGA- und Frühgeborenenraten. Die Frühgeborenenraten betragen jedoch sowohl bei unbehandelten als auch bei SSRI-Patientinnen 20%. Postnatal wurden pulmonale Hypertonien und neonatale Depressionen der Neugeborenen beobachtet; neonatal behavioural syndrome. Im Dezember 2005 gruppierte die „Food and Drug Administration" (FDA) Paroxetin (z. B. Seroxat®) in Hinsicht auf Anwendung in der Schwangerschaft in die Kategorie D ein; erhöhtes Fehlbildungsrisiko. Insbesondere sind hohe Dosierungen zu vermeiden. Thrombozytenfunktionsstörungen beim Neugeborenen (2 Fallberichte; Duijvestijn et al. 2003, Salvia-Roigés et al. 2003).

- Fehlbildungsrisiko insgesamt gering:
  - leicht erhöhtes Risiko für Septumdefekte im Herzen; insbesondere nach Einnahme von Sertralin und Citalopram; Risikoanstieg nach Verordnung mehrerer selektiver Serotonin-Wiederaufnahmehemmer;
  - Aortenanomalien; Omphalocele.

Präparate:
- ParoLich® 20 mg Film-Tabletten, Rote Liste: „Strenge Indikations-Stellung (nur bei zwingender Indikation). Abruptes Absetzen während der Schwangerschaft sollte vermieden werden."; Dosierung: 20 mg/Tag;

- Paroxat® Film-Tabletten, Rote Liste Gr. 4, Dosierung: 20 mg/Tag;
- Paroxetin-1A Pharma®, Rote Liste: Strenge Indikationsstellung, Dosierung: 10–40 mg/Tag;
- Paroxetin Holsten, Rote Liste Gr. 4, Dosierung: 20–40 mg/Tag;
- Paroxetin® Stada 20 mg, Rote Liste Gr. 4, Dosierung: 20–40 mg/Tag;
- ParoxetinTAD® 20 mg, Rote Liste Gr. 4, Dosierung: 20–40 mg/Tag;
- Sertralin, Gladem® 50 mg, Rote Liste Gr. 4, Dosierung: 50 mg/Tag;
- Sertralin-1 A Pharma® 50 mg, Rote Liste Gr. 4, Dosierung: 50 mg/Tag;
- Fluoxetin, Fluoxetin 107-20/-40-1 A Pharma Tabletten, Dosierung: 20–60 mg/Tag; Fluoxetin AL 20 mg Tabletten, Fluoxetin beta® 20 Kapsel, fluoxetin biomo® 20, Fluoxetin-CT 20 mg Kapsel, Fluoxetin HEXAL® 10–40 mg Tabletten, Fluoxetin STA-DA® 20 mg, Fluoxetin Sandoz® 20 mg;
- Fluvoxamin, Fevarin® 50/-100 mg, Dosierung: 50–100 mg/Tag abends; FluvoHEXAL 50/-100 mg, Fluvoxamin beta® 50/-100 mg, Fluvoxamin STADA® 50/-100 mg;
- Citalopram: Datenlage noch unsicher.

Merke: Aktuelle Ergebnisse belegen höheres Risiko für Septumdefekte im Herzen bei Neugeborenen; insbesondere nach einer Behandlung mit mehr als einem SSRI; keine weiteren schweren Fehlbildungen (Pedersen et al. 2009).
Merke: Sertralin und Citalopram sind Mittel der 1. Wahl in der Schwangerschaft.

Trizyklische Antidepressiva: Für trizyklische Antidepressiva, Venlafaxin, Mirtazapin, Burpropion, Trazodon, Nefazodon sind keine erhöhten Fehlbildungsraten bekannt.
- Trazodon, Thombran® Tabs Film-Tabletten, Rote Liste Gr. 1, 1 Tablette enthält 100 mg Trazodon, Dosierung: 100–200 mg/Tag;
- Trazodon neuraxpharm® 100 mg Tabletten, Rote Liste Gr. 4, 1 Tablette enthält 100 mg Trazodon, Dosierung: 200–400 mg/Tag;
- Nortriptylin, Nortrilen® Dragees 10/-20 mg, Rote Liste Gr. 1, strenge Indikationsstellung im 1. und 3. Trimester, Dosierung: 2–3-mal 10–50 mg/Tag.
Eine zusätzliche Therapie mit Benzodiazepinen, anxiolytische Kotherapie, sollte nach Möglichkeit im 1. Trimester vermieden werden. Benzodiazepine führen zu einer leichten Erhöhung der Fehlbildungsraten für Lippen-Kiefer-Gaumen-Spalten und Stenosen im Gastrointestinaltrakt.
Bupropion und Johanniskraut: können in Schwangerschaft und Stillzeit eingesetzt werden.

Tab. 38: Johanniskraut.

Präparate (keine Verwendung von Ethanol/Methanol als Auszugsmittel)	Dosierungen	Bemerkungen
Florabio naturreiner Heilpflanzensaft Johanniskraut	2–3-mal 10 ml/Tag	Presssaft aus frischem, blühendem Johanniskraut
Johanniskraut Dragees H	1–3-mal 1 Tablette/Tag	1 Tablette enthält Johanniskraut 300 mg; Verstärkung von Lichtüberempfindlichkeit

Tab. 39: Antidepressiva in der Schwangerschaft; tri- und tetrazyklische Antidepressiva (TZA) und nichtselektive Monoamin-Wiederaufnahmehemmer (NSMRI).

Wirkstoff	Anfangsdosis mg/Tag	Standard-Tagesdosis mg/Tag	Bewertung für die Schwangerschaft
Amitriptylin	25–50	100–300	strenge Indikation
Amitriptylinoxid	30–60	100–300	strenge Indikation
Clomipramin	25–50	100–250	strenge Indikation
Desipramin	25–50	100–250	strenge Indikation
Opipramol	100–200	300–400	strenge Indikation
Doxepin	25–50	100–300	Teratogenität möglich
Imipramin	25–50	100–300	strenge Indikation
Maprotilin	25–50	100–225	strenge Indikation
Nortriptylin	25–50	50–200	strenge Indikation
Trimipramin	25–50	100–300	strenge Indikation

Weitere Maßnahmen: Psychotherapie, physisches Training, Omega-3-Fettsäuren 100–200 mg/Tag.; prä- und perikonzeptionelle Folsäureprophylaxe; Familien- und Partnerberatung.

Stillen: Für die Medikamentengruppen Paroxetin, Sertralin und Nortriptylin wurden nach dem Stillen keine negativen Auswirkungen auf das Neugeborene nachgewiesen. Sertralin gilt als Medikament der 1. Wahl bei einer stillenden Mutter mit depressiver Erkrankung; Paroxetin ist Medikament der 2. Wahl. Fluoxetin führte bei Neugeborenen vermehrt zu Hypotonie und Somnolenz; dennoch besteht auch hier keine Indikation zum Abstillen.

Fazit und Kategorisierung aus klinischer Sicht:
- Kategorie 3 = embryotoxisches und/oder teratogenes Risiko nicht auszuschließen; mütterliches Erkrankungsrisiko bestimmt die Indikation; Therapie im 1. Trimester: keine Indikation zum Schwangerschaftsabbruch. Bei stabil eingestellten Patientinnen ist in der Schwangerschaft kein Therapiewechsel erforderlich.
- Paroxetin (z. B. Seroxat®): (gering) erhöhtes Risiko für kardiale Fehlbildungen; Sertralin (z. B. Zoloft®), Fluoxetin (z. B. Fluxet®) und Citalopram (z. B. Cipramil®) sind diesbezüglich in der Diskussion. Für Paroxetin besteht keine generelle Kontraindikation.
- Diabetes und Depression: Fluoxetin Medikament der 1. Wahl;
- Selektive Serotonin-Wiederaufnahmehemmer sind Medikamente der 1. Wahl in der Schwangerschaft. Ein Aussetzen einer indizierten antidepressiven Therapie in der Schwangerschaft und während der Stillzeit wird nicht befürwortet, wobei zwischen Major- und Minor-Depressionen zu unterscheiden ist.
- Trizyklika, außer Desipramin und Nortriptylin: anticholinerge Eigenschaften, die auf das Kind übertragen werden. Toxizitätserscheinungen beim Neugeborenen

sind Tachykardie, Obstipation, Harnverhalt, Trinkschwäche, Hyperhidrosis, Krampf-anfälle.

Hinweis: Strenge Indikationsstellung = Rote Liste Gr. 4–6/9.

Tab. 40: Antidepressiva in der Schwangerschaft; selektive Serotonin-Wiederaufnahmehemmer (SSRI): höheres Risiko für kardiale Septumdefekte; ausgeprägter bei Anwendung von mehr als einem SSRI (Pedersen et al. 2009). Für Paroxetin wurde kein erhöhtes Risiko ermittelt.

Wirkstoff	Anfangsdosis mg/Tag	Standard-Tagesdosis mg/Tag	Bewertung für die Schwangerschaft
Citalopram	20	20–40	strenge Indikation*
Escitalopram	10	10–20	strenge Indikation*
Fluoxetin	20	20–40	strenge Indikation*
Fluvoxamin	50	100–250	strenge Indikation*
Paroxetin	20	20–40	strenge Indikation*
Sertralin	50	50–100	strenge Indikation*

* kardiale Septumdefekte möglich; Sertralin, Citalopram: höchstes Risiko für Septumdefekte beim Neugeborenen

Tab. 41: Antidepressiva in der Schwangerschaft; Monoaminoxidase-Inhibitoren (MAO-Hemmer).

Wirkstoff	Anfangsdosis mg/Tag	Standard-Tagesdosis mg/Tag	Bewertung für die Schwangerschaft
Moclobemid	150	300–600	strenge Indikation
Tranylcypromin	10	20–40	strenge Indikation

Tab. 42: Antidepressiva in der Schwangerschaft; selektive Serotonin-/Noradrenalin-Wiederaufnahmehemmer (SSNRI).

Wirkstoff	Anfangsdosis mg/Tag	Standard-Tagesdosis mg/Tag	Bewertung für die Schwangerschaft
Venlafaxin	37,5–75	75–225	strenge Indikation
Duloxetin	30–60	60	strenge Indikation

Tab. 43: Antidepressiva in der Schwangerschaft; selektive Noradrenalin-Wiederaufnahmehemmer (SNRI).

Wirkstoff	Anfangsdosis mg/Tag	Standard-Tagesdosis mg/Tag	Bewertung für die Schwangerschaft
Reboxetin	4–8	10–100	kontraindiziert

Tab. 44: Antidepressiva in der Schwangerschaft; alpha2-Rezeptor-Antagonisten.

Wirkstoff	Anfangsdosis mg/Tag	Standard-Tagesdosis mg/Tag	Bewertung für die Schwangerschaft
Mianserin	30	60–120	strenge Indikation
Mirtazapin	15	15–45	strenge Indikation

Tab. 45: Antidepressiva in der Schwangerschaft; Selektive Noradrenalin- und Dopamin-Wiederaufnahmehemmer.

Wirkstoff	Anfangsdosis mg/Tag	Standard-Tagesdosis mg/Tag	Bewertung für die Schwangerschaft
Bupropion	150	150–300	strenge Indikation

Tab. 46: Antidepressiva in der Schwangerschaft; Melatonin-Rezeptorantagonisten und Serotonin-5-HT2c-Rezeptorantagonisten.

Wirkstoff	Anfangsdosis mg/Tag	Standard-Tagesdosis mg/Tag	Bewertung für die Schwangerschaft
Agomelatin	25	25–50	strenge Indikation

Tab. 47: Antidepressiva in der Schwangerschaft; nichtklassifizierte Antidepressiva.

Wirkstoff	Anfangsdosis mg/Tag	Standard-Tagesdosis mg/Tag	Bewertung für die Schwangerschaft
Trazodon	50–100	200–400	strenge Indikation
Johanniskraut (Hypericin)	250	500–1.000	strenge Indikation; geringer ausgeprägte Neugeborenen-Adaptationsstörungen

Literatur:

1. Alwan S, Friedman JM: Safety of selective serotonin reuptake inhibitors in pregnancy. CNS Drugs. 2009; 23: 493–509. doi: 10.2165/00023210-200923060-00004.
2. Cantor Sackett J, Weller RA, Weller EB: Selective serotonin reuptake inhibitor use during pregnancy and possible neonatal complications. Curr Psychiatry Rep. 2009; 11: 253–257.
3. Duijvestijn YC, Kalmeijer MD, Passier AL, Dahlem P, Smiers F: Neonatal intraventricular haemorrhage associated with maternal use of paroxetine. Br J Clin Pharmacol. 2003; 56: 581–582.
4. Einarson A, Pistelli A, DeSantis M, Malm H, Paulus WD, Panchaud A, Kennedy D, Einarson TR, Koren G: Evaluation of the risk of congenital cardiovascular defects associated with use of paroxetine during pregnancy. Am J Psychiatry. 2008 Jun; 165: 749–752.
5. Krüger S: Depressionen in der Schwangerschaft – In freudloser Hoffnung. gynäkologie + geburtshilfe 2008; 4: 26–28.
6. Pedersen LH, Henriksen TB, Vestergaard M, Olsen J, Bech BH: Selective serotonin reuptake inhibitors in pregnancy and congenital malformations: population based cohort study. BMJ. 2009 Sep 23; 339: b3569. doi: 10.1136/bmj.b3569.

7. S3-Leitlinie/Nationale VersorgungsLeitlinie „Unipolare Depression". Arzneimitteltherapie 2010; 28: 158-166.
8. Salvia-Roigés MD, Garcia L, Goncé-Mellgren A, Esqué-Ruiz MT, Figueras-Aloy J, Carbonell-Estrany-mal: Neonatal convulsions and subarachnoid hemorrhage after in utero exposure to Paroxetine. Rev Neurol. 2003; 36: 724–726.

Hinweis: Neue Mutter-Kind-Behandlungseinheit für Frauen mit psychischen Störungen nach der Geburt: Oberärztin Dr. Uta Pietsch; Klinik für Psychiatrie und Psychotherapie, Universitätsklinikum Jena; Tel. 03641/9 352 51; E-Mail: uta.pietsch@med.uni-jena.de.

Neuroleptika

Es gibt keine gesicherten Hinweise für Teratogenität sowohl typischer als auch atypischer Neuroleptika.

Phenothiazinderivate: Arzneimittel Promethazin (1. Wahl); Präparate: Atosil®, Closin® als Film-Tabletten, Tropfen und Injektionslösung; Levomepromazin (2. Wahl); Perphenazin, Fluphenazin, Perazin (3. Wahl), Thioridazin-Rote Liste: kontraindiziert, Gr. 1.

Fetale Risiken: kein Hinweis auf erhöhtes Fehlbildungsrisiko bei heterogenen Daten.

Abbruchindikation bei Applikation im 1. Trimester: nein.

Stillperiode: kompatibel.

Langzeitrisiken: keine bekannt.

Nebenwirkungen: Erhöhung des Augeninnendrucks.

Wechselwirkungen: Analgetika, Antikonvulsiva, Antihypertensiva; ggf. Wirkungsverstärkung.

Besondere Indikationen: Emesis und Hyperemesis: als vorübergehende Behandlung. Randomisierte Studie zur Hyperemesis gravidarum: 25 mg Promethazin oder 10 mg Metoclopramid 8-stündlich für 24 h, Vergleich in einer Doppelblind-Studie: Wirkprofil gleich, häufiger Nebenwirkungen bei Promethazin (Tan et al. 2010).

Therapieempfehlungen: Atosil® Film-Tabletten 25 mg; Dosierung 1-mal 1 bzw. 2-mal 1 Tablette/Tag.

Kontraindikationen: hämatologisch-onkologische Erkrankungen, Glaukom.

Anwendungsbeschränkungen: mittlere und hohe Dosierung nur kurzfristig.

Für die Praxis: Indikation der Injektionslösung bei akuter allergischer Reaktion vom Soforttyp, insbesondere bei gleichzeitig gewünschter Sedierung: 0,5 Ampulle, Wiederholung nach 2 h.

Fazit und Kategorisierung aus klinischer Sicht:
- Kategorie 1 = kein Verdacht auf embryotoxische oder teratogene Effekte aus klinischer Sicht; Rote Liste Gr. 4; Promethazin: suizidale Überdosen ohne teratogene Effekte (11 Fälle);

- Cave: Bei Hyperemesis Promethazin nicht mit Antihistaminika kombinieren; bei Hyperemesis sind Antihistaminika, Promethazin und Metoclopramid indiziert (Bottomley und Bourne 2009).

Literatur:

1. Bottomley C, Bourne T: Management strategies for hyperemesis. Best Pract Res Clin Obstet Gynaecol. 2009; 23: 549–564.
2. Tan PC, Khine PP, Vallikkannu N, Omar SZ: Promethazine compared with metoclopramide for hyperemesis gravidarum: a randomized controlled trial. Obstet Gynecol. 2010; 115: 975–981.

Weitere Neuroleptika

Arzneimittelgruppen: Chlorprothixen, Zuclopenthixol, Flupentixol, Zotepin (Nipolept®), Butyrophenone (u. a. Haloperidol), Aripiprazol (ABILIFY®), Amisulprid, Sulpirid, Clozapin, Eunerpan®, Resperidon, Sertindol (Serdolect®), Quetiapin (Seroquel®), Ziprasidon (ZELDOX®), Olanzapin (ZYPREXA®). Bei den Depotpräparaten ist Flupentixol (u. a. Fluanxol® Depot 10 %) Mittel der 1. Wahl: Rote Liste Gr. 1 bei niedriger Dosierung.

Fetale Risiken: Rote Liste Gr. 4–6; mütterliche Indikation entscheidend.

Tab. 48: Zusammenfassende Bewertung der Neuroleptika.

Typische Neuroleptika	Phenothiazine, Thioxanthene, Haloperidol, Butyrophenone
atypische Neuroleptika	Amisulprid, Aripiprazol, Clozapin, Olanzapin, Quetiapin, Resperidon, Sertindol, Ziprasidon
Verordnung: Schwangerschaft/Stillzeit	strenge Indikationsstellung; keine gesicherten Hinweise auf Teratogenität/Embryotoxizität
prä- und perikonzeptionelle Medikationen	keine Abbruchindikation; kein Absetzen oder Medikationswechsel bei stabiler Patientin
Neueinstellung in der Schwangerschaft	Phenothiazine: Flupentixol, Fluphenazin
	Butyrophenone: Thioxanthen, Haloperidol
	atypische Neuroleptika: Quetiapin, Resperidon
Schwangerenvorsorge: besonders beachten	drohende Frühgeburt
	intrauterine fetale Wachstumsrestriktion
	diabetische Stoffwechsellage
Neugeborenes	ZNS- und pulmonale Adaptationsstörungen
	Extrapyramidalsymptomatik
	zerebrale Krampfanfälle möglich
	Langzeituntersuchungen unzureichend;
	Schäden unwahrscheinlich
Stillen	Kompatibel; Fallbericht: Schlafapnoe

Abbruchindikation bei Applikation im 1. Trimester: nein.

Neonatale Risiken: neonatale Entzugserscheinungen möglich, Anpassungsstörungen: 48 h-Überwachung.

Stillperiode: kompatibel; limitierte Datenlage.

Langzeitrisiken: keine bekannt.

Anwendungsbeschränkungen: hohe Dosierungen nur kurzfristig.

Für die Praxis: Mütterliche Erkrankung überwiegt fetales Risiko.

Fazit und Kategorisierung aus klinischer Sicht:
- Kategorie 1 = kein Verdacht auf embryotoxische oder teratogene Effekte aus klinischer Sicht;
- Erfahrungen für Evidenz unzureichend; mütterliches Erkrankungsrisiko bestimmt die Indikation; nach Möglichkeit Monotherapie. Pränatalfaktor: Frühgeburtlichkeit, fetale Wachstumsrestriktion möglich, Zusammenhänge unklar;
- P2 = Postnatalfaktor: unzureichende Untersuchungen.

Literatur:

1. Einarson A, Boskovic R: Use and safety of antipsychotic drugs during pregnancy. J Psychiatr Pract. 2009; 15: 183–192.
2. Rohde A, Schaefer C: Psychopharmakotherapie in Schwangerschaft und Stillzeit. Verlag Thieme, 3. Auflage, 2009. ISBN 978-3-13-134333-8.
3. Petik D, Acs N, Banhidy F et al.: A study of the potential teratogenic effect of large doses of promethazine used for suicide attempt by 32 pregnant women. Toxicol Ind Health 2008; 24: 87–96.

Distraneurin

Arzneimittel: Clomethiazol (Distraneurin®); Kapseln und Mixtur.

Schwangerschaft: kontraindiziert; nur bei zwingender Indikation; Rote Liste Gr. 6 (Tierversuche mit Hinweisen auf teratogene und/oder embryotoxische Wirkungen).

Abbruchindikation bei Applikation im 1. Trimester: nein.

Stillperiode: Abstillen.

Langzeitrisiken: keine bekannt.

Nebenwirkungen: Depression von Atmung und Herz-Kreislauf; Hypotonie.

Wechselwirkungen: zentral dämpfende Substanzen: Wirkungsverstärkung, Cimetidin: Wirkungsverstärkung, Propranolol: Bradykardie. Eine gleichzeitige Alkoholzufuhr ist lebensbedrohlich!

Besondere Indikationen: Entzugserscheinungen nach chronischem Alkoholabusus; Präeklampsie, Eklampsie (Gülmezoglu und Duley 1998). Bei Präeklampsie und Eklampsie kamen neben Chlomethiazol auch Diazepam und Phenytoin zur Anwendung (Hutton et al. 1992).

Therapieempfehlungen: 1 Kapsel enthält Clomethiazol 192 mg; Anfangsdosis 2 Kapseln.

Kontraindikationen: Vorsicht bei eingeschränkter Leberfunktion!

Für die Praxis: nach Möglichkeit keine Anwendung in der Schwangerschaft; intensivmedizinische Überwachung.

Fazit und Kategorisierung aus klinischer Sicht:
• Kategorie 3 = embryotoxisches und/oder teratogenes Risiko (Tierversuch); mütterliches Erkrankungsrisiko bestimmt die Indikation.

Literatur:

1. Gülmezoglu AM, Duley L: Use of anticonvulsants in eclampsia and pre-eclampsia: survey of obstetricians in the United Kingdom and Republic of Ireland. BMJ. 1998; 316(7136): 975–976.
2. Hutton JD, James DK, Stirrat GM, Douglas KA, Redman CW: Management of severe pre-eclampsia and eclampsia by UK consultants. Br J Obstet Gynaecol. 1992; 99: 554–556.

Retinoide

Arzneimittel: Isotretinoin (Accure, Oratane, Roaccutane), bekanntes humanes Teratogen.

Fetale Risiken: ZNS-Malformation, Augen- und Ohr-Anomalien, Herzfehlbildungen, LKGs, Thymus- und Parathyroid-Aplasien. Abortrate: 18 %.

Abbruchindikation bei Applikation im 1. Trimester: möglich.

Stillperiode: Abstillen.

Langzeitrisiken: kognitive Beeinträchtigung.

Therapieempfehlungen: kontraindiziert während der gesamten Schwangerschaft und in der Stillperiode.

Für die Praxis: sichere Kontrazeption bereits 1 Monat vor Therapiebeginn.

> **Fazit und Kategorisierung aus klinischer Sicht:**
> * Kategorie 4 = embryotoxisches und/oder teratogenes Risiko; absolute Kontraindikation;
> * P2 = Postnatalfaktor: Initiation von chronischen Erkrankungen, mutagene Effekte;
> * vor Therapiebeginn: Schwangerschaft ausschließen; Therapiebeginn: erst ein Monat nach begonnener Kontrazeption.

Literatur:

1. Roaccutane Product Information, Roche Products Pty Ltd, Australia, 19 Sep 2002.
2. Dai WS, LaBraico JM, Stern RS. Epidemiology of isotretinoin exposure during pregnancy. J Am Acad Dermatol 1992; 26: 599–606
3. Adams J. High incidence of intellectual deficits in 5 year old children exposed to isotretinoin "in utero". Teratology 1990; 41: 614.

Rhinologika

In der Schwangerschaft können folgende Rhinologika angewandt werden; strenge Indikationsstellung empfohlen.

Tab. 49: Rhinologika; geeignet in der Schwangerschaft.

Wirkstoff	Präparate	Dosierung	Besonderheiten
u. a. Enzian, Holunder	Sinupret® forte Dragees Bionorica	3-mal 2 Dragees/Tag	strenge Indikationsstellung
	Sinupret® Liquitabs®	3-mal 2 Tabletten/Tag	
Citrus limon	Weleda Heuschnupfenspray	3–4-mal täglich sprühen	allergische Rhinitis
Beclometason	Beclorhinol® aquosum 50 Mikrogramm	3–4-mal täglich sprühen	Rote Liste Gr. 3; keine Langzeittherapie
	Beconase® Aquosum Nasenspray		
Budesonid	Budapp nasal	2-mal täglich sprühen	Strenge Indikationsstellung; besonders im 1. Trimester
	Budes® Nasenspray 50 Mikrogramm		
	Pulmicort® Topinasal® 64 µg		
Cromoglicin	Allergo-COMOD® Nasenspray;		allergische Rhinitis; Rote Liste Gr. 1
	CromoHEXAL® sanft Nasenspray		
Emser Salz	Minerasol Nasensalbe/Nasenspray	mehrmals täglich	Pflege und Reinigung der Nasenschleimhaut
Panthenol	NasenSpray-ratiopharm® Panthenol		
	Slozwo® SAN Nasenspray mit Dexpanthenol und Meersalz		

Fazit: Emser Salz und Panthenol sind Mittel der 1. Wahl bei Rhinitis in der Schwangerschaft.

Literatur:

1. Rote Liste 2009; Verlag Rote Liste® Service GmbH, Frankfurt/Main.

Schilddrüsentherapeutika

Während der Schwangerschaft ist eine indizierte Therapie mit Schilddrüsenhormonen (Levothyroxin) konsequent fortzusetzen.
Indikationen sind u. a.:

- Hypothyreose,
- Rezidivstrumaprophylaxe,
- euthyreote benigne Struma.

Eine Anwendungsbeschränkung besteht bei Hypertonie. Die Einnahme erfolgt morgens nüchtern 0,5 h vor dem Frühstück. Beeinträchtigung der Resorption (Einnahmeabstand 2 h) durch:

- Colestyramin,
- Calciumcarbonat,
- Eisen,
- Glucocorticoide,
- Betablocker.

Diagnostik:

- fT4, (fT3), TSH, TPO-AK, TRAK, CRP (de Quervain), Blutdruck, Sonografie.

Therapie:

- L-Thyroxin; TSH sollte im mittleren Normbereich liegen;
- Initial kann bei einer Thyreoiditis die Anwendung von β-Blockern notwendig werden.
- Dosierung: 25–200 µg/Tag, individuelle Führung notwendig.

Thyreostatika (Carbimazol, Propylthiouracil, Thiamazol): Im Idealfall ist eine niedrig dosierte Monotherapie ausreichend; insbesondere nach 10–14 SSW, wenn die fetale Hormonproduktion beginnt: maximale Überwachung (Rote Liste). Abstillen ist nicht erforderlich; sorgfältige Überwachung der Kinder; Schilddrüsensonographie.

- Therapieoptionen bei Hyperthyreose, die auch in der Schwangerschaft konsequent behandelt werden muss:
  - reine Thyreostatikagabe; insbesondere als Monotherapie;
  - Thyreostatika plus L-Thyroxin ist in der Schwangerschaft zu vermeiden;
  - Thyreostatika (Propylthiouracil) plus Betablocker (Propranolol) bei Tachykardie;
  - Propylthiouracil: Medikament der 1. Wahl, insbesondere im 1. Trimester;
  - Carbimazol und Thiamazol sind nur 2. Wahl; zur Sicherheit: sonographische Fehlbildungsdiagnostik;
  - gering ausgeprägte Hyperthyreosen können allein mit Betablockern therapiert werden; Propranolol, Metoprolol.

Fazit: Während der Schwangerschaft ist eine indizierte Therapie mit Schilddrüsenhormonen (Levothyroxin) konsequent fortzusetzen. Hyperthyreose: niedrig dosierte Monotherapie bevorzugen.

Literatur:

1. ROTE LISTE® Service GmbH, Frankfurt/Main, 2010.
2. Schaefer C, Spielmann H, Vetter K: Arzneiverordnung in Schwangerschaft und Stillzeit. 7. Auflage, Urban & Fischer, 2006.

Spasmolytika/Anticholinergika

In der Schwangerschaft geeignete Präparate:
- Atropin:
  - Dysurgal® 0,5 mg Tabletten; Anwendung bei Spasmen, Koliken; Dosierung 3-mal 1–2 Tabletten;
  - Atropinsulfat B. Braun 0,5 mg/ml; Dosierung in der Schwangerschaft: 0,5–1 mg parenteral.
- Scopolamin:
  - Buscopan® Dragees; Dosierung 3-mal 1–2 Dragees; Rote Liste Gr. 4; Ampullen, Zäpfchen;
  - Buscopan® plus Film-Tabletten/Zäpfchen; plus Paracetamol 10 mg/-800 mg; Dosierung 3-mal 1–2 Tabletten/Tag; maximal 4 Supplemente.
- Trospium:
  - Spasmex® i. v. 1,2 mg/-2,0 mg; Rote Liste Gr. 4.
- Mebeverin:
  - Duspatal® 135 mg; Anwendung beim Reizdarmsyndrom; Dosierung 3-mal 1 Tablette; Rote Liste Gr. 4;
  - Duspatal® 200 mg Retard; 2-mal täglich 1 Kapsel;
- Pipenzolat
  - CHOLSPAS Pipenzolat-Tabletten; Anwendung beim Reizdarmsyndrom; Dosierung 3-mal 1 Tablette.

Fazit: Scopolamin (Buscopan®) wird in der Schwangerschaft sehr häufig angewandt. Es liegen keine nachteiligen Berichte vor.

Literatur:

1. Rote Liste 2009; Verlag Rote Liste® Service GmbH, Frankfurt/Main.
2. Spielmann H, Steinhoff R: Taschenbuch der Arzneimittelverordnung in Schwangerschaft und Stillperiode. Ein Nachschlagewerk für die tägliche Praxis. 3., überarbeitete und ergänzte Auflage, Verlag G. Fischer, Stuttgart, 1990.

Thrombozytenaggregationshemmer

Mittel der 1. Wahl in der Schwangerschaft ist Acetylsalicylsäure; Mittel der 2. Wahl Clopidogrel. In wenigen Fällen kam auch Ticlopidin zur Verwendung. Im Vordergrund steht die mütterliche Indikation. Bei Schwangeren mit einem Koronarstent darf z. B. peripartal ASS nicht abgesetzt werden.

Ticlopidin

Arzneimittel: Prophylaxe von thrombotischem Hirninfarkt nach TIA. Alternativen zu ASS sind Ticlopidin und Clopidogrel; Kombination mit ASS möglich.

Schwangerschaftskomplikationen: Ticlopidin kann in der Schwangerschaft ein hämolytisch urämisches Syndrom (HUS) auslösen (Noris et al. 2007).

Abbruchindikation bei Applikation im 1. Trimester: nein.

Stillperiode: keine Daten.

Langzeitrisiken: keine bekannt.

Nebenwirkungen: Übelkeit, Erbrechen, Durchfall, Abgeschlagenheit, Kopfschmerzen, Blutungen der Magenschleimhaut; Neutropenie, Agranulozytose, aplastische Anämie.

Besondere Indikationen: Anwendung bei ASS-Unverträglichkeit.

Therapieempfehlungen: 2-mal 1 Tablette/Tag.

Kontraindikationen: hämorrhagische Diathese, Magen-Darm-Ulcera.

Für die Praxis: Clopidogrel vor Ticlopidin anwenden.

Fazit und Kategorisierung aus klinischer Sicht: Es liegen nur wenige Daten aus dem Humansystem vor; tierexperimentell: keine Hinweise auf Teratogenität und Embryotoxizität.

Literatur:
1. Briggs GG, Freeman RK, Yaffe SJ: Drugs in Pregnancy and lactation.Lippincott, Wolters Kluwer/Williams & Wilkins, Philadelphia 2008, ISBN-13: 978-0-7817-7876-3.
2. Noris M, Bresin E, Mele C, Remuzzi G, Caprioli J: Atypical Hemolytic-Uremic Syndrome. In: Pagon RA, Bird TC, Dolan CR, Stephens K, editors. GeneReviews [Internet]. Seattle (WA): University of Washington, Seattle; 1993–2007 Nov 16.

Clopidogrel

Abbruchindikation bei Applikation im 1. Trimester: nein.

Stillperiode: wahrscheinlich kompatibel

Langzeitrisiken: keine bekannt.

Nebenwirkungen: Neutropenie, Thrombozytopenie, Blutungen, intrakranielle Blutungen.

Besondere Indikationen: akutes Koronarsyndrom (Prävalenz in der Schwangerschaft 1,5–3,3/100.000), Myokardinfarkt.

Therapieempfehlungen: 150 mg/Tag; Kombination mit ASS und niedermolekularem Heparin möglich (Klinzing et al. 2001).

Kontraindikationen: schwere Leberfunktionsstörungen, Magen-Darm-Ulcera.

Für die Praxis: Fallberichte für Schwangerschaft: Aspirin, Clopidogrel und intrakoronarer Stent (Boztosun et al. 2008). Notwendig sind regelmäßige Blutbildkontrollen.

Fazit und Kategorisierung aus klinischer Sicht: Limitierte Datenlage; tierexperimentell keine Hinweise auf Teratogenität und Embryotoxizität. Unklar: Reduktion peripartal.

Literatur:

1. Boztosun B, Olcay A, Avci A, Kirma C: Treatment of acute myocardial infarction in pregnancy with coronary artery balloon angioplasty and stenting: use of tirofiban and clopidogrel. Int J Cardiol. 2008; 127: 413–416.
2. Klinzing P, Markert UR, Liesaus K, Peiker G: Case report: successful pregnancy and delivery after myocardial infarction and essential thrombocythemia treated with clopidrogel. Clin Exp Obstet Gynecol. 2001; 28: 215–216.

Tuberkulosemittel

Diagnostik der 1. Wahl: T-SPOT TB Test; direkter Nachweis spezifischer tuberculosis-Antigene (ESAT6, CFP10) gegen Mycobacterium; keine Kreuzreaktivität mit dem BCG-Impfstoff und mit atypischen Mykobakterien; höhere Sensitivität im Vergleich zum Intrakutantest.

Geeignet in der Schwangerschaft sind:
- Isoniazid (INH), Isozid®, Nydrazid®, Dosierung: 5–10 mg/kg Körpergewicht, maximale Tagesdosis 400 mg plus Pyridoxin, Dosierung: 50 mg/Tag plus Rifampicin (RMP), Rimactan®, Dosierung: 10 mg/kg Körpergewicht, Therapiedauer 9 Monate; INH-Hepatotoxizität gegen Tuberkuloserisiko abwägen;
- Ethambutol (EMB), Myambutol®, initial additive Therapie über 2 Monate, Dosierung: 20–25 mg/kg Körpergewicht/Tag, maximal Tagesdosis 2,5 g/Tag;
- Rifampicin: leichte Erhöhung der Fehlbildungsrate; die Therapie der kongenitalen Tuberkulose erfolgt mit INH, Rifampicin und Pyrazinamid für 1 Jahr.

Präventive Chemotherapie:
- INH, Dosierung: 5 mg/kg Körpergewicht/Tag bei frisch Infizierten mit Tuberkulinkonversion.

Fazit: Mittel der 1. Wahl sind Isoniazid und Ethambutol; Rifampicin → leichte Erhöhung der Fehlbildungsrate.

Urologika

Bei Brennen und Schmerzen beim Wasserlassen ist in der Schwangerschaft immer eine bakteriologische Urinuntersuchung notwendig. Nachfolgende Präparate sind für die Schwangerschaft geeignet. Combur Test HC Harnteststreifen sind für die Früherkennung von Harnweginfekten geeignet.

Tab. 50: Medikation.

Substanzgruppe	Wirkstoff/Präparat	Dosierung	Besonderheiten
Pflanzliche Präparate	Cranberry; TUIM® Urofemin®	3-mal 1–2 Tabletten/Tag	auch zur Prävention geeignet
	Orthosiphon; Carito® mono Kapseln; Nephronorm med Tabletten; Repha Orphon® Tee	3-mal 2 Kapseln/Tag	Rote Liste Gr. 4
	Kapuzenkresse/ Meerrettichwurzel; Angocin® Anti-Infekt	3-mal 4 Tabletten/Tag	
Nitrofurantoin	Furadantin® Retard Kapseln	2–3-mal 1 Kapsel/Tag über 7 Tage	kontraindiziert im 3. Trimester und bei Cholestase; strenge Indikationsstellung
Homöopathika	Urokatt-Tabletten	1–12-mal 1 Tablette/Tag	

Fazit: Pflanzliche Urologika sind Mittel der 1. Wahl zur Primär- und Sekundärprävention von Blasenentzündungen.

Literatur:

1. Rote Liste 2009; Verlag Rote Liste® Service GmbH, Frankfurt/Main.

Venentherapeutika

In der Schwangerschaft sollten nur Externa angewandt werden, obwohl systemische Venentherapeutika kein teratogenes oder embryotoxisches Potenzial haben. Verordnete Externa sollten kein Ethanol enthalten, z. B. Antistax® Venencreme (Extrakt aus rotem Weinlaub); Auszugsmittel Wasser. Es können auch Heparin-Gele/Salben angewandt werden; Blutungsneigung ab 180.000 I. E./100 g. Beispiele sind:

- Exhurid® Heparin Gel 60.000 I. E.;
- Hepa-Salbe 30.000 I. E./-60.000 I. E. Lichtenstein;
- Heparin Gel 30.000-Eu Rho;
- Hepathrombin®-Salbe 30.000/-60.000.

Fazit: In der Schwangerschaft sollten nur Externa angewandt werden, die kein Ethanol enthalten. Heparin Salben/Gele sind möglich.

Literatur:

1. Rote Liste 2009; Verlag Rote Liste® Service GmbH, Frankfurt/Main.

Virustatika

Arzneimittel – Nukleosid-Analoga:
HSV-Infektion, Varicella-Infektion, Zoster-Infektion:
- Aciclovir, Valaciclovir, Famciclovir, Brivudin

CMV-Infektionen
- Ganciclovir (nur bei schweren Erkrankungen)
- Cidofovir (nur bei CMV-Retinitis)

HCV-Infektionen
- Ribavarin (mutagen, Kombinationspräparat)

HIV-Infektionen
- Azidothymidin/Zidovudin (AZI/ZDV), Didanosin (DDI), Zalcitabin (DDC), Stavudin (D4T), Lamivudin (3TC), Abacavir, Adefovir

Protease-Inhibitoren:
HIV-Infektion
- Lopinavir, Amprenavir, Indinavir, Nelfinavir, Ritonavir, Saquinavir

Nichtnukleosidische RT-Inhibitoren:
HIV-Infektion
- Nevirapin

Pyrophosphat-Analoga:
CMV-Infektion
- Foscarnet (toxisch)

Neuraminidase-Inhibitoren:
Influenza A, B
- Zanamivir, Oseltamivir (strenge Indikationsstellung in der Schwangerschaft)

Zytokine:
Hepatitis B, C
- Interferon-alpha 2a/2b, Interferon-beta 1a/1b, Interferon-gamma-1beta

Penetrations-Inhibitoren:
Influenza A
- Amantadin

Podophyllotoxin (Mitosehemmer):
Condylomata acuminata
- Condylox 0,5 %
- Wartec-Creme 0,15 %; keine Embryotoxizität und Teratogenität nachgewiesen, dennoch für die Schwangerschaft nicht empfohlen.

Literatur:

1. Petersen EE: Infektionen in der Gynäkologie und Geburtshilfe. 4. Auflage, Thieme Verlag, 2003.
2. http://www.infektionsnetz.at; aufgerufen am 21. 8. 2010

Aciclovir

Herpes simplex und Herpes-Zoster-Infektionen sind weit verbreitet und werden oft mit den antiviralen Medikamenten Aciclovir, Valaciclovir und Famciclovir behandelt; keine erhöhten Fehlbildungsraten.

Arzneimittel: Nukleosid Analogon, Zovirax®; antivirales Spektrum: Herpes simplex-Viren (HSV) Typ 1 und 2, Varicella-Zoster-Viren (VZV), Epstein Barr-Virus EBV), Cytomegalievirus (CMV).

Abbruchindikation bei Applikation im 1. Trimester: nein.

Neonatalperiode: Herpes neonatorum: Komplikation mit hoher Mortalität; Aciclovir 30–60 mg/kg Körpergewicht/Tag i. v. Ganciclovir bei Chorioretinitis infolge kongenitaler Zytomegalie.

Stillperiode: kompatibel.

Langzeitrisiken: keine bekannt.

Nebenwirkungen: Hautausschläge, gastrointestinale Störungen, reversible neurologische Störungen.

Therapieempfehlungen: Herpes simplex: 5-mal täglich 200–400 mg (über 5 Tage); 3-mal 5–10 mg/kg Körpergewicht; Herpes simplex Prophylaxe: 2–3–4-mal täglich 200–400 mg (3-mal 400 mg aktuell nach Záhumenský et al. 2010); Herpes zoster und Varizellen: 5-mal täglich (alle 4 h) 800 mg (nächtliche Pause) über 7 Tage.

Partnerbehandlung: Expositionsprophylaxe

Dauertherapie bei rezidivierenden Herpesepisoden: Aciclovir 2-mal 400 mg p. o.

Für die Praxis: Aciclovir kann in der Schwangerschaft unter Beachtung einer strengen Indikationsstellung verwendet werden. Herpes genitalis: 200–400 mg 8-stündlich ab 38 SSW bis zur Geburt; Sectio bei Erstmanifestation (Transmissionsrate >30%).

Fazit und Kategorisierung aus klinischer Sicht:
- Kategorie 1 = kein Verdacht auf embryotoxische oder teratogene Effekte aus klinischer Sicht; keine prospektiven kontrollierten Studien;
- Historische Populationsstudie (n = 837.795 Geburten; Dänemark 1996–2008): Exposition im 1. Trimester mit Aciclovir, Valaciclovir und Famciclovir ohne erhöhte Fehlbildungsraten (2,2 vs. 2,4%) (Pasternak und Hviid 2010);
- Aciclovir kann oral, parenteral und topisch während der gesamten Schwangerschaft angewandt werden; in besonders schweren Fällen 5–10 mg/kg Körpergewicht i. v. alle 8 Stunden für 5 bis 7 Tage;
- Erstmanifestation im 3. Trimester/vor der Geburt: elektive Sectio; kurz vor dem Termin begleitend i. v. Aciclovir (5–10 mg/kg Körpergewicht); neonatales Übertragungsrisiko bei Erstmanifestation 30–50%;
- Transmissionsrisiko (nur) 3% bei floriden Läsionen aufgrund rezidivierender Herpesinfektionen: Sectio nicht zwingend notwendig; peripartale Rezidivprophylaxe ab 36 SW mit Aciclovir 2-mal 400 mg p. o.

Literatur:

1. Pasternak B, Hviid A: Use of acyclovir, valacyclovir, and famciclovir in the first trimester of pregnancy and the risk of birth defects. JAMA. 2010 25; 304: 859–866.
2. Shoji K, Ito N, Ito Y, Inoue N, Adachi S, Fujimaru T, Nakamura T, Nishina S, Azuma N, Saitoh A: Is a 6-week course of ganciclovir therapy effective for chorioretinitis in infants with congenital cytomegalovirus infection? J PediaTropfen 2010; 157: 331–333.
3. Záhumenský J, Vlácil J, Holub M, Vasícka I, Sojková N, Halaska M: Antiviral prophylaxis of neonatal herpes infection. Prague Med Rep. 2010; 111: 142–147.

Famciclovir

Arzneimittel: Aktiver Metabolit ist Penciclovir; ein Guanosin-Analogon; wirksam gegen HSV und Hepatitis B.

Abbruchindikation bei Applikation im 1. Trimester: nein.

Stillperiode: Abstillen aufgrund fehlender Erfahrungen.

Langzeitrisiken: keine bekannt.

Nebenwirkungen: Kopfschmerzen, Nausea.

Therapieempfehlungen: 3-mal 250 mg für 5–10 Tage p. o.

Anwendungsbeschränkungen: Strenge Indikationsstellung.

Für die Praxis: Therapie der 3. Wahl.

Fazit und Kategorisierung aus klinischer Sicht:
- Kategorie 1 = kein Verdacht auf embryotoxische oder teratogene Effekte aus klinischer Sicht; limitierte Datenlage; serielle Fallberichte ohne Fehlbildungssyndrom.

Literatur:

1. Mubareka S, Leung V, Aoki FY, Vinh DC: Famciclovir: a focus on efficacy and safety. Expert Opin Drug Saf. 2010; 9: 643–658.

Valaciclovir

Arzneimittel: wirksam gegen Herpes simplex Virus (HSV) Typ 1 und 2 und Varizella Zoster.

Fetale Risiken: keine Hinweise auf Embryotoxizität und Teratogenität.

Abbruchindikation bei Applikation im 1. Trimester: nein.

Stillperiode: kompatibel.

Langzeitrisiken: keine bekannt.

Besondere Indikationen: Sekundärprophylaxe nach primärer Aciclovir-Behandlung.

Therapieempfehlungen: Reduktion einer HSV-Infektion sub partu: 2-mal 500 mg/Tag ab 36 SSW bis zur Geburt (prospektiv und randomisierte Studie; Sheffield et al. 2006).

Anwendungsbeschränkungen: Therapie der 2. Wahl.

Für die Praxis: indiziert bei rezidivierender Herpes genitalis Infektion.

Fazit und Kategorisierung aus klinischer Sicht:
- Kategorie 1 = kein Verdacht auf embryotoxische oder teratogene Effekte aus klinischer Sicht.

Literatur:

1. Sheffield JS, Hill JB, Hollier LM, Laibl VR, Roberts SW, Sanchez PJ, Wendel GDJr: Valacyclovir prophylaxis to prevent recurrent herpes at delivery: a randomized clinical trial. Obstet Gynecol. 2006; 108: 141–147.

Volumenersatzmittel

Dextrane, Gelatine, Hydroxyethylstärke und Humanalbumin können in der Schwangerschaft bei entsprechender Indikation angewandt werden. Volumenersatzmittel der 1. Wahl ist Gelatine (Gelafundin®).
- Dextrane: Vortestung mit 20 ml Promit®;
- Hydroxyethylstärke: anaphylaktische Reaktionen möglich;
- Humanalbumin: Anwendung bei nachgewiesenem Albuminmangel und zur Erhöhung des onkotischen Drucks;
- Glukose-Infusionslösung 50®: geeignet als Trägerlösung.

Literatur:

1. Hüller HG, Jährig K, Göretzlehner G, Traeger A: Arneimittelanwendung in Schwangerschaft und Stillperiode. Verlag Volk und Gesundheit, Berlin 1987.
2. Rote Liste® Service GmbH, Frankfurt/Main, 2009/2010.

Zytostatika

Zytostatika in der Schwangerschaft stellen nur im Ausnahmefall eine Indikation zum Schwangerschaftsabbruch dar. Dennoch lautet die Empfehlung, dass nach abgeschlossener Zytostatika-Therapie die Frau die geplante Schwangerschaft auf 2 Jahre verschieben sollte; eine zwingende Notwendigkeit besteht nicht. Nach neuerer Ansicht steht die psychische Situation im Vordergrund. Man bedenke die besondere Situation! Es gibt keine überzeugenden Hinweise, dass präkonzeptionell verabreichte Zytostatika das Fehlbildungsrisiko in jedem Falle erhöhen. Hochauflösende Verfahren sonographischer Diagnostik haben aktuell die Ansichten zum Schwangerschaftsabbruch grundlegend verändert. Bei allen Zytostatika kam es zur Geburt unauffälliger Neugeborener. Es wurden jedoch auch Fehlbildungssyndrome uneinheitlich beschrieben. Des Weiteren kommt es häufiger zu Fehlgeburten und Wachstumsretardierungen.

Bekannte Risiken sind:
- Cyclophosphamid-Embryopathie;
- Cyclophosphamid-Methotrexat-Cytarabin-Embryopathie;
- Chlorambucil-Anomalien des Urotrakts;
- orofaziale Anomalien nach Vincristin;
- unterschiedliche Fehlbildungen nach Busulfan;
- unterschiedliche Fehlbildungen nach Procarbazin (Natulan®);
- orofaziale und ZNS-Anomalien nach Aminopterin;
- Aminopterin-Methotrexat-Syndrom.

Berichte über gesunde Kinder nach Anwendung von:
- 5-Fluorouracil, Taxanen, Cisplatin;
- Hydroxyharnstoffen, Anagrelid, Tretinoin.

Fazit: Zytostatika haben eine teratogene und embryotoxische Wirkung; dennoch wurden gesunde Neugeborene ausgetragen. Die Möglichkeiten eines Schwangerschaftsabbruchs sind gegenüber denen einer hochauflösenden Fehlbildungsdiagnostik abzuwägen. Ein Ausschluss jeglichen Risikos ist nicht möglich. Jede Schwangerschaft sollte dem Pharmakovigilanz-Zentrum gemeldet werden; Fallberichte sind die Basis weiterer Erkenntnisse, insbesondere auch der neuen Präparate.

Monoklonale Antikörper

- Bevacizumab (Avastin®) → 6 Fälle mit gesunden Neugeborenen (Tarantola et al. 2010; Wu et al. 2010); erhöhte Abortrate möglich;
- Trastuzumab (Herceptin®):
  - Anwendung bei metastasiertem Mammakarzinom in der Schwangerschaft;
  - fetale Niereninsuffizienz, assoziierte maternale Kardiotoxizität (Roberts und Auld 2010);
  - Fallbericht: Docetaxel und Trastuzumab, Anhydramnion nach 30 SSW bzw. 7 Wochen nach Therapiebeginn (Sekar und Stone 2007);
- Rituximab (MabThera®) → besondere Indikation: postpartale lebensbedrohliche Blutungen; 375 mg/m² KOF (Mei-Dan et al. 2009); Fallbericht: gesundes Neugebo-

renes nach perikonzeptioneller Rituximab-Therapie (Pellkofer et al. 2009); Suppression der neonatalen B-Zellen;

- Erlotinib: Fallbericht (metastasiertes Bronchialkarzinom): Erlotinib 100 mg/Tag während des 1. Trimesters bei zunächst nicht bekannter Schwangerschaft; Therapieabbruch; Geburt (Sectio) eines gesunden Neugeborenen nach 42 SSW; 3.490 g; erneut Erlotinib 150 mg/Tag (Zambelli et al. 2008);
- Gefitinib: Appl. nach 33 SSW bei Bronchialkarzinom (Fallbericht; Hata et al. 2009);
- Lapatinib: Therapie im 1. und 2. Trimester; gesundes Neugeborenes (Kelly et al. 2006);
- Dasatinib:
  - Therapie einer chronischen myeloischen Leukämie in der Schwangerschaft; gesundes Neugeborenes (Kroll et al. 2010);
  - Dasatinib 70 mg zu Beginn der Schwangerschaft im 1. Trimester; weitere Therapie mit Interferon-alpha (IFN-alpha, 9 Millionen I. U./Tag); gesundes Neugeborenes (Conchon et al. 2010).
- Anti-Tumornekrose-Faktor (TNF)-α Therapie: Anwendung von Infliximab, Adalimumab und Certolizumab in der Schwangerschaft, z. B. bei chronisch entzündlichen Darmerkrankungen, möglich (Lee und Fedorak 2010).

Fazit: Es existieren wenige klinische Erfahrungen. Nach „versehentlichen" Anwendungen von monoklonalen Antikörpern in der Schwangerschaft ist bisher kein Schwangerschaftsabbruch indiziert.

Literatur:

1. Conchon M, Sanabani SS, Serpa M, Novaes MM, Nardinelli L, Ferreira PB, Dorliac-Llacer PE, Bendit I: Successful Pregnancy and Delivery in a Patient with Chronic Myeloid Leukemia while on Dasatinib Therapy. Adv Hematol. 2010; 2010: 136252.
2. Hata A, Harada Y, Seo R, Takeshim Y, Nishimura T, Tomii K, Katakami N, Ishihara K, Imai Y, Fujita S: A case of lung cancer combined with pregnancy; dramatically deteriorating condition after caesarian section. Nihon Kokyuki Gakkai Zasshi. 2009; 47: 585–590.
3. Kelly H, Graham M, Humes E, Dorflinger LJ, Boggess KA, O'Neil BH, Harris J, Spector NL, Dees EC: Delivery of a healthy baby after first-trimester maternal exposure to lapatinib. Clin Breast Cancer. 2006; 7: 339–341.
4. Kroll T, Ames MB, Pruett JA, Fenske TS: Successful management of pregnancy occurring in a patient with chronic myeloid leukemia on dasatinib. Leuk Lymphoma. 2010; 51: 1751–1753.
5. Lee TW, Fedorak RN: Tumor Necrosis Factor-α Monoclonal Antibodies in the Treatment of Inflammatory Bowel Disease: Clinical Practice Pharmacology. Gastroenterol Clin North Am. 2010; 39: 543–557.
6. Mei-Dan E, Walfisch A, Martinowitz U, Hallak M: A rapidly progressive, life-threatening postpartum hemorrhage: successful treatment with anti-CD-20 monoclonal antibody. Obstet Gynecol. 2009; 114: 417–419.
7. Pellkofer HL, Suessmair C, Schulze A, Hohlfeld R, Kuempfel T: Course of neuromyelitis optica during inadvertent pregnancy in a patient treated with rituximab. Mult Scler. 2009; 15: 1006–1008.
8. Roberts NJ, Auld BJ: Trastuzamab (Herceptin)-related cardiotoxicity in pregnancy. J R Soc Med. 2010; 103: 157–159.

9. Sekar R, Stone PR: Trastuzumab use for metastatic breast cancer in pregnancy. Obstet Gynecol. 2007; 110: 507–510.
10. Tarantola RM, Folk JC, Boldt HC, Mahajan VB: Intravitreal bevacizumab during pregnancy. Retina. 2010; 30: 1405–1411.
11. Wu Z, Huang J, Sadda S: Inadvertent use of bevacizumab to treat choroidal neovascularisation during pregnancy: a case report. Ann Acad Med Singapore. 2010; 39: 143–145.
12. Zambelli A, Prada GA, Fregoni V, Ponchio L, Sagrada P, Pavesi L: Erlotinib administration for advanced non-small cell lung cancer during the first 2 months of unrecognized pregnancy. Lung Cancer. 2008; 60: 455–457.

Mammakarzinom

Häufigste Krebserkrankungen bei Frauen <35 Jahre. In den Erkrankungsstadien II/III ist eine präoperative Chemotherapie angezeigt. Die Bestrahlung wird während der Schwangerschaft nicht empfohlen (Loibl 2009); Therapie: Priorität vor Entbindung.

Chemotherapie:
- Fehlbildungsrisiko steigt im 1. Trimester auf 10–20 %;
- 5-Fluorouracil, Adriamycin, Cyclophosphamid (FAC): keine negativen Effekte;
- Paclitaxel, Docetaxel plus Trastuzumab: Oligo-, Anhydramnion, fetale Wachstumsrestriktion, fetales renales Versagen;
- Taxane: Fallberichte ohne nachteilige Folgen für das Kind;
- Tamoxifen: Gesichtsdysmorphien, genitale Fehlbildungen;
- Trastuzumab; Fallberichte: maternale Kardiotoxizität möglich; Frühgeburt, Oligohydramnion, Anhydramnion;
- Lapatinib: Therapie im 1. und 2. Trimester; gesundes Neugeborenes (Kelly et al. 2006);
- Bevacizumab: Fallberichte mit unauffälligen Neugeborenen.

Supportive Therapie bei Übelkeit/Erbrechen:
- Ondansetron (5-HT3-Antagonist): Mittel der 1. Wahl bei Nausea/Erbrechen;
- Glucocorticoide: ↑ Rate an Gaumenspalten im 1. Trimester.

Supportive Therapie:
- Granulozyten-stimulierende Wachstumsfaktoren (GCS-F), z. B. Filgastrim
  - Fallbericht: Therapie mit Cytarabin, Idarubicin, Filgrastim 16 mg/kg Körpergewicht bei akuter myeloischer Leukämie (AML); Neugeborenes mit Ventrikelseptumdefekt, Makrognathie und Skelettanomalien (Niedermeier et al. 2005);
  - Fallbericht: Neuroblastom; Therapie mit Cisplatin, Etoposid, Filgrastim und Ondansetron; fetale Wachstumsrestriktion (1.825 g nach 35 SSW), keine Fehlbildungen (Arango et al. 1994).
- Erythropoietin (EPO); Anwendung in der Schwangerschaft möglich (siehe Antianämika).

Bisphosphonate: wenig Fallberichte ohne negative Auswirkungen auf das Kind.

Entbindung: Abstand zur Chemotherapie 10–14 Tage.

Fazit: Ein Mammakarzinom in der Schwangerschaft ist keine Indikation zum Schwangerschaftsabbruch bzw. zur vorzeitigen Beendigung der Schwangerschaft. Fallberichte zeigen, dass Zytostatika und monklonale Antikörper in der Schwangerschaft angewandt werden könne; z. B. FAC-Schema. Ebenso können GCS-F und EPO supportiv eingesetzt werden.

Literatur:

1. Arango HA, Kalter CS, Decesare SL, Fiorica JV, Lyman GH, Spellacy WN: Management of chemotherapy in a pregnancy complicated by a large neuroblastoma. Obstet Gynecol. 1994; 84: 665–668.
2. Kelly H, Graham M, Humes E, Dorflinger LJ, Boggess KA, O'Neil BH, Harris J, Spector NL, Dees EC: Delivery of a healthy baby after first-trimester maternal exposure to lapatinib. Clin Breast Cancer. 2006; 7: 339–341.
3. Loibl S: Mammakarzinom in der Schwangerschaft – "fact or fiction". Prakt Gyn. 2009; 14: 314–325.
4. Niedermeier DM, Frei-Lahr DA, Hall PD: Treatment of acute myeloid leukemia during the second and third trimesters of pregnancy. Pharmacotherapy. 2005; 25: 1134–1140.

Medikamente bei besonderen Indikationen

Atonische Nachblutung

Uterotonika:

- Infusionstherapie: Volumenersatz: Elektrolytlösung, HAES plus Syntocinon (1 Ampulle zu 3 I. E.); Kombination 3 I. E. i. m. plus 3 I. E. i. v. möglich;
- Oxytocin-Infusion („Anti-Atonie-Tropf"): 20 (10–40) I. E. Syntocinon in 500–1.000 ml Vollelektrolytlösung/Ringerlactat innerhalb 10–20 Minuten; danach weitere Dosis-Einstellung; Kontraindikation: Erkrankungen mit möglicher kardialer Dekompensation, z. B. schwere Präeklampsie, mütterliche pulmonale Hypertonie bei Hypertonie oder Herzerkrankungen. Oxytocin-Infusion in >90 % der Fälle erfolgreich. Beachte: antidiuretische Oxytocin-Komponente!
- Methylergometrin (Methergin®): Dosis: 0,1 mg (0,5 Ampulle) i. m./i. v. (verdünnt); Kontraindikationen: u. a. Hypertonie, postpartal nach Präeklampsie/Eklampsie, ischämische Gefäßerkrankungen; Nebenwirkungen: Berichte über Koronarspasmen, Herzrhythmusstörungen, Myokardinfarkt, Todesfälle nach i. v.-Bolusinjektion;
- First-line-Therapie bei der Uterusatonie: Kombination Oxytocin/Methylergometrin;
- PGE1-Prostaglandine (Misoprostol, Cytotec®) sublingual/oral/rektal (Wirkung nach 6–10 Minuten); keine Wirkung auf kardio-pulmonales System; Dosierung: 400–600–1.000 µg; Schüttelfrost bei Dosierungen >600 µg; Kontraindikationen: Z. n. Sectio/Uterus-Operation (bzw. „Off-label").
- Sulproston (PGE2, Nalador®): 1 Ampulle enthält Sulproston 500µg, kardiopulmonale Nebenwirkungen, z. B. Lungenödem, Dosierung 500 µg/1–2 h; Infusomat 500 µg/500 ml Infusionslösung: Initialdosis 1,7 ml/min; Maximaldosis 8,3 ml/min; Erhaltungsdosis 1,7 ml/min; TMD 1.500 µg.

Tab. 51: Medikation.

Wirkstoff	Präparat	Dosierung	Bemerkungen
Oxytocin	Syntocinon	20 I. E./500 ml/ 10 Minuten	Cave: kardiale Dekompensation
Methylergometrin	Methergin®	0,1 mg i. m/i. v. (verdünnt)	Cave: kardiale Ischämie
	Methylergometrin-Rotexmedica		
PGE1-Prostaglandin, Misoprostol	Cytotec®	400–1.000 µg, sublingual/oral/rektal	„Off-label"
Sulproston (PGE2)	Nalador®	500 µg/1–2 h	Kontraindikationen: u. a. Bronchialasthma, kardiale Vorschädigung

Eklampsie

Prävention: intravenöse Magnesiumsulfat-Therapie (1g/h) bei schwerer Präeklampsie.

Notfall-Therapie: Ringer/Glucose 5%, 1–2 g Magnesiumsulfat Lösung i. v. bzw. Diazepam (Lösung 5–10 mg i. v.), Gummibeißkeil bei Krämpfen. Der Blutdruck, falls notwendig, sollte mit Nepresol oder Adalat gesenkt werden (Kollapsgefahr!). Als bessere Alternative bietet sich Urapidil an: Bei hypertensiver Krise 25 (10–50) mg bzw. 5–10 ml Urapidil i. v., Wiederholung nach 5 Minuten möglich.

Therapie: Magnesiumsulfat = Antikonvulsivum der 1. Wahl; es folgen Diazepam, Phenytoin.
- Initial Magnesiumsulfat (z. B. Magnorbin®) 4–6 g als Infusion (5% Dextrose) über 20 Minuten;
- Magnesiumsulfat-Erhaltungsdosis: 1 g–2 g/h; Infusion Vol. 40–60 ml/h, Therapie mit Magnesiumsulfat bis 24 h post partum bzw. 24 h nach einem eklamptischen Anfall;
- Monitoring: Magnesiumspiegel 2 (-3) mmol/l, Reflexstatus positiv (Prüfe Armreflexe bei Periduralanästhesie!), Pulsoxymetrie, Atemfrequenz >16 (14)/min;
- Dosisreduktion: Oligurie (<100 ml in 4 h), Harnstoff >10mmol/l, Alaninaminotransferase (ALT) > 250 I. U./l erfordern 2-stündliche Magnesiumspiegel.

Kontrollen:
- Magnesiumsulfat-Toxizität bei 4–5 mmol/l: Reflexverlust (Patellarsehnen- und Bizepsreflex), Flush, Somnolenz, Übelkeit, Doppelbilder, Hypotonie, Hypothermie);
- Magnesiumsulfat-Toxizität bei 6–7,5 mmol/l: Paralyse der Muskulatur, Atemstillstand;
- Magnesiumsulfat-Toxizität bei >12 mmol/l: Herzstillstand;
- Toxizität sehr wahrscheinlich/sicher: Calciumgluconat (Antidot) 1 g in 0,9% NaCl-Lösung bzw. 10 ml 10% über 10 Minuten;
- Therapieeffekt mit Magnesiumsulfat unzureichend: Diazepam 10 mg i. v. in 10–15 minütigen Abständen sehr langsam.

Weitere Therapie-Maßnahmen:
- Osmo-Onko-Therapie; ggf. RR-Senkung;
- Zurückhaltung bei Volumensubstitution: 500–1.000 ml kolloidale Lösung (HAES 10%) bzw. Ringerlaktat (75 ml/h);
- Blutdrucksenkung vorzugsweise mit Urapidil (Ebrantil®) (6–24 mg/h über Perfusor), initiale Bolusinjektion mit 6,25–12,5 mg über 2 Minuten;
- kein Heparin bei aktiver Blutung oder Blutungsgefahr;
- Diazepam (z. B. Valium®) 10–30 (40) mg sehr langsam(!) i. v., Wiederholung nach 3–4 h (Tagesmaximaldosis 120 mg);
- Relaxation und Beatmung, bei Lungenödem Überdruckbeatmung mit endexpiratorischem Überdruck;
- Diureseförderung mit Furosemid nur nach Behebung der Hämokonzentration; Medikamente der 2. Wahl:
  - Phenytoin (Epanutin®, Phenhydan®): 3–4-mal 1 Ampulle = 250 mg sehr langsam i. v., Nebenwirkungen: Asystolie, Kammerflimmern;
  - Distraneurin®: Initial 50–100 ml (maximal 1.500 ml/Tag).

Geburtseinleitung

- PGE2 (Dinoproston)-Vaginalgel: Erstdosis 1mg; Zweitdosis nach 6 h 1–2 mg; TMD 3 mg; Nulliparität/unreife Zervix: Erstdosis 2 mg; TMD 4 mg; Präparat: MINPROSTIN® E2-Vaginalgel 1 mg/-2 mg;
- PGE2 (Dinoproston)-Vaginal Tabletten (1 Tablette enthält 3 mg): Erstdosis 1,5–3 mg; Zweitdosis nach 6–8 h 1,5–3 mg; TMD 6 mg; Wirkungseintritt schwer kalkulierbar; Präparat: MINPROSTIN® E2-Vaginal-Tabletten;
- PGE2 (Dinoproston) – Prepidil® Gel; 1 Fertigspritze enthält PGE2 0,5 mg: Geburtseinleitung bis Bishop-Score 5 (AWMF-Leitlinie 015/031); Wiederholung nach 6–8–12 h bei unzureichender Verbesserung des Bishop-Scores <3 Punkte; TMD 1,5 mg;
- 10 mg PGE2-Vaginalinsert (Propess® 10 mg vaginales Freisetzungssystem): Einleitung der Zervixreifung nach 38 SSW, Bishop-Score <8;
- Misoprostol (Cytotec®) („Off-label"): p. o.: Erstdosis 25 µg; nach 6 h 25–50 µg; TMD 100µg; alternativ: 200 µg Tablette in 200 ml H_2O lösen, d. h. 20 ml = 20 µg; bessere Steuerung durch 20 µg/2 h; Misoprostol: vaginal: Erstdosis 25 µg; nach 3–4 h 25 µg; TMD 100 µg; 50 µg 6-stündlich möglich;
- Oxytocin: Geburtseinleitung bei fortgeschrittener Zervixreifung, z. B. Bishop-Score 8; Erhöhung des Basaltonus möglich; sub partu 3 I. E. Oxytocin auf 500 ml Infusionslösung (z. B. Ringer);
- Geburtseinleitung nach vorausgegangener Sectio: PGE2-Gel 0,5 mg 6-stündlich („Off-label"); Rupturrisiko kontinuierlich beachten (AWMF-Leitlinie 015/031 2006/2008); geringstes Rupturrisiko bei Oxytocin intravenös.

Herpes genitalis

Tab. 52: Therapie bei Herpes genitalis.

Therapie	
Aciclovir	3-mal 5–10 mg/kg Körpergewicht für 5–10 Tage i. v.; 3-mal 400 mg für 5–10 Tage p. o.
Valaciclovir	2-mal 1.000 mg für 5–10 Tage p. o.
Famciclovir	3-mal 250 mg für 5–10 Tage p. o.
Partnerbehandlung: Expositionsprophylaxe	
Rezidiv-Prophylaxe	
Aciclovir	2-mal 400 mg p. o.
Valaciclovir	2-mal 250 mg p. o.
Famciclovir	2-mal 250 mg p. o.
Erstmanifestation im 3. Trimester/vor der Geburt: Transmission 30–50%	
Aciclovir	5 bis 10 mg/kg Körpergewicht i. v.
Herpes neonatorum: Verdacht auf Erstinfektion des Kindes	
Aciclovir	30–60 mg/kg Körpergewicht/Tag i. v.

Quelle: CDC-Sexually Transmitted Diseases Treatment Guidelines. Recommendations and Reports. MMWR 2006; 55 (RR-11): 16–20.

HIV-Infektion

Tab. 53: Nukleosidale RT-Hemmer.

Wirkstoff	Präparat	Dosierung
Zidovudin (AZT)	Retrovir®	2-mal 250 mg/Tag
Abacavir	ZiagenTM	2-mal 300 mg/Tag
Stavudin (d4T)	Zerit®	2-mal 30–40 mg/Tag
Didanosin (DDI)	Videx®	2-mal 100–200 mg/Tag
Lamivudin (3TC)	EpivirTM	2-mal 150 mg/Tag
Zalcitabin (DDC)	HIVID® Roche	2-mal 0,5–0,75 mg/Tag

Tab. 54: NNRT-Hemmer.

Wirkstoff	Präparat	Dosierung
Nevirapin	Viramune®	2-mal 200 mg/Tag
Efavirenz (↑ teratogen)	Sustiva®	1-mal 600 mg/Tag
Delavirdine	Rescriptor®	3-mal 400 mg/Tag

Tab. 55: Proteinasehemmer.

Wirkstoff	Präparat	Dosierung
Saquinavir	Invirase®	3-mal 600 mg/Tag
Ritonavir	NorvirTM	2-mal 600 mg/Tag
Indinavir	Crixivan®	3-mal 800 mg/Tag
Nelfinavir	Viracept®	3-mal 750 mg/Tag
Amprenavir	Agenerase	3-mal 600 mg/Tag

Quelle: Huchzermeyer H, Dorman AJ: Pharmakotherapie internistischer Erkrankungen während der Schwangerschaft. In: Arzneimitteltherapie in der Frauenheilkunde (Hrsg. Friese K, Melchert F), Wissenschaftliche Verlagsgesellschaft mbH, Stuttgart 2002.

Initiale Kombinationstherapie:
- Zidovudin plus Lamivudin (Combivir®)
- Zidovudin plus Didanosin
- Stavudin plus Lamivudin
- Didanosin plus Lamivudin
- Lopinavir plus Ritonavir (Kaletra®)
- Saquinavir plus Ritonavir
- Reserve: Indinavir plus Ritonavir

Neue Substanzen: T-20 (Fuzeon®), Atazanavir; Anwendung in der Schwangerschaft möglich; Einzelfallberichte.

Behandlungsindikation:
- CD4 <350/μl; beachte: schwangerschaftsbedingte Immunsuppression möglich;
- Kombinationstherapie bereits bei Schwangerschaftseintritt;
- 32–37 SSW Zidovudin-Prophylaxe 2-mal 250 mg/Tag p. o.

Entbindung:
- initial (3 h ante partum bzw. bei Wehenbeginn) Zidovudin 2 mg/kg Körpergewicht über 1 h, danach 1mg/kg Körpergewicht.

Neugeborenes:
- Zidovudin 4-mal 2 mg/kg Körpergewicht/Tag p. o. über 2–4 Wochen;
- 4-mal 1,3 mg/kg Körpergewicht/Tag i. v. über 10 Tage (Quelle: AMWF-Leitlinie 055/002).

Mutter nicht behandlungsbedürftig:
- Viruslast < 10.000 Kopien/ml: 32–37 SSW Zidovudin-Prophylaxe 2-mal 250 mg;
- Viruslast > 10.000 Kopien/ml: 32–37 SSW Standardkombinationstherapie.

Mutter behandlungsbedürftig:
- Standardkombinationstherapie über die gesamte Schwangerschaft (Quelle: Gingelmaier A, Friese K: Das Neugeborene vor der HIV-Infektion schützen. gynäkologie + geburtshilfe 2009; 10: 56–60).

Hypertonie

Tab. 56: Langzeitbehandlung mit oralen Antihypertensiva (entnommen aus: Leitlinien der Arbeitsgemeinschaft Schwangerschaftshochdruck/Gestose, DGGG).

	Medikament	Anmerkungen
geeignet	Alpha-Methyldopa	Mittel der 1. Wahl
eingeschränkt geeignet	Nifedipin	nicht indiziert im 1. Trimenon aufgrund teratogener Effekte im Tierversuch
	Selektive β-1-Rezeptorblocker	erhöhtes Risiko fetaler Wachstumsrestriktion (Metoprolol als Mittel der Wahl)
	Dihydralazin	Reflextachykardie, Kopfschmerzen, Tachyphylaxie
nicht geeignet	Diuretika	potentielle Beeinträchtigung der uteroplazentaren Perfusion durch zusätzliche Plasmavolumenreduktion; Ausnahme: Gabe möglich bei Frauen mit einer mittelschweren und schweren Hypertonie, die bereits eine ausreichende Zeit vor Eintritt einer Schwangerschaft (>3 Monate) in einer Kombinationstherapie effektiv mit einem Thiaziddiuretikum eingestellt waren
	ACE-Hemmer	akutes Nierenversagen bei Neugeborenen, Oligohydramnion, Schädelkalottendefekte, teratogene Effekte (1. Trimenon) (Cooper, 2006)
	Angiotensin-AT1-Antagonisten	Oligohydramnion, Schädelknochenhypoplasie; im Analogieschluss zu ACE-Hemmern potentiell teratogen und nephrotoxisch für das Neugeborene
	alle anderen Antihypertensiva	ungenügende Informationen über Anwendung in der Schwangerschaft

Quelle: Leitlinien der Arbeitsgemeinschaft Schwangerschaftshochdruck/Gestose der Deutschen Gesellschaft für Gynäkologie und Geburtshilfe e. V. (DGGG); http://www.uni-düesseldorf.de/awmf/ll/015-018.html; aufgerufen am 19. 05. 2009

Malaria

Schwangere haben ein 3-fach erhöhtes Infektionsrisiko; Mortalitätsrate bei schwerem Krankheitsverlauf 50%! Das höchste Infektionsrisiko haben Primigravidae, Teenager, Schwangere im 2. Trimester und Schwangere mit HIV-Komorbidität; fetale Risiken sind Totgeburt, fetale Wachstumsrestriktion und Infektionen.

- Primärtherapie: 600 mg Chloroquin; 300 mg nach 6, 24 und 48 h; Sekundärtherapie (Fortsetzung): 100 mg/Tag bis zur Entbindung; Quinin plus Clindamycin bei unkomplizierter Malaria in der Schwangerschaft;
- Chloroquinresistenz: p. o. 3-mal 650 mg Quinin/Tag über 10 Tage; 2-mal 25 mg Pyrimethamin/Tag über 3 Tage; 4-mal 500 mg Sulfadiazin/Tag über 5 Tage;
- Mefloquin: initial 750 mg, nach 6 h 500 mg, nach 6 h 250 mg;
- Chininhydrochlorid: 3-mal 10 mg/kg Körpergewicht/Tag über 10 Tage;
- Chinin plus Clindamycin: über 5 Tage (4–7 Tage);
- Fansidar®: 500 mg Sulfadoxin, 25 mg Pyrimethamin;
- Malaria tropica (Rezidiv): Artesunat (2 mg/kg Körpergewicht/Tag) plus Clindamycin (3-mal 300 mg/Tag über 7 Tage);
- Artemether/Lumefantrin: 2-mal 60 mg/Tag über 3 Tage;
- Schwerer Krankheitsverlauf: Quinin i. v. oder Artesunat i. v.; im 2. und 3. Trimester Artesunat; Hypoglykämie-Gefahr durch Quinin (Quelle: Schantz-Dunn et al.: Malaria in Pregnancy: A Global Health Perspective. Obstet Gynecol. 2009; 186–192);
- Prävention: 1–2 Wochen vor Einreise bis 8 Wochen nach Ausreise;
- Sulfadoxin-Pyrimethamin → Chloriquine → Pyrimethamin;
- Chloriquinphosphat 500 mg/Woche;
- Resochin® 5 mg/kg Körpergewicht/Woche; Proguanil 200 mg/Tag;
- Chloroquin 300 mg/Woche plus Primaquin 15 mg/Tag;
- Mefloquin (>12 SSW) 5 mg/kg Körpergewicht/Woche;
- NEU: Malaria-Prophylaxe mit Atovaquon/Proguanil (Malarone®); 1–2 Tage vor Einreise bis 7 Tage nach Ende der Reise.

Quelle

1. Briese V, Bolz M, Reimer T: Krankheiten in der Schwangerschaft, de Gruyter 2010.

Pneumonie – kalkulierte antibiotische Therapie

Ambulant:
- Amoxicillin 3-mal 1 g p. o.;
- Amoxicillin/Clavulansäure 3-mal 1 g p. o.;
- Cefalexin 3-mal 1 g p. o.;
- Azithromycin 1-mal 0,5 g p. o. über 3 Tage;
- Clarithromycin 2-mal 0,5 g p. o.;
- Roxithromycin 2-mal 0,3 g p. o.

Stationär:
- Amoxicillin/Clavulansäure 3-mal 2g i. v.;
- Ampicillin/Sulbactam 3-mal 3 g i. v.;
- Cefuroxim 3-mal 1,5 g i. v.;
- Cefotaxim 3-mal 2 g i. v.;
- Piperacillin/Tazobactam 3-mal 4,5 g i. v.;
- Cefepim 3-mal 2 g i. v.;
- Cefpirom 3-mal 2 g i. v.

Tab. 57: Pneumonie-gezielte antibiotische Therapie.

Erreger	Antibiotika
Streptococcus pneumoniae	Cefuroxim, Penicillin G
Mycoplasma pneumoniae	Azithromycin, Clarithromycin, Roxithromycin, Doxycyclin
Legionella pneumoniae	Azithromycin i. v., Clarithromycin i. v.
Pseudomonas aeruginosa	Piperacillin/Tazobactam, Ceftazidim, Cefepim, Cefpirom, Imipenem, Meropenem
ESBL-bildende Enterobakterien	Imipenem, Meropenem, Tigecyclin
Staphylococcus aureus (MSSA)	Flucloxacillin, Cefazolin
MRSA	Tigecyclin

Quelle: Österreichische Ärztezeitung, Suppl. April 2008

Präeklampsie

- initial: Urapidil 10–25–50 mg i. v. bei hypertensiven Notfällen;
- 5 mg Dihydralizin Lösung i. v. in Abständen von 20 bis 30 Minuten;
- antikonvulsiver Schutz: 4g Magnesiumsulfat Lösung über 10–20 Minuten i. v. (1. Wahl); 5–10 mg Diazepam i. v. und Phenytoin 1.000 mg/h i. v. sind zweite Wahl;
- Erhaltungsdosis: 1–2 (3) Magnesiumsulfat/h; maximale Mg-Serumkonzentration: 3–4 mmol/l;
- Alternative (1): Nifedipin sublingual/oral 10–20 mg; Cave: keine gleichzeitige Magnesiumsulfat-Applikation;
- Alternative (2): Labetalol i. v. 50 mg alle 20–30 Minuten; Urapidil (Ebrantil®) Infusion (10 Ampullen = 250 mg Urapidil in 500 ml NaCl-Lösung), 20 ml/h (Dosierung an RR anpassen), Fortsetzung 9 mg/h; bei Notwendigkeit Bolusinjektion: 12,5–25 mg über 2 Minuten, evtl. Boluswiederholung, frühestens jedoch nach 5 min, Maximaldosis: innerhalb von 2 h nicht mehr als 400 mg.

Dihydralazin (Nepresol®):

- Infusion (2 Ampullen = 50 mg Dihydralazin in 500 ml NaCl-Lösung), 20 ml/h (Dosierung an RR anpassen) bzw. 1,2–7,2 mg/h;
- bei Notwendigkeit Bolusinjektion: 5 mg über 2 Minuten, dann 3–4,5 mg/h, evtl. Boluswiederholung, frühestens jedoch nach 15 Minuten;
- bei Nebenwirkungen (Kopfschmerzen, Reflextachykardie): 8–12 stündlich 50 mg Metoprolol.

Osmotherapie: Mannitol®;

Onkotherapie: hochprozentiges Humanalbumin und/oder niedermolekulare Dextranpräparate.

Rhinitis allergica

Tab. 58: Allergiemittel, Nasensprays 1. Wahl.

Wirkstoff	Präparat	Bewertung für die Schwangerschaft
Cromoglicinsäure	Allergo-COMOD® Nasenspray	Rote Liste Gr. 1
	Allergocrom® Nasenspray	
	DNCG STADA® Nasenspray	
	CromoHEXAL® sanft Nasenspray	strenge Indikation, Rote Liste Gr. 2
	Cromo Nasenspray-1A-Pharma®	
	Cromo-CT Nasenspray	strenge Indikation 1. Trimester, Rote Liste Gr. 2
	Cromo-ratiopharm® Nasenspray	
	Vividrin® Nasenspray gegen Heuschnupfen	strenge Indikation 1. Trimester, Rote Liste Gr. 4
Budesonid (bisher keine Hinweise auf Teratogenität und Toxizität)	Pulmicort® Topinasal® 64 µg	strenge Indikationsstellung; keine Hinweise auf Teratogenität und Toxizität
	Budes® Nasenspray 50 µg/ Sprühstoß	

Schilddrüse und Schwangerschaft

- Struma: Weiterführung L-Thyroxin plus Jodidprophylaxe (150–200 µg/Tag);
- Hypothyreose: L-Thyroxin plus Jodidprophylaxe; mtl. Kontrollen;
- Hyperthyreose: Thyreostatika in möglichst niedriger Dosierung; Propylthiouracil oder Thiamazol; aktive Hyperthyreose präkonzeptionell behandeln: Operation oder Radiojodtherapie; Neuauftreten in der Schwangerschaft selten (0,1–0,4 % aller Schwangerschaften);
- TSH-Rezeptor-Antikörper: Gefahr der fetalen Hyperthyreose.

Thromboseprophylaxe bei Adipositas

- unfraktioniertes Heparin (UFH): 2-mal 5.000 I. E./Tag; Anti-Xa-Spiegel 0,1–0,3 E/ml;
- niedermolekulares Heparin (NMH): Enoxaparin 2-mal 40 mg s. c./Tag; Dalteparin 2-mal 5.000 E s. c./Tag; Tinzaparin 75 E/kg Körpergewicht s. c.;
- Adipositas permagna (BMI >40 kg/m^2): Enoxaparin 1 mg/kg Körpergewicht/Tag.

Toxoplasmose

Tab. 59: Medikamente bei Toxoplasmose.

Zeitpunkt	Medikament	Dosierung
bis 16 SSW	Spiramycin	3-mal 1 g p. o. (= 9 Mio I. E.)
ab 16 SSW	Pyrimethamin	25 mg p. o. (1. Tag 50 mg); 4-mal 1 g; 10–15 mg p. o.
	Sulfadiazin	über mindestens 4 Wochen
	Folinsäure	

Quelle: Briese V, Bolz M, Reimer T: Krankheiten in der Schwangerschaft, de Gruyter 2010.

- Pyremethamin (Daraprim®) ist ein Folsäure-Antagonist; kein Hinweis auf Embryotoxizität.

Tuberkulose

Mittel der 1.Wahl sind Isoniazid (INH) und Ethambutol (EMB).

- **Isoniazid** (INH), Isozid®, Nydrazid®, Dosierung 5–10 mg/kg Körpergewicht, maximale Tagesdosis 400 mg plus Pyridoxin, Dosierung: 50 mg/Tag, plus Rifampicin (RMP), Rimactan®, Dosierung: 10 mg/kg Körpergewicht, Therapiedauer 9 Monate; Kombination mit Pyridoxin (Vitamin B6 obligat).
- **Ethambutol** (EMB) (Myambutol®, ektibin®, EMB-Fatol®), initial additive Therapie über 2 Monate, Dosierung 12–20–25 mg/kg Körpergewicht/Tag, maximal Tagesdosis 2,5 g/Tag; Therapie in der Schwangerschaft uneingeschränkt möglich.
- **Rifampicin** (Eremfat®, Rifa®, Rifoldin®, Rimactan®, Rima®); Dosierung 8–10–12 mg/kg Körpergewicht/Tag; TMD 600 mg/Tag. In Tierexperimenten schon bei 3-fachen human-therapeutischen Dosen teratogene Effekte! Im Humansystem: kein Hinweis auf Teratogenität und Embryotoxizität.
- **Para-Aminosalicylsäure** (PAS-Fatol®); strenge Indikationsstellung, Rote Liste Gr. 5.; im Humansystem kein Hinweis auf Teratogenität und Embryotoxizität. **Nebenwirkungen:** toxisch-allergische Blutbildveränderungen, Suppression der Schilddrüsenfunktion, Beeinträchtigung der Leberwerte; Dosierung bis maximal 40 g/Tag.

Typhus abdominalis

- Amoxicillin 3–4 g/Tag, Cotrimoxazol ab dem 2. Trimester, Cephalosporine, z. B. Cetriaxon 2–4 g/Tag, Aztreonam (Azactam®; Rote Liste: kontraindiziert Gr. 4) 6–8 g/Tag.

Grüne Listen

Grüne Liste für die Sprechstunde

Akne:
- Erysidoron® 2 Erysidoron® 2; 1–3-mal 1–2 Tabletten/Tag;
- Benzoylperoxid;
- Chlorhexidinhaltige Antiseptika;
- Clindamycin.

Analfissuren:
- Kammillin Extern Robugen®; Voll- und Teilbad;
- Kamillosan® Konzentrat.

Atemwegsinfekte:
- Propolisept® Urtinktur; Dosierung: akut: maximal 2-stündlich 5–10 Tropfen; chronisch: 1–3-mal 5–10 Tropfen/Tag;
- Febro-cyl L Ho-Len-Complex®; akut: maximal 4-stündlich 5 Tropfen/Tag;
- Kamillosan® Konzentrat.

Bakterielle Vaginose (Therapie im 2. und 3. Trimester):
- Octenisept® intravaginal; Therapie der vaginalen Dysbiose;
- Clindamycin-ratiopharm® 300 mg; Dosierung 2-mal 300 mg/Tag über 7 Tage;
- Clindamycin-Creme 2 % intravaginal 5 g über 7 Tage;
- Metronidazol (500–1.000 mg) intravaginal über 7 Tage;
- Alternative bei Risikoschwangerschaften (Z. n. Frühgeburt): Metronidazol oral 2-mal 500 mg/Tag über 7 Tage; Clindamycin 2-mal 300 mg/Tag über 7 Tage.

Beinvenenthrombose (TVT):
- niedermolekulare Heparine: z. B. Enoxaparin; Clexane® 1 mg/kg 2-mal täglich oder 1,5 mg/kg 1-mal täglich oder Fondaparinux; Arixtra® 1-mal 7,5 mg s. c. über >5 Tage bis INR 2,0–3,0 bei einem Körpergewicht 50–100 kg.

Borreliose:
- Amoxicillin (50 mg/kg/Tag in 3 Einzeldosen über 2 Wochen);
- Doxycyclin (100–200 mg/Tag über 2 Wochen; kontraindiziert 2. und 3. Trimester);
- Cefuroxim (500 mg 2-mal täglich);
- Azithromycin (500 mg/Tag).

Bronchitis:
- Azithromycin, Amoxizillin, Cefuroxim, Rocephin.

Candidiasis, vulvovaginale:
- Nystatin: Therapie der 1. Wahl;
- Azole, topische: Therapie der 2. Wahl; Einmaldosis Fluconazol 150 mg;
- Clotrimazol: Therapie der 2. Wahl; im 1. Trimester nicht anwenden.

Chlamydien-Infektion:
- Erythromycinbase 4-mal 500 mg/Tag über 7 Tage; alternativ: Erythromycinethylsuccinat 4-mal 800 mg/Tag über 7 Tage (gastrointestinal besser verträglich);
- Amoxicillin 3-mal 500 mg/Tag über 7 Tage;
- Azithromycin 1 g Einmaldosis;

- Partnertherapie obligat: Dxycyclin 2-mal 100 mg/Tag über 7 Tage;
- antibiotische Therapie erst ab 14 Schwangerschaftswochen empfohlen.

Cholestase:
- Colestyramin: 12–16 g/Tag; danach 4–8 g/Tag;
- Ursodeoxycholsäure: 10–15 mg/kg Körpergewicht;
- Phenobarbital: 150–400 mg/Tag.

Cystitis:
- Cranberry; TUIM® Urofemin®; Dosierung: 3-mal 1–2 Tabletten/Tag;
- Orthosiphon; Carito® mono; Dosierung 3-mal 2 Kapseln/Tag;
- Kapuzenkresse/Meerrettichwurzel; Angocin® Anti-Infekt; Dosierung 3-mal 4 Tabletten/Tag;
- Aniflazym®; 3-mal 1–2 Tabletten/Tag nach den Mahlzeiten;
- Propolisept® Urtinktur; Dosierung: akut: maximal 2-stündlich 5–10 Tropfen; chronisch: 1–3-mal 5–10 Tropfen/Tag;
- Cefuroxim 2-mal 250 mg über 5 Tage;
- Fosfomycin-Trometamol (3 g p. o.) als single shot.

Dermatitis:
- Kamillin® Konzentrat Robugen Lösung; 3-mal 30 Tropfen/Tag; enthält Ethanol 48 Vol.-% (Auszugsmittel);
- Kamillosan® Konzentrat.

Diarrhö:
- Tannacomp®;
- orale Rehydratation mit oralen Glukose-Elektrolytlösungen; Elotrans®, Oralpädon®;
- Loperamid (Imodium®) 2 mg ggf. mehrmals täglich;
- Reisediarrhoe: Azithromycin 1-mal 500 mg über 3 Tage;
- Sommerdiarrhoe: Gastrarctin® N Tropfen; Dosierung 3–4-mal täglich 20 Tropfen.

Eisenmangelanämie:
- Ferinject® i. v.: Eisencarboxymaltose; bis zu 1.000 mg Eisen als Infusion in 15 Minuten; Übliche Dosierungen sind 100 mg oder 200 mg als Einzelinjektion bzw. 500 mg Eisen als Kurzinfusion. Im Wochenbett ist eine intravenöse Eisensubstitution bei Hb-Werten <6,0 mmol/l indiziert.
- Eisen(II)-Sulfat: Eryfer®, Dreisafer®, Eisendragees-ratiopharm®, z. B. Dreisafer® 1 Tablette 100 mg/Tag;
- Eisen(II)-glycin-sulfat-Komplex: ferro sanol®; z. B. 3-mal 2–3 Tabletten zu 40 mg;
- Kombinationen mit Folsäure: Folicombin® (40 mg Eisen plus 0,5 mg Folsäure).

Gastritis:
- Cimetidin; Akuttherapie: 800–1.000 mg/Tag;
- Sucrabest® Granulat; Dosierung 1-mal täglich 1 Beutel Granulat;
- Tepilta® Suspension; kontraindiziert im 1. Trimester;
- Gastrarctin® N Tropfen; Dosierung 3–4-mal täglich 20 Tropfen.

Gastroenteritis:
- Kamillin® Konzentrat Robugen Lösung; 3-mal 30 Tropfen/Tag; enthält Ethanol 48 Vol.-% (Auszugsmittel);
- Mercurius vivus naturalis D6; 1–3-mal 1 Tablette/Tag.

Hämorrhoiden:
- Repary® 40 Madaus; Dosierung 3-mal 1 Dragee/Tag;
- Rutosid; Dosierung 1-mal täglich 1 Kapsel 50 mg;
- Hametum® Creme;
- Lactulose, Bifinorma® Sirup;
- Kammillin Extern Robugen®; Voll- und Teilbad bei Haut- und Schleimhautentzündungen;
- Kamillosan® Konzentrat.

Hyperemesis gravidarum (Stufentherapie):
- Stufe 1: Ausschluss einer Schilddrüsenfunktionsstörung, psychosomatische Ursachenforschung;
- Stufe 2: Ernährungsberatung (kleine Mahlzeiten beginnen bereits vor dem Aufstehen), Akupressur P6 (Innenseite des Unterarms, 3 Querfinger oberhalb des Handgelenks);
- Stufe 3: Ingwer roh, Ingwer-Tee, Ingwerkapseln;
- Stufe 4: Vitamin B6 3-mal 10 mg/Tag, z. B. Nausema®, ergänzt durch Vitamin B12, Vitamin B1;
- Stufe 5: H1-Antagonist Meclozin (Peremesin) 4-mal 12,5 mg/Tag, H1-Antagonist Doxylamin 3-mal 12,5 mg/Tag (Doxylamin wird Gruppe 4 bezüglich Anwendung in der Schwangerschaft zugeordnet), Antemetikum Metoclopramid (MCP) 4-mal 10 mg/Tag, Psychopharmakon Promethazin (Atosil) 4-mal 12,5 mg/Tag;
- Stufe 6: Metoclopramid i. v. 1,2–1,8 mg/h plus Diphenhydramine 50 mg 6-stündlich. Oder: Droperidol 0,5–1 mg/h plus Diphenhydramine 25–50 mg 6-stündlich.

Konjunktivitis:
- Geeignet: Retinolpalmitat, Thiaminchloridhydrochlorid, Calciumpanthothenat, Dexpanthenol; Bepanthen®.

Lumboischialgie (Lumbago, Ischialgie):
- Phytodolor® Tinktur (alkoholische Frischpflanzenauszüge aus Zitterpappelrinde und -blättern, Goldrutenkraut, Eschenrinde; strenge Indikationsstellung in der Schwangerschaft; keine ausreichenden Erfahrungen;
- Arthrotabs® Film-Tabletten; 3-mal 2 Tabletten/Tag;
- Paracetamol; 4-mal 500 mg/Tag; kurzzeitig besonders im 3. Trimester;
- Paracetamol 125/-250/-500/-1000 Suppos Lichtenstein Zäpfchen; 1–2-mal 1 Supplement/Tag;
- Perfalgan® 10 mg/ml Infusionslösung, 100ml enthält Paracetamol 1.000 mg; bis 4-mal 1.000 mg/Tag; Mindestabstand zwischen 2 Infusionen: 4 h; kurzzeitig!
- M-beta®/Morphin HEXAL® 10/-30/-60/-100 mg; 12-stündlich 1 Tablette/Kapsel.

Meteorismus, Verdauungsstörungen:
- Wobenzym® N; 3-mal 2 Tabletten/Tag;
- Phlogenzym®; 3-mal 2 Tabletten/Tag.

Migräne:
- Paracetamol (500–1.000 mg/Tag): Mittel der 1. Wahl; kurzzeitig besonders im 3. Trimester ASS (500–1.000 mg/Tag): Mittel der 2. Wahl; kurzzeitig besonders im 3. Trimester;

- Triptane; Sumatriptan (Imigran®) p. o. 25–100 mg/Tag: Mittel der 3. Wahl;
- Metoprolol (Beloc-Zok®); 100–150(200) mg/Tag.

Mundschleimhautentzündungen:
- Arnikatinktur Hofmann's® Tinktur; zum Spülen 1 : 10 verdünnen.

Muskel-, Gelenk- und Rückenschmerzen:
- Kytta-Salbe® f (pflanzliche Schmerzsalbe);
- CH-Alpha® PLUS (Vitamin C plus Hagebutte).

Nagelbettentzündung:
- Ichtholan®

Neuropathien:

Tab. 60: Medikamente.

Vitamin B,	Medivitan® Neuro Film-Tabletten	3-mal 1 Tablette/Tag	Thiamin 100 mg
Vitamin B1, (Thiamin),	milneuron® NA Weichkapseln	3-mal 1 Kapsel/Tag	Pyridoxin 90 mg
Vitamin B6 (Pyridoxin)	Neuro-ratiopharm® N Film-Tabletten	1–3-mal 1 Tablette/Tag	Thiamin 100 mg Pyridoxin 100 mg
	Neuro STADA 100 mg/100 mg Film-Tabletten	1–3-mal 1 Tablette/Tag	Thiamin 100 mg Pyridoxin 100 mg
	Neuro STADA uno Tabletten	1-mal 1 Tablette/Tag	Thiamin 300 mg Pyridoxin 300 mg
	Neuro-Vibolex® 200 Film-Tabletten	1-mal 1 Tablette/Tag	Thiamin 100 mg Pyridoxin 200 mg

Pyelonephritis:
- Breitbandantibiotikum (Cephalosporin der 2. oder 3. Generation) empirisch.

Rheuma:
- Phytodolor® Tinktur (alkoholische Frischpflanzenauszüge aus Zitterpappelrinde und -blättern, Goldrutenkraut, Eschenrinde; strenge Indikationsstellung in der Schwangerschaft; keine ausreichenden Erfahrungen;
- Kamillosan® Konzentrat;
- Methotrexat (MTX): Therapie der 1. Wahl.

Reizdarmsyndrom:
- Duspatal® 135 mg; Anwendung beim Reizdarmsyndrom; Dosierung 3-mal 1 Tablette/Tag,
- CHOLSPAS Pipenzolat Tabletten; Anwendung beim Reizdarmsyndrom; Dosierung 3-mal 1 Tablette/Tag;
- Königsartischocke®; Hepar-SL® forte; Dosierung 2–3-mal 1 Tablette/Tag.

Sinusitis:
- Aniflazym®; 3-mal 1–2 Tabletten/Tag nach den Mahlzeiten;
- Bromelain-POS®; 2-mal 1 Tablette/Tag 0,5 h vor der Mahlzeit; keine Anwendung bei gleichzeitiger Applikation von Antikoagulantien;
- dontisanin®; 3-mal 4 Tabletten/Tag vor den Mahlzeiten;

- Proteozym®; 3-mal 1–2 Dragees/Tag;
- Traumanase®; 3-mal 1–2 Tabletten/Tag;
- Wobenzym® mono; 2-mal 1 Tablette/Tag 0,5–1 h vor der Mahlzeit.

Schlafstörungen:

Tab. 61: Präparate bei Schlafstörungen.

Wirkstoff	Präparate	Dosierungen	Besonderheiten
Doxylamin	Gittalun® Trink Tabletten	1 Tablette 0,5–1 h vor dem Schlafengehen; TMD 2 Tabletten	Kontraindikation: bekannte Überempfindlichkeit gegenüber Antihistaminika;
	Hoggar® Night Tabletten	1 Tablette 0,5–1 h vor dem Schlafengehen; TMD 2 Tabletten	eingeschränktes Reaktionsvermögen
	SchlafTabs ratiopharm® 25 mg Tabletten	1–2 Tabletten 0,5 h vor dem Schlafengehen	

Sodbrennen:
- Kartoffel;
- Schoenberger naturreiner Pflanzensaft;
- Pantozol Control®.

Thrombophlebitis:
- Wobenzym® N; 3-mal 2 Tabletten/Tag;
- Phlogenzym®; 3-mal 2 Tabletten/Tag;
- Varicylum®-S Salbe.

Wunddesinfektion:
- Mittel der 1. Wahl ist Octenidin.

Grüne Liste für einige Hauptgruppen von Arzneimitteln

Analeptika: Halloo-Wach® N Kau-Tabletten; 1 Tablette enthält Coffein 30 mg; Dosierung 2-mal 1 Tablette/Tag.

Analgetika:
- Paracetamol 500 mg Tabletten, Dosierung: 4-mal täglich 500–1.000 mg/Tag; kurzzeitig!
- Acetylsalicylsäure; Acesal® Tabletten, 1 Tablette enthält ASS 500 mg, Dosierung: 500–1.000 mg/Tag; kurzzeitig!
- Tramadol; Amadol® 50 mg Retard; 1 Tablette/Tag;
- Morphin möglich.

Antirheumatika: Ibuprofen, Diclofenac, Methotrexat.

Antiallergika: Tavegil®, Fenestil®, AH 3®.

Antianämika: Eisen, Erythropoietin möglich.

Antiarrhythmika bei besonderen Indikationen möglich: Amiodaron, Sotalol.

Antibiotika: Penicilline, Cephalosporine, Makrolide (Erythromycin, Azithromycin).

Antidiabetika: Metformin, Sulfonylharnstoffe, Humaninsuline.

Antiemetika: Ingwer, H1-Antihistaminika (Vomex® A), Serotonin-(5-HT3) Antagonist (Granisetron HEXAL®).

Antiepileptika: Monotherapie: geringstes teratogenes Risiko; Präparat nicht entscheidend; Valproinsäure: ungünstig.

Antihypertonika:
- Methyldopa (z. B. Presinol®), Dihydralazin (z. B. Nepresol®);
- Betablocker, Calciumkanalblocker.

Antikoagulantia:
- Heparine, Fondaparinux;
- Argatroban, Lepirudin.

Antimykotika: Amphotericin B, Echinokandin, Clotrimazol (kontraindiziert im 1. Trimester).

Antitussiva: Codein, Prospan®, Grippostad®, ACC®, Ambroxol, Bromhexin.

Betarezeptorenblocker: Atenolol, Bisoprolol, Metoprolol.

Broncholytika, Antiasthmatika: Ipratropiumbromid, z. B. Atrovent®, Terbutalin, Fenoterol, z. B. Berotec®, Budesonid, z. B. Budecort®.

Koronarmittel: Nitrate, Nifedipin, Metoprolol.

Laxantia: Lactulose, Macrogol.

Magen-Darm-Mittel: Kohle-Compretten®, Loperamid (Imodium®), Perenterol®.

Migränemittel: Paracetamol, ASS, Triptane, Metoprolol.

Ophthalmika: Bepanthen-Augensalbe, Hylogel®-Augentropfen, Pan-Ophtal®Gel Augengel.

Antidepressiva: Serotonin-Wiederaufnahmehemmer.

Rhinologika: Sinupret®, Emser Salz, Panthenol.

Spasmolytika: Scopolamin (Buscopan®).

Thrombozytenaggregationshemmer: ASS, Clopidogrel.

Urologika: Cranberry; TUIM® Urofemin®, Orthosiphon; Carito® mono, Kapuzenkresse/Meerrettichwurzel; Angocin® Anti-Infekt, Cefuroxim 2-mal 250 mg über 5 Tage, Fosfomycin-Trometamol (3g p. o.) als single shot.

Venentherapeutika: Exhurid® Heparin Gel 60.000 I. E., Hepa-Salbe 30.000 I. E./ 60.000 I. E. Lichtenstein, Heparin Gel 30.000-Eu Rho, Hepathrombin®-Salbe 30.000/60.000.

Virustatika: Aciclovir, Famciclovir, Valaciclovir.

Weiterführende Literatur

Briese V, Bolz M, Reimer T: Krankheiten in der Schwangerschaft. De Gruyter Verlag, 2010.

Briggs GG, Freeman RK, Yaffe SJ: Drugs in Pregnancy and lactation. Lippincott, Wolters Kluwer/ Williams & Wilkins, Philadelphia 2008, ISBN-13: 978-0-7817-7876-3.

Burgis E: Allgemeine und spezielle Pharmakologie. 4. Auflage, Urban & Fischer, 2000.

Friese K, Melchert F: Arzneimitteltherapie in der Frauenheilkunde. Wissenschaftliche Verlagsgesellschaft mbH, Stuttgart, 2002.

Karow T: Allgemeine und spezielle Pharmakologie und Toxikologie. 17. Auflage, 2009 by Thomas Karow.

Rohde A, Schaefer C: Psychopharmaka in Schwangerschaft und Stillzeit. Verlag Thieme, 3. Auflage, 2009. ISBN 978-3-13-134333-8.

Rote Liste® Service GmbH, Frankfurt/Main, 2009/2010.

Schaefer C, Spielmann H, Vetter K: Arzneiverordnung in Schwangerschaft und Stillzeit. 7. Auflage, Urban & Fischer, 2006.

Schmiedel, V: Quickstart Nährstofftherapie. Verlag Hippokrates, 2010. ISBN 978-3-8304-5432-8.

Smollich M, Jansen AC: Arzneimittel in Schwangerschaft und Stillzeit. Verlag Hippokrates, 2. Auflage, 2010. ISBN 978-3-8304-5479-3.

Wacker J, Sillem M, Bastert G, Beckmann MW: Therapiehandbuch Gynäkologie und Geburtshilfe. Springer Medizin Verlag Heidelberg, 2007.

http://www.bfarm.de; Bundesinstitut für Arzneimittel und Medizinprodukte, aufgerufen am 10. 08. 2010.

http://www.embryotox.de; aufgerufen am 14. 01. 2010.

Register